# 2017年中国健康城市研究报告

上海师范大学都市文化研究中心
上海华夏社会发展研究院 编

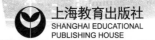

上海教育出版社
SHANGHAI EDUCATIONAL
PUBLISHING HOUSE

# 编委会

（按姓氏笔画排序）

# 目　录

## 第四章　中国健康城市保障指数 / 109

# 导　论

早在 1948 年,世界卫生组织在创建之初就在其章程中将"健康"定义为"整个身体、心理和社会的良好状况",而非仅仅指人没生病或不虚弱。进入 20 世纪以后,人们越来越强烈地认识到健康不仅仅是指四肢健全,生理上无疾病。医学科学技术的不断进步,使人们对健康的含义有了更全面的认知。随着城市化的加速发展,不可避免地会对人类健康产生一些不利影响,为了应对这一挑战,世界卫生组织(WHO)提出与倡导"建设健康城市",并将其作为一项全球性的战略。1998 年,雅典举行"健康城市国际会议"。此时,世界卫生组织提倡的健康城市建设正式进入高潮,以人人健康战略为原则和目标,将健康城市建设和可持续发展结合起来,并涵盖了和健康有关的各个领域。

## 一　健康城市和中国健康城市建设

健康长寿,是人类发展的一个核心目标,也是国家发达的一个重要的标志,更是健康现代化的最高目标。健康现代化是健康领域的现代化,是 18 世纪以来人类健康发展的世界前沿,其中包括追赶、达到和保持世界前沿水平的行为和过程。

### (一) 健康的定义

人们对健康的认识与了解,是随着社会的发展以及生产力水平的不断提高而变化和发展的。根据世界卫生组织(WHO)的定义,健康不仅是没有疾病和不虚弱,而且是身体的、精神的、道德的和社会适应的良好状态。健康是人的基本权利,是人生的首要财富。休·巴顿(世界卫生组织执行干事)等人结合可持续发展理念当中以人为本的重要思想,以生态学的研究方法,建立了影响人类健

1

康幸福的人居环境"圈层"模型。这一"圈层"模型主要有四个圈层,即自然资源、建成环境、地方活动和社区。现在,人们越来越认识到健康不只是身体上的健康,没有疾病,而应该包括躯体健康、心理健康、社会健康三个维度。随后,1978年在《阿拉木图宣言》中,世界卫生组织发表并重申了这一"三维健康"观点。人们对健康的认识不断深入,1989 年世界卫生组织提出,健康包括躯体健康、心理健康、社会健康和道德健康四个维度。2003 年,美国的一些科学家研究指出,健康应该包括个人健康、社区的整合、健康的生态、高效率的社会体系四个方面的内容。

## (二) 全球健康城市建设和新进展

健康城市的提出,最早可以追溯到 19 世纪。1842 年,都市健康会议在英国召开。会议发布的报告提出了可以有效解决都市健康问题的途径。随着健康城市的不断深入,健康概念发生了相应变化,健康城市建设也渐渐由最初的公共卫生领域拓展到非公共卫生领域。

1977 年,世界卫生组织召开第十三届世界卫生大会,提出了人人健康(HFA)的新概念,以及人人健康的平等、社区参与等六大原则。在此基础上,1984 年,加拿大多伦多市召开"超级卫生保健——多伦多 2000 年"大会,世界卫生组织在会上首次提出了"健康城市"(healthy city)一词。1986 年于加拿大渥太华召开的第一届国际健康促进大会上一致通过的《健康促进渥太华宪章》(Ottawa Charter for Health Promotion)再次强调,建设更加健康的社会并非仅是健康部门的责任,全社会的健康促进势在必行。自《健康促进渥太华宪章》发布以来,我们正面临着全球健康促进的新情况。人民的健康再也不能与地球的健康分离,单靠经济增长再也不能确保健康水平的提高。1993 年,在美国旧金山召开了主题为"生活质量、环境和社会公正"的第一次国际健康城市大会,共有来自世界各地的 17 000 余名成员参加。

2016 年 11 月 21 日,第九届全球健康促进大会在上海召开,中国国务院总理李克强出席大会并致辞,世界卫生组织总干事陈冯富珍和联合国机构其他三位负责人在大会开幕式致辞,联合国秘书长潘基文和世界卫生组织非传染性疾病问题全球亲善大使布隆伯格发表了视频讲话。来自全球 126 个国家和地区、19 个国际组织的 1 180 多位嘉宾齐聚充满活力和魅力的上海,围绕"可持续发展中的健康促进"这一主题,深入交流思想观点与实践经验,共享发展成果。其中有：中国上海围绕在健康环境、健康社会、健康服务、健康文化和健康人群"五大健康"领域全面开展健康城市建设；俄罗斯莫斯科启动健康系统现代化建设；日本大和多举措并举应对老龄化；澳大利亚昆士兰重视健康规划的制定与实施；加拿大魁北克动员各方资源保障市民健康；丹麦首都大区的城市居民追求高质量生活等。与会代表超过 1 100 人，包括近 40 位卫生部长与来自全球包括中国各地的 100 多名市长；大会聚集的国际、国家和地方机构领导力使其成为最近几年最重要的全球卫生事件之一。来自全世界 100 多个城市的市长达成了《健康城市上海共识》，宣告健康与城市发展相辅相成、密不可分，倡导建设包容、安全、具抵御灾害能力、可持续和健康的城市，从理念和行动上将健康城市建设推向前所未有的高度和广度。

### （三）中国健康城市建设的历程

健康是人类的永恒追求。中国是世界上人口最多的国家，中国人的健康对于人类健康具有重要意义。1992 年，世界卫生组织向中国卫生部提议：选择部分城市作为试点，通过制定健康城市规划，开展健康城市建设。1993 年 8 月，中国卫生部响应世界卫生组织的提议，组团参加了世界卫生组织在西太区召开的"城市健康发展世界卫生组织双边地区会议"，这标志着中国正式进入健康城市建设活动。

健康城市建设是适应中国经济社会发展新形式、实现全面小康目标的必然要求，是新型城镇化建设的重要内容，对实施健康中国战略目标具有重要意义。1994 年，中国开始创建健康城市试点工作，北京市的东城区与上海市的嘉定区被纳入首次试点工作的范围。在 2003 年遭"非典"袭击之后，为了更好地改善城市环境以保证市民的健康，许多城市纷纷自愿加入了健康城市创建活动，中国的健康城市建设活动进入了全面发展阶段。基于中国在建设健康城市活动中 10 余年来努力取得的成绩，第二届世界健康城市联盟大会（2006 年 10 月）选在苏州召开。2007 年 12 月 28 日，全国爱国卫生运动委员会办公室在上海召开会议，正式启动了全国健康城市（区、镇）试点工作，这标志着中国健康城市建设打开了新的篇章。从 1994 年试点以来，在建设健康城市的进程中，国家层面的政策陆续出台，既体现着国家对健康城市建设越来越重视，也标志着我国健康城市建设的顶层设计日益完善。2008 年，卫生部提出，中国实施"健康中国 2020"战略。2012 年，国务院发布《卫生事业发展"十二五"规划》，健康城镇建设活动全面启动。令人振奋的是党的十八届五中全会将健康中国上升为国家战略,健康城市在健康中国国家战略中的地位得到了充分肯定。2016 年 11 月 7 日,全国爱卫办发布《全国爱卫办关于开展健康城市试点工作的通知》,并确定北京西城区等 38 个国家卫生城市(区)作为全国健康城市建设的首批试点城市。据不完全统计,现有 100 多个城市出台了健康城市建设的政策文件或制定了发展规划和方案,建立了组织机构,以促进健康城市落实到位,健康城市建设出现良好的开局。

2016 年 10 月,中共中央、国务院印发的《"健康中国 2030"规划纲要》确定了推进健康中国建设的宏伟蓝图和行动纲领,提出:"把健康城市和健康村镇建设作为推进健康中国建设的重要抓手,保障与健康相关的公共设施用地需求,完善相关公共设施体系、布局和标准,把健康融入城乡规划、建设、治理的全过程,促进城市与人民健康协调发展。"按照国家卫生计生委和全国爱卫办的要求,从 2017 年开启了"五大健康"(健康环境、健康社会、健康服务、健康文化和健康人群)建设项目,努力打造富有特色、被群众认可、美丽宜居的城市。

### (四)中国健康城市建设的主要经验

有别于国外健康城市建设,中国健康城市建设最早是在新中国成立初期的 1958 年大跃进时期,从各大城市开展的"除四害"(四害为苍蝇、蚊子、老鼠、麻雀,以后将麻雀改为臭虫)运动和农村的消灭吸血虫和麻风病等流行病开始的。现代意义的健康城市建设始自 1978 年党的十一届三中全会,1978 年 4 月,国务院发出《关于坚持开展爱国卫生运动的通知》,要求各地爱国卫生运动委员会及其办事机构,把卫生运动切实领导起来。就此在全国开始了爱国卫生运动和卫生城市创建活动,并进入了一个新的历史时期。同年 8 月在山东烟台召开的全国爱国卫生运动现场经验交流会议,以及其后在内蒙赤峰市、黑龙江哈尔滨市、山西晋城县分别召开的城市和农村卫生现场会议,总结推广了他们提出的"人民城市人民建"、"门前三包"(卫生、秩序、绿化)、"四自一联"(自修门前路、自通门前水、自搞门前卫生、自搞门前绿化,统一规划联合集资)等行之有效的办法,对各地工作起了很好的推动作用,成为独特的健康城市建设的中国经验。

2016 年 11 月,在上海举办的世界卫生组织第九届"全球健康促进大会"上,中国就健康中国建设、深化医改、中医药发展、健康素养促进、卫生应急等影响中国健康促进及可持续发展的关键领域进行了经验分享。中国独特的健康城市建设方案就是围绕健康环境、健康社会、健康服务、健康文化和健康人群"五大健康"领域全面开展健康城市建设;其基本路径就是实施健康有限政策,在制定和实施各项政策的过程中以人的健康为中心,让健康福祉覆盖全社会、全生命周期;基本运行机制就是借助于这一系列的设计,实行目标管理,将任务直接落实到社区、单位(学校、企业、机关等)和家庭,以重点和优先实施的项目为切入点,培育好健康小城、健康城镇的典型,推进健康城市建设全面展开。

2017年7月,在山东威海召开的全国卫生城镇和健康城市工作经验交流会及健康城市研讨会上,世界卫生组织授予中国政府社会健康治理杰出典范奖,以纪念中国爱国卫生运动开展65周年,表彰中国爱国卫生运动取得的辉煌成就。世界卫生组织指出,远在"将健康融入所有政策"成为世界口号之前,中国就已经通过爱国卫生运动,践行了这一原则;远在世界其他国家认识到以人为本的初级卫生保健的重要性之前,中国的赤脚医生就已经向社区提供了这种保健服务。中国爱国卫生运动的模式给世界提供了中国经验,特别是对发展中国家改善并提升城市卫生状况有着重要的指导意义。会议还提出了要把中国模式、中国方案、中国经验转化为健康城市建设的动力与基础,总结好、运用好实践证明行之有效的爱国卫生运动等宝贵经验。

## 二　新时代中国健康城市的五个维度

把人民健康放在优先发展的战略位置,就是把健康融入社会生活全过程中,在经济社会发展规划中突出健康,在公共政策制定实施中倾斜健康,在财政投入上保障健康,以此切实维护人民健康权益。面对慢性病负担不断加重、人口老龄化等,中国政府制订了15年的长期发展目标,即《"健康中国2030"规划纲要》。《规划纲要》恰似中国的健康促进及可持续发展宣言,涵盖并融汇了《渥太华宣言》以及《上海宣言》中每一条原则和精神,旨在通过一系列措施,将中国人民的健康状况提升到中上等收入国家水平。

### (一)新时代健康城市的新理念

中国用改革开放40年的时间走完了发达国家几百年才走完的工业化道路,虽然国民健康水平位居发展中国家前列,但伴随着城镇化进程的日益加快,特别是进入了老龄化社会,西方"城市病"的痛点同样在中国城市出现,如高楼林立、人口密度过大、深度老龄化、环境生态恶化、食品药品安全、忧郁症等心理疾病增多等困扰。为此,国内许多学者也从不同角度对健康城市的内涵进行了阐释,提出健康城市要从城市规划、建设到管理各个方面都以人的健康为中心,保障广大市民健康生活和工作,成为人类社会发展所必需的健康人群、健康环境和健康社会有机结合的发展整体。

2016 年 8 月,中国召开了 21 世纪以来首次全国卫生与健康大会,习近平总书记提出了新时期卫生与健康工作方针,强调"没有全民的健康,就不是真正的小康",要求"将健康融入所有政策",发出了建设"健康中国"的伟大号召。进入新时代,树立健康城市的新理念就是"把健康城市和健康村镇建设作为推进健康中国建设的重要抓手,保障与健康相关的公共设施用地需求,完善相关公共设施体系、布局和标准,把健康融入城乡规划、建设、治理的全过程,促进城市与人民健康协调发展"。由此,中国的健康城市建设不仅成为适应经济社会新发展、人民健康新需求的城市发展新模式,也为推动全球健康模式的转型发挥了引领作用。

《"十三五"卫生与健康规划》提出了中国卫生与健康事业的发展目标。到2020 年,要基本建立以实现人人享有基本医疗卫生服务为目标的基本医疗制度,人均预期寿命要提高至 77.34 岁。人既是现代化的行为主体,也是现代化的受益者。没有健康现代化,就没有"健康城市"和国家的现代化。一人之本在于个人的健康,一国之基在于全民的健康。"实施健康中国战略",树立健康城市建设新理念,就是把准时代脉搏,回应人民期待,开启健康中国建设新局面。人民健康是社会文明进步的基础,拥有健康的人民意味着拥有更强大的综合国力和可持续发展能力。这是从长远发展和时代前沿出发,坚持和发展新时代中国特色社会主义的一项重要战略安排,必将为在我国全面建成小康社会和把我国建成富强、民主、文明、和谐、美丽的社会主义现代化强国打下坚实的健康根基。

## (二)"健康城市"的五个维度

2016 年 10 月 25 日,中共中央、国务院印发了《"健康中国 2030"规划纲要》,正式指出"把健康城市和健康村镇建设作为推进健康中国建设的重要抓手",并提出了到 2030 年我们将要实现的重要目标,即"建成一批健康城市、健康村镇建设的示范市和示范村镇"。准确理解新时代城市健康的新理念要掌握五个维度:

### 1. 健康环境

党的十八大以来,对于生态文明建设的认识高度、实践深度、推进力度前所未有,把发展观、执政观、自然观内在统一起来,纳入"五位一体"的总体布局。党中央、国务院把生态文明建设摆在更加重要的战略位置,融入到执政理念、发展理念中,将提高环境质量,加强生态环境综合治理,加快补齐生态环境短板作为当前的核心任务,并作出了一系列重大决策部署。

2016 年,中共中央办公厅、国务院办公厅印发了《生态文明建设考核目标评价考核办法》,国家发展改革委、国家统计局、环境保护部、中央组织部印发了《生态文明建设考核目标体系》,形成了"一个办法、两个体系",建立了生态文明建设目标评价考核的制度规范,并于 2017 年 12 月 26 日首次发布了《2016 年生态文明建设年度评价报告》,作为督促和引导各地区生态文明建设的"指示剂"和"风向标",从而使"绿水青山就是金山银山"的发展理念深入人心,生态优先的绿色基因牢牢在民众中扎根,使建设美丽中国成为全民共识。

2. 健康社会

使健康优先体现在社会生活全过程,经济社会发展规划中突出健康目标,公共政策制定实施中向健康倾斜,财政投入上保障健康需求,切实维护人民健康权益,以"人人享有健康"为目标,促进全社会的健康公平。为市民提供更加公平的教育、住房、就业环境以及更加公平的社会保障制度,缩小城与乡之间、区域与区域之间、群体与群体之间的社会保障差距。一是完善社会保障。提高医保保障水平,建立健全城乡居民大病医疗救助制度。进一步健全社会救助体系,保障特殊群体也能有尊严地生活,努力实现基本养老、基本医疗保险,保障人群基本被覆盖。二是促进基本公共服务均等化。进一步支持慈善事业发展,逐步拓展社会福利保障范围,努力实现对城镇常住人口基本公共服务的全覆盖。三是提高公共体育设施的普及性。将全民健身计划、城乡体育设施建设、体育产业发展等纳入本地区国民经济和社会发展规划。四是强化安全保障。加强生产安全制品,落实安全生产责任,加强社会治安综合治理。坚决防止重大安全事故,切实保障人民群众生命财产安全。

3. 健康服务

健康城市建设要求公告卫生运动和策略实现从重点疾病防治转向健康能力构建。一是健全基本医疗卫生服务体系,使其构建与国民经济和社会发展相适应。二是深化医疗体制改革。更加注重改革的整体性、系统性、协调性,更加注重医疗、医保、医药"三医联动",以建机制为重点加快五项基本医疗卫生制度建设,努力用中国办法破解医疗难题。三是夯实公共卫生服务。推进基本公共服务卫生均等化,更加精确对准和满足多层次、多样化、个性化的健康需求。四是推进健康服务信息化。打造"健康管理平台",不断提升自动化、智能化健康服务信息水平。实现全员的人口信息、电子健康档案和电子病历三大数据库基本覆盖所在地人口。

4. 健康文化

生理健康就是人体生理功能上健康状态的总和。世界卫生组织(WHO)关于生理健康的定义是:"健康,不仅指一个人没有症状或是疾病表现的状态,还是指有良好的生理、心理状态及社会适应能力。"根据这个定义,健康要包括躯体的生理、精神心理和社会环境的适应能力三个方面的健康。过去将生理健康定义为:"能够精力旺盛地、敏捷地、不感觉过分疲劳地从事日常活动,保持乐观、蓬勃向上以及具有应激能力。"

随着我国城镇化推进的速度加快,城市人口密度越来越大,加之我国主要矛盾发生了变化,人民群众对全面建成小康社会美好生活的追求激发了多层次、多样化的健康需求,使得卫生与健康事业发展面临着新的挑战。弘扬健康文化,一是要加强健康文化的教育与促进。提升健康素养,通过深入推进全民健康素养促进、健康中国等卓有成效的活动,使各地以城市和社区为平台,实现从重点疾病防治转向健康能力构建。二是要建立健康社会风尚。积极培育和践行社会主义核心价值观,推进以良好的身体素质、精神风貌、生活环境和社会氛围为主要特征的健康文化建设,在全社会形成积极向上的精神追求和健康文明的生活方式。鼓励和支持健康文化产业发展,创造出更多群众喜闻乐见的健康文化作品,不断满足人民群众日益增长的多层次健康文化需求。三是大力开展健康科普活动。通过各种媒体重点办好健康保健、养生等各类节目,制作和播放健康公益广告,利用"世界卫生日""世界无烟日""全国高血压日"等主题日开展健康文化宣传教育活动,做好健康文化科普宣传工作,积极培养健康文化科普人才。

5. 健康人群

中国许多城市已进入深度的老龄化,特别是经济社会转型中居民生活环境与生活方式快速变化,慢性病成为主要的健康问题。重大传染病和重点寄生虫病等疾病威胁持续存在。境内外交流的日趋频繁加大了传染病疫情和病媒生物输入风险。大气等环境污染和食品安全问题严重影响了人民健康。以慢性病为例,城市的慢性病呈井喷式爆发,已严重威胁到城乡居民健康,中国居民慢性病患病率十年增一倍,2016年慢性病患者已超过3亿,慢性病呈年轻化发展趋势,开始侵袭四五十岁的中年人。这是从《中国自我保健蓝皮书(2015—1016)》中获得的信息。相关专家披露,到 2030 年,我国居民因慢性病导致的死亡人数占总死亡人数的比例将增至 90%。

针对城市健康人群,一是要广泛开展慢性疾病防控。目前,慢性病已引起中国政府和社会各界的高度关注,并初步形成慢性病综合防治服务网络,积极引导市民建立正确、健康的生活方式,以期增强市民维护和促进自身健康的能力。二是开展全民健身活动。以增强人民体质、提高健康水平为根本目标,以满足人民群众日益增长的多元化体育健身需求为出发点和落脚点,通过立体构建、整合推进、动态实施,统筹建设全民健身公共服务体系和产业链、生态圈。三是心理健康。20 世纪 80 年代后期,人类的疾病越发地走向精神和情感层面。随着中国社会从传统到现代转型的急剧变迁和城镇化速度的加快,不同阶层的人们都会在不同程度上,在对存在意义、自我身份和终极关怀的追求中感受到前所未有的焦虑和困惑,生存和发展的压力导致心理冲突或应激日益频繁,致使精神疾病在社会上普遍流行和蔓延。要加强心理健康的重视,基本目标是到 2020 年,全民心理健康意识明显提高,各领域各行业普遍开展心理健康教育及心理健康促进工作,加快建设心理健康服务网络,服务能力得到有效提升,心理健康服务纳入城乡基本公共服务体系,重点人群心理健康问题得到关注和及时疏导,社会心理服务体系初步建成。四是加强控烟。烟草危害是当今世界最严重的公共卫生问题之一,是人类健康所面临的最大的可以预防的危险因数。目前我国已成为全球最大的烟草生产国、消费国和受害国。全国烟民约 3.5 亿,占全球吸烟总人数的三分之一。烟草使用对居民的健康产生了严重的危害,我国目前每年死于与烟草相关的疾病者约 100 万人,超过了艾滋病、结核、交通事故以及自杀死亡人数的总和。加强控烟,一是要扩大宣传,提高全民对吸烟危害性的认识。二是要制定法律法规,做到全民少吸烟并逐步戒烟。三是要在公共场所全民禁烟,形成全民监督氛围。四是对香烟的生产、销售、购买等环节进行限量控制,逐步减少香烟,最后消除香烟。

## 三　2016 年与 2017 年《中国健康城市发展研究报告》简析

新出版的《2017 年中国健康城市发展研究报告》与《2016 年中国健康城市发展研究报告》相比,可以关注以下几个方面:

## （一）凸显了新时代健康城市建设的新理念

习近平同志在党的十九大报告中提出"实施健康中国战略"，这是以习近平同志为核心的党中央从长远发展和时代前沿出发，坚持和发展新时代中国特色社会主义的一项重要战略安排，必将为全面建成小康社会和把我国建成富强、民主、文明、和谐、美丽的社会主义现代化强国打下坚实的健康根基。这体现了我们党对人民健康重要价值和作用的认识达到了一个新高度。新出版的《2017 年中国健康城市发展研究报告》，以贯彻党的十九大，实施健康中国战略为主线，凸显健康城市建设是民族昌盛和国家富强的重要标志，积极推进实施健康城市建设直接关系到增进人民健康福祉，事关人的全面发展、社会的全面进步，事关"两个一百年"奋斗目标的实现。《2017 年中国健康城市发展研究报告》通过引用四个直辖市和 129 个大中城市详实的健康城市相关数据和统计资料，综合反映了我国健康城市建设从国家层面统筹谋划推进，贯彻新发展理念，坚持新时代卫生与健康工作方针，在健康城市推进中所取得的成就。经过对多个统计指标和权威数据的深入分析，报告运用大数据和统计方法综合总结了我国健康城市建设坚持预防为主、中西医并重的指导思想，以基层为重点，推动工作重心下移、资源下沉到农村和城市社区，突出以改革创新为动力，以自我革命的精神，用中国办法破解医改世界性难题的经验和做法。报告对从定性、定量两个方面把健康融入所有政策，人民共建共享，推动政府、全社会、人民群众共同行动，激发积极性和创造力，实现"人人参与、人人尽力、人人享有"的目标进行了分析和研究，找出了健康城市建设的短板，并在此基础上提出了建议和对策。

## （二）研究报告的城市样本扩大，分析更加深刻

研究并编制中国健康城市指数除了能够反映中国城市之间的差距、反映"健康中国"建设在我国所达到的最高实际水平外，更为重要的是可以真实、客观和动态性地了解中国城市居民生存、生活和发展的健康程度。对比《2016 年中国健康城市发展研究报告》，《2017 年中国健康城市发展研究报告》中城市的样本由 74 个增加到 129 个，增加的 55 个城市都是地级城市，基本覆盖了全国各省、直辖市、自治区。由于我国城乡差距的客观存在，通过健康城市的指数和分析揭示出中国城市发展给人的健康带来的变化和各方面的问题，从中采取更有针对性的举措来统筹解决，以加快推进健康中国战略的实施。在《2017 年中国健康

城市发展研究报告》中,分别对有代表性的城市:福州(省会城市排第一位)、深圳(计划单列市排第一位)、南通(地级市排第一位)作了专题深入分析,无疑对健康城市建设起到了积极推进的作用,对相关城市和研究部门具有借鉴和参考价值。同时,对健康城市建设中有代表性的专项指标排列第一的城市进行了专题分析。如广州市 2016 年"城镇职工基本养老保险参保人数(人/万人)"这项指标在全国 129 个城市中排列第一。《2017 年中国健康城市发展研究报告》对广州市城镇职工基本养老保险所取得的成绩进行了专题统计分析报告。

### (三)两年《健康城市发展研究报告》核心指标的重点分析

"统计是静态的历史",统计的重要职能之一是监测,健康城市发展研究报告虽然仅只有两年,但是通过两年的研究报告我们可以看出中国健康城市推进的轨迹,并知道在中国健康战略的推进下,中国健康城市建设发生了深刻的变化。

——以四个直辖市健康城市指数的同比排名来看

与 2015 年相比,天津健康城市综合指数同比增幅最大,北京紧随其后,重庆则落后于其他三个直辖市。从五个维度分析来看:天津健康环境指数同比增幅排在第一位,其他四个维度都排在第二位;北京健康服务指数同比增幅最大,健康设施指数和健康环境指数则排名垫底;上海健康管理和健康保障指数同比增幅都排在第一位,健康环境指数增幅排在第二位;重庆健康设施指数虽然同比增幅排名第一,健康环境指数排在第三位,但健康服务、健康管理、健康保障指数的增幅都是垫底。

——以 129 个城市健康城市综合指数得分综合分析来看

数据显示:与 2015 年相比,2016 年中国健康城市建设水平参差不齐,城镇化水平有待进一步提高。在 129 个城市中,得分在 80 分以上的城市有 19 个,占比 15%;得分在 60—80 分的城市有 79 个,占比 61%;其中 55 个城市得分在平均分(67.56 分)以上,占比 43%;还有 31 个城市得分不足 60 分,占比 24%。

——从 26 个省会城市健康城市综合指数综合分析来看

与 2015 年相比,排在前五位的分别是:福州、郑州、长沙、昆明、石家庄。其中,福州连续两年蝉联省会城市第一名。虽然福州市经济实力在全国省会城市中并不靠前,但由于福州市对于健康城市建设的重视和投入加大,使得福州的健康城市综合指数得分在全国 26 个省会城市中连续获得"两连冠"。

——从 5 个计划单列市健康城市综合指数综合分析来看

从 2016 年 5 个计划单列市的健康城市综合指数得分情况来看：最高得分是深圳 82.09 分，最低是厦门 63.08 分。在 5 个计划单列市中，得分都在 60 分以上，宁波 76.77 分、青岛 67.22 分、大连 66.07 分。与 2015 年相比，从健康城市综合指数得分情况来看，深圳依旧排名计划单列市第一位，在全国 129 个城市中排在第二位。作为世界上建城时间最短、人口结构最为年轻、人口超千万的国际大都市，依靠强大的经济活力和优美的生态环境，深圳健康城市建设取得了举世瞩目的成就。

——从 98 个地级市健康城市综合指数综合分析来看

与 2015 年相比，本报告考察分析的地级市由原来的 43 个增加到了 98 个，说明越来越多的地级市已把健康城市建设作为全面建设小康目标的重要抓手进行积极推进，以促进城市科学发展。通过对 98 个地级市健康城市综合指数各维度指标分析可以发现，越来越多的城市开始注重经济与健康同步发展，积极推进"健康中国"战略，将健康城市建设作为全面建设小康目标的重要抓手进行规划和部署。与 2015 年相比，可以发现很多东部地区城市的经济实力强，环境资源丰富，但在城镇化过程中只注重城市的硬件设施建设，忽略了城市的社会建设、文化建设和生态环境建设，城镇化的加快伴随的是生态环境遭到不同程度的破坏。

## （四）省会城市福州、武汉的重点分析

从 2016 年 26 个省会城市的健康城市综合指数得分来看，得分最高的是福州 72.32 分，得分最低的是武汉 56.19 分；26 个省会城市中，平均得分 63.66 分，低于计划单列市 7.39 分，低于地级市 4.76 分。值得一提的是，2015 年，福州在 26 个省会城市的健康城市综合指数得分排名也是第一。

1. 福州与武汉健康城市相关数据对比表

表 1　2015 年与 2016 年福州健康得分综合指数对比表

| 2015 年排名 | 城市 | 健康城市指数得分 | 健康城市百分制得分 | 2016 年排名 | 城市 | 健康城市指数得分 | 健康城市百分制得分 |
| --- | --- | --- | --- | --- | --- | --- | --- |
| 1 | 福州 | 12.33 | 71.12 | 1 | 福州 | 12.75 | 72.32 |
| 2 | 石家庄 | 12.05 | 70.31 | 2 | 郑州 | 12.45 | 71.46 |

| 2015 年排名 | 城市 | 健康城市指数得分 | 健康城市百分制得分 | 2016 年排名 | 城市 | 健康城市指数得分 | 健康城市百分制得分 |
|---|---|---|---|---|---|---|---|
| 3 | 郑州 | 12 | 70.16 | 3 | 长沙 | 11.93 | 69.94 |
| 4 | 长沙 | 11.51 | 68.71 | 4 | 昆明 | 11.65 | 69.11 |
| 5 | 昆明 | 11.47 | 68.58 | 5 | 石家庄 | 11.63 | 69.05 |

**表 2　省会城市福州与武汉健康城市相关数据对比表**

| 福州 VS 武汉 | 得　　分 | | 排　　名 | |
|---|---|---|---|---|
| 指　　标 | 福州 | 武汉 | 福州 | 武汉 |
| 健康城市综合指数 | 72.32 | 56.19 | 1 | 26 |
| 城市健康服务指数 | 74.04 | 46.68 | 3 | 26 |
| 城市健康环境指数 | 77.71 | 78.82 | 15 | 11 |
| 城市健康保障指数 | 69.3 | 62.16 | 5 | 11 |

**表 3　2016 年福州与武汉的主要经济指标对比**

| 城　市 | 地区生产总值（亿元） | 人均生产总值（元/人） | 城镇居民人均可支配收入(元/人) |
|---|---|---|---|
| 福州 | 6 197.64 | 82 251 | 37 833 |
| 武汉 | 11 912.61 | 111 469 | 39 737 |

2. 福州与武汉健康城市相关数据的对比与分析

论经济实力和城市基础设施,福州市在全国省会城市中并不靠前,但为何2015 年、2016 年福州市能够连续两年在 26 个省会健康城市中指数排名第一,值得研究和思考。

通常来说,健康城市指数得分高的城市经济实力都比较强。通过把福州市与健康城市指数得分排名末尾的武汉市进行比较,从经济发展程度的角度来看,福州市的经济发展在省会城市中并不占优势。

福州市健康城市综合指数在省会城市中排名第一,而武汉市排名最后。2016 年福州市的地区生产总值为 6 197.64 亿元,人均生产总值为 82 251 元,在 4个省会城市中排名比较靠前,但是和武汉市的 11 912.61 亿元地区生产总值和111 469 元人均生产总值仍然差距明显。比较福州市和武汉市的城镇居民人均可支配收入可以看到,福州市和武汉市在这个指标上也有一定差距。

从上表的分析表明,福州市的经济发展水平明显低于武汉市,其中武汉市的人均生产总值比福州市高出 35.52%。在经济发展明显落后的情况下,福州市的健康城市建设却远远领先于武汉市,甚至跃居 26 个省会城市之首,这表明经济发展程度不高的城市也可以在健康城市的建设上取得突出成绩。

3. 福州健康城市的主要经验和做法

福州经济在省会城市中并不占优,但健康城市综合指数得分连续两年排在各省会城市之首,其主要原因是:

(1)建设健康城市,坚持"五位一体"

福州在建设健康城市中,始终把坚持"五位一体"作为福州的整体发展统筹考虑,即健康城市的建设既重视经济发展,同时也要时刻关注城市文化、社会、生态的状况。福州市委市政府从多个方面同时发力,使社会发展紧跟经济发展的步伐,让经济发展的红利被人民群众更加公平地分享。

(2)建设健康城市,协调三大体系

福州在健康城市建设中突出重点领域,积极协调健康环境、健康经济和公共卫生保障三大体系,主要做法:一是培育健康环境;二是注重发展健康经济、提倡循环经济发展;三是建立覆盖全市的公共卫生保障体系。

(3)建设健康城市,落实齐抓共管

健康城市建设是一项系统工程,涉及政府、社会和家庭,既需要全社会齐心协力的协作,又需要层层落实到每个人。因此必须形成一个以点和面相结合的责任机制和上下贯通、协调合作的工作网络,要做到把建设健康城市的目标放在一个全局的视角下执行,使之职责分配合理,工作沟通顺畅。

(4)建设健康城市,做到家喻户晓

"国家 2030 年健康城市战略"强调要以提高人民健康水平为中心,发展依靠人民,发展成果与人民共享。福州在建设健康城市中,提出实现城市健康发展必须积极动员群众,做好宣传工作,把群众的积极性充分调动起来,形成人人参与、家喻户晓的生动局面。

## 四　新时代推进健康城市建设的对策和举措

党的十九大报告对"实施健康中国战略"已作出全面部署,我们要全面贯彻党的十九大精神,以习近平新时代中国特色社会主义思想为指导,按照习近平总书记在全国卫生与健康大会上的重要讲话要求,采取针对性更强、覆盖面更大、作用更直接、效果更明显的举措,确保健康中国战略和健康城市目标落到实处。自从1990年我国提出创建国家卫生城市以来,全民健康建设的重心逐渐转移到城市,健康模式从而也发生了较大变化,体现了健康管理模式的变化,即从单纯局限于以医疗卫生平面模式的小健康观扩展开来,审视环境与人类健康的关系,向环境—城市—社会医疗卫生模式的大健康观转变,包括健康观念、治病观念前移,即从以人为中心的下游健康观前移到以生态为出发点的健康观。

### (一) 提升城市爱卫会协调能力,强化规划带动落实

城市爱卫会是健康城市建设的重要载体,也是中国健康城市建设的特色。健康城市建设是一项因素众多、功能综合、目标多样的社会系统工程,其范围和内涵随着城市化的推进而不断扩大、深化。城市爱卫会倡导健康城市建设,应向北京市倡导健康城市治理所遵循的五项基本原则学习:第一是将健康作为所有政策的优先考虑;第二是改善社会、经济、环境等所有健康决定因素;第三是促进社区积极参与;第四是推动卫生和社会设施公平化;第五是开展城市生活、疾病负担和健康决定因素的检测和评估,充分认识到健康与城市发展相辅相成、密不可分。

城市爱卫会要以建设"健康中国"为主线,以健康城市建设作为建设"健康中国"的有效载体,采取一系列措施,进一步健全政府主导、多部门协作、全社会参与的工作机制。建立市委、市府领导的工作机制,强化规划带动落实。要通过居民健康状况调查等方式,以问题为导向,研究编制本地区的健康城市发展规划,并把健康城市规划列入政府重要议事日程,纳入本地区社会经济发展总体目标,建立工作机构和队伍,实行目标责任制管理,调动全社会参与的积极性,结合实际全面推进。把健康融入所有政策和各个部门,推进一批重点建设项目建设,开展健康社区、健康学校、健康企业、健康家庭等一系列"健康细胞"工程建设,通过重点项目和"健康细胞"工程建设使规划得以落实,以健康城市的创新发展,加快推进健康中国目标的实现。

### (二) 深化医改,建立中国城市特色基本医疗卫生制度

坚持"保基本、强基层、建机制"的基本原则,统筹推进公共卫生、医疗服务、

医疗保障、药品供应、监管体制综合改革,完善医药卫生管理、运行、投入、价格政策,增强改革的整体性、系统性和协同性,实现医疗、医药、医保联动,推进医药分开。全面推进公立医院综合改革,坚持公立医院公益属性,破除逐利机制,推进医疗服务价格改革,完善科学补偿机制。根据医疗行业培养周期长、职业风险高、技术难度大、责任担当重等特点,推动建立符合医疗行业特点的人事薪酬制度。建立现代医院管理制度,落实公立医院自主权,完善法人治理结构和治理机制,形成有激励、有约束、有活力、有效率的运行新机制,充分调动医务人员参与改革、优化服务的积极性。完善基本药物制度,理顺药品和医疗服务价格,健全药品供应保障机制。提高药品质量,确保用药安全。

## (三) 进一步健全全民医疗保障和服务体系

健全医疗保险稳定可持续筹资和报销比例调整机制,全面实施城乡居民大病保险制度,健全重特大疾病救助和疾病应急救助制度,并做好与基本医保制度的衔接。改革医保支付方式,推行以按病种付费为主,按人头、服务单元、总额预付等复合型付费方式,有效控制医疗费用不合理增长。整合城乡居民医保政策和经办管理,鼓励发展补充医疗保险和商业健康保险。积极推进异地就医即时结报,方便群众就医。

着力完善医疗卫生服务体系:一是继续加强社区。全面落实《全国医疗卫生服务体系规划纲要(2015—2020年)》,合理把控公立医院规模,优化医疗卫生结构布局,健全上下联动、衔接互补的医疗服务体系,促进医疗资源向基层、社区流动。完善基层医疗服务模式,力争实现每个家庭拥有1名合格的家庭医生、每个居民拥有1份动态管理的电子健康档案和1张服务功能完善的健康卡。二是着力补短板。实施医疗卫生基础设施建设重大工程和健康扶贫工程,重点向基层、社区医疗卫生机构、应急救治、妇幼健康和精神疾病防治等薄弱领域倾斜。三是实行分级诊疗。以高血压、糖尿病、肿瘤等慢性病为突破口,加强区域医疗中心建设,扩大优质资源辐射范围,提升基层承接多发病、常见病和康复治疗的能力,逐步实现基层首诊、双向转诊、急慢分治、上下联动。四是提升医疗质量安全。全面实施临床路径,基本覆盖所有医疗服务。加强医疗质量监管,改善医疗服务。完善纠纷调解机制,构建和谐医患关系。五是加强队伍建设。建立健全的有利于人才培养使用的制度和政策。切实加强医教协同,实施基层和紧缺人才队伍建设工程,规范化培训住院医师和全科医生。

### （四）继续加强重大疾病预防控制

一是继续实施国家基本和重大公共卫生服务项目,进一步提高均等化水平。健全专业公共卫生机构、基层医疗卫生机构和医院的分工协作机制,逐步实现由疾病管理向健康管理转变。二是深入开展爱国卫生运动和健康城市建设,推进城乡环境卫生整洁行动,力争实现城乡居民都能喝上干净水、用上卫生厕所、在家能洗澡。倡导健康生活方式,广泛开展健康教育与健康促进活动,提高全民健康素养。三是加强传染病、慢性病、地方病等重大疾病综合防治和职业病危害防治。增加艾滋病防治等特殊药物免费供给,控制艾滋病疫情在低流行水平,以及重视地方病危害,重视精神卫生,加强心理健康服务。落实预防和控制职业病危害主体责任,改善劳动条件,保护劳动者身体健康。通过多种方式降低大病慢性病医疗费用。四是提高妇幼健康水平。全面实施免费孕前优生健康检查,降低出生缺陷发生率,提高儿童免疫规划疫苗接种率,改善贫困地区妇女儿童营养状况。五是实施食品安全战略,加强食品安全风险监测和评估,形成严密高效、社会共治的食品安全治理体系,让人民群众吃得放心。

### （五）坚持中西医并重,促进中医药民族医药发展

中医药作为中华民族传统医药,在发展过程中不断汲取中华文化营养,形成了独具特色的中医药文化,是我国非物质文化遗产的杰出代表。随着中国特色社会主义进入新时代,中医药已是"健康中国"的重要组成部分,也是民族昌盛和国家富强的重要标志。完善中医药发展政策和机制,健全中医医疗保健服务体系,提升基层服务能力。加强中医临床研究基地和科研机构建设,加强中医药人才培养。推广中医药标准和适宜技术,实施中药标准化行动计划,开展中药资源普查。积极发展中医药养生保健、健康旅游等特色服务。保护和促进民族医药发展。要培养出一批能结合现代技术、进行中医药基础研究的骨干,在开展中医药治病防病作用机理和系统研究的基础上,结合现代技术,加快中医药研发步伐,建立符合中医药特点的科技创新体系,以便于同国际接轨。

### （六）支持推动医药科技创新,积极发展健康服务业

构建新型国家医学与健康科技创新和适宜技术推广体系。实施精准医学研究计划,促进转化医学研究,在干细胞、生物芯片、基因组学、手术机器人、生物医

用材料技术与应用等领域实现突破。大力发展医药产业,实现主要医疗设备、创新药品、高值耗材等进口替代。实施"互联网＋健康医疗"工程,促进云计算、大数据、物联网等信息技术与健康服务深度融合,推进远程医疗建设,实现各级人口健康信息平台互联互通;进一步优化政策环境,鼓励社会力量兴办健康服务业,优先支持举办非营利性医疗机构。逐步推进非营利性民营医院和公立医院同等待遇。鼓励医师到基层多点执业。促进医养结合,大力发展老年护理、康复、临终关怀等服务,探索建立老年长期护理保险制度。加快发展医疗旅游。

# 第一章 中国健康城市综合指数

2016 年 10 月 25 日,党的十八届五中全会提出了"健康中国"战略,并以中共中央、国务院名义发布了《"健康中国 2030"规划纲要》。2016 年 11 月,全国爱卫办决定在全国开展健康城市试点工作,发布 38 个全国健康城市试点市名单。同月,第九届全球健康促进大会在上海举办,通过了《健康城市上海共识》。为了更科学、更全面地反映"十三五"时期全国健康城市建设的总体水平、特点和趋势,教育部人文社科重点研究基地上海师范大学都市文化研究中心和上海华夏社会发展研究院,在编制《2016 年中国健康城市发展研究报告》的基础上,新编了《2017 年中国健康城市发展研究报告》。其中,《2016 年中国健康城市发展研究报告》提供的是 74 个城市数据(直辖市除外),在《2017 年中国健康城市发展研究报告》中是 129 个城市数据(直辖市除外),增加的 55 个城市都是地级城市。

## 一 进入新时代,研究中国健康城市指数的新背景

习近平总书记在党的十九大报告中进一步明确提出"人民健康是民族昌盛和国家富强的重要标志,要完善国民健康政策,为人民群众提供全方位全周期健康服务"。为了推进我国由创建"卫生城市"向建设"健康城市"的跨越,需要在科学把握健康城市内涵的基础上,准确地反映当前中国健康城市的建设水平和发展趋势,从而为"十三五"时期"健康中国"战略的实施提供坚实的依据,并为全面建成小康社会创造条件。

### (一)国家对"健康中国"战略实施更加重视

党的十八届五中全会明确提出推进健康中国建设,从"五位一体"总体布局和"四个全面"战略布局出发,对当前和今后一个时期更好地保障人民健康作出

了制度性安排。2016年,推进健康中国建设纳入国家"十三五"规划,健康中国建设在我国国家发展中的重要战略地位被不断强化。2016年10月25日印发并实施的《"健康中国2030"规划纲要》,是贯彻落实党的十八届五中全会精神、保障人民健康的重大举措,对全面建成小康社会、加快推进社会主义现代化具有重大意义。同时,这也是我国积极参与全球健康治理、履行我国对联合国"2030可持续发展议程"承诺的重要举措。2016年12月,为推进健康中国建设,国务院编制并发布了《"十三五"卫生与健康规划》,为"十三五"期间健康中国建设提供了具体的指引。2017年10月,习近平总书记在十九大报告中明确指出"实施健康中国战略",成为新时代健康卫生工作的纲领。

健康城市建设在我国国家战略中的地位不断得到凸显,是我国新型城镇化建设的重要目标。随着我国城镇化推进的速度加快,城市人口激增,给全面建设小康社会带来城市健康建设的挑战。中国健康城市指数的编制,客观反映了中国各城市建设健康城市、落实健康中国战略的实际水平,为我国考察健康中国战略实施的具体效果提供了依据,对于进一步贯彻健康中国战略有重要意义。

## (二)新型城镇化建设取得硕果

改革开放以来,我国城镇化进程加快,但是与发达国家相比,我国的城镇化有着起步晚、水平低、速度快的特点,传统的粗放式城镇化模式给我国的城镇化带来很大风险。党的十八大明确提出了"新型城镇化"概念,党的十八届三中全会进一步强调"坚持走中国特色新型城镇化道路,推进以人为核心的城镇化"。新型城镇化的核心在于实现城乡基础设施一体化和公共服务均等化,促进经济社会发展,实现共同富裕。目前,我国新型城镇化建设已经取得了重要进展,发改委2017年7月发布的《2016年国家新型城镇化报告》显示,我国常住人口城镇化率达到57.35%,户籍人口城镇化率达到41.2%;国家中心城市布局建设正式启动,城市群作为城镇化主体形态的空间格局更加清晰;城市可持续发展能力有了新提升,基础设施建设力度进一步提高;新型城镇化综合试点和体制改革取得新进展,第三批新型城镇化综合试点全面启动。

健康城市的建设,是"以人为核心"的新型城镇化的重要目标,推进新型城镇化,必须首先满足人民日益增长的健康需求。随着我国不断强化健康中国战略的重要地位,各城市也不断出台建设健康城市的政策来具体落实健康中国战略。评价中国健康城市建设水平并发布中国健康城市指数,实质也是对于新型城镇化建设成果的评估,是从不同层面、不同方面对中国不同地区新型城镇化建设水平的考量。

### (三) 城市建设面临考验

工业化和城镇化有效地整合了社会资源,提高了人们的生活水平。然而,这些变化在给人类带来福祉的同时,也给资源、环境、健康的协调发展带来了新的挑战,环境对健康的危害也明显增多。城镇化的急剧发展,带来了日益严重的城市病:交通拥堵、环境恶化、安全压力增大、社会矛盾凸显、中小城市优质资源匮乏,这些问题使得我国新型城镇化的推进面临考验。创造良好的健康环境,不断改善人群健康状况,是全球各国经济与社会发展的重要目标之一。中国城市经济学会、中国社会科学院城市发展与环境研究所于社会科学文献版社共同发布的《城市蓝皮书:中国城市发展报告 No.10》[1]指出,全国仅有 30 个城市处于健康发展状态,也就是说目前还有接近九成的城市处于亚健康状态。健康城市综合指数的编制,可以反映城市的发展给人类健康带来的各种影响和问题,可以帮助我们采取针对性的措施来解决城市发展中的各种问题,促进健康中国战略的进一步推进。

"2016 年健康城市指数"运用大数据的优势,采用主成分分析法,通过科学设置、筛选和建构健康城市的评价维度与评价指标,进行主成分分析建模计算,对全国 129 个省会城市、计划单列市和地级市健康水平计算排序,得出健康城市综合指数得分,体现了架构健康城市指数体系的内在逻辑要求。通过每年度编制并发布健康城市指数,可客观反映东、中、西部等不同区域和省会城市、计划单列市、地级市等不同级别城市之间的水平、差距、特点和发展趋势,进而有助于采取更具针对性的举措破解难题,推进健康中国战略实施和全面小康社会建设。

## 二　中国直辖市健康城市建设总体水平

直辖市是我国经济社会发展的"排头兵",在政治、经济、文化等方面全面领

---

[1]　中国社会科学院城市发展与环境研究所、中国城市经济学会主编:《城市蓝皮书:中国城市发展报告 NO.10》,社会科学文献出版社 2017 版。

先于省会城市、计划单列市和地级市,直辖市建设健康城市的总体水平也比较高,分析直辖市建设健康城市采取的方式方法能够为其他城市提供宝贵的经验。本报告试图通过运用大数据和现代统计方法全面评价全国 4 个直辖市的健康城市建设总体水平,以期能够为其他城市提供借鉴。由于直辖市在规模、体量等方面与省会城市、计划单列市以及地级市没有可比性,因此,为了更好地反映直辖市健康城市建设的水平,本报告对于直辖市和省会城市、计划单列市及地级市建设健康城市采用了不同的评价指数。

## (一)直辖市健康城市评价维度和评价指标

直辖市建设健康城市的评价,设置了 5 个评价维度、31 个评价指标。5 个评价维度及其评价指标是:

(1)健康设施:包括"每万人口医疗卫生机构数""每万人口医疗卫生机构床位数""每万人口基层医疗卫生机构人员数""人均基层医疗卫生机构诊疗人次""医疗开支占 GDP 比重""医疗卫生支出占财政支出的比重"6 个指标。

(2)健康服务:包括"人均卫生费用""每万人口医疗卫生机构健康检查人数""公立和民营医院病床使用率""每万人口家庭卫生服务人次数""每千老年人口养老床位""每千人口卫生技术人员数""每万人口公众健康教育活动"7 个指标。

(3)健康管理:包括"预期寿命""孕产妇系统管理率""甲乙类法定报告传染病病死率""肺结核发病率""医疗卫生机构急诊病死率"5 个指标。

(4)健康保障:包括"城镇居民人均可支配收入""农村居民人均可支配收入""失业保险参保人数年均增加率""参加工伤保险人数年均增长率""基本医疗保险参保人数年均增长率""城镇职工基本养老保险参保人数年均增长率""城镇登记失业率""城镇最低生活保障平均标准增长率"8 个指标。

(5)健康环境:包括"建成区绿化覆盖率""森林覆盖率""生活垃圾无害化处理率""人均城市道路面积""人均废气中污染物排放量"5 个指标。

## (二)4 个直辖市健康城市指数得分排序

从 4 个直辖市 32 个评价指标数据得出的分数看,上海排名第一位,为 88.72 分;北京排在第二位,为 88.35 分;天津排在第三位,为 79.29 分;重庆 75.13 分,排在最后一位。(详见图 1-1、表 1-1)

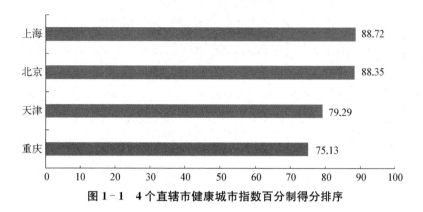

图1-1 4个直辖市健康城市指数百分制得分排序

表1-1 4个直辖市健康城市指数得分及排序

| 排 名 | 城 市 | 健康城市指数得分 | 健康城市指数百分制得分 |
|---|---|---|---|
| 1 | 上 海 | 31.384 420 18 | 88.72 |
| 2 | 北 京 | 31.127 291 39 | 88.35 |
| 3 | 天 津 | 25.068 891 32 | 79.29 |
| 4 | 重 庆 | 22.510 662 7 | 75.13 |
| 全国平均值 | | 23.821 028 24 | 77.17 |
| 百分标准值 | | 39.875 645 09 | 100 |

## （三）4个直辖市健康城市指数同比排名

与2015年相比,天津健康城市综合指数同比增幅最大,北京紧随其后,重庆则落后于其他三个直辖市。从五个维度分析来看:天津健康环境指数同比增幅排在第一位,其他四个维度都排在第二位;北京健康服务指数同比增幅最大,健康设施指数和健康环境指数则排名垫底;上海健康管理和健康保障指数同比增幅都排在第一位,健康环境指数增幅排在第二位;重庆健康设施指数虽然同比增幅排名第一,健康环境指数排在第三位,但健康服务、健康管理、健康保障指数的增幅都是垫底。（详见表1-2）

## （四）4个直辖市健康城市指数综合分析

1. 京、沪综合指数领先于津、渝

从健康城市综合指数得分情况可以看出,4个直辖市明显划分为两个梯队,领先的是上海和北京,其次是天津和重庆。

表 1－2　4 个直辖市健康城市指数同比变化情况

| 健康城市综合指数 | | | |
|---|---|---|---|
| 城　市 | 2015 年 | 2016 年 | 增长百分比 |
| 天　津 | 78.3 | 79.29 | 1.27％ |
| 北　京 | 87.26 | 88.35 | 1.25％ |
| 上　海 | 88.2 | 88.72 | 0.59％ |
| 重　庆 | 75.17 | 75.13 | －0.53‰ |
| 健 康 设 施 指 数 | | | |
| 城　市 | 2015 年 | 2016 年 | 增长百分比 |
| 重　庆 | 71.76 | 73.66 | 2.65％ |
| 天　津 | 69.8 | 71.26 | 2.09％ |
| 上　海 | 82.54 | 83.6 | 1.28％ |
| 北　京 | 74.68 | 74.86 | 0.24％ |
| 健 康 服 务 指 数 | | | |
| 城　市 | 2015 年 | 2016 年 | 增长百分比 |
| 北　京 | 85.75 | 88.11 | 2.76％ |
| 天　津 | 69.33 | 71.2 | 2.7％ |
| 上　海 | 81.49 | 82.11 | 0.76％ |
| 重　庆 | 69.01 | 69.52 | －0.73％ |
| 健 康 管 理 指 数 | | | |
| 城　市 | 2015 年 | 2016 年 | 增长百分比 |
| 上　海 | 89.43 | 89.39 | －0.04％ |
| 天　津 | 88.86 | 88.73 | －0.15％ |
| 北　京 | 89.26 | 88.99 | －0.31％ |
| 重　庆 | 84.39 | 83.41 | －1.15％ |
| 健 康 保 障 指 数 | | | |
| 城　市 | 2015 年 | 2016 年 | 增长百分比 |
| 上　海 | 69.25 | 74.19 | 7.14％ |
| 天　津 | 60.91 | 63.96 | 5.01％ |
| 北　京 | 81.59 | 80.55 | －1.28％ |
| 重　庆 | 53.61 | 44.37 | －17.24％ |

| 健 康 环 境 指 数 | | | |
|---|---|---|---|
| 城　市 | 2015 年 | 2016 年 | 增长百分比 |
| 天　津 | 56.46 | 56.64 | 0.32% |
| 上　海 | 58.56 | 58.61 | 0.08% |
| 重　庆 | 75.79 | 75.68 | −0.14% |
| 北　京 | 76.72 | 75.1 | −2.11% |

　　上海和北京两座城市被全球最权威的世界城市研究机构之一 GaWC 评为"世界一线城市"。与 2015 年相比,上海变化不大,总体增幅 0.59%,北京增幅显著,为 1.25%,与上海差距缩小到 0.37 分;与 2015 年相比,天津虽然增加了 0.99分,但分别低于北京 9.06 分和上海 9.43 分;排名末位的重庆,与 2015 年相比下降了 0.04 分,与其他三个直辖市的差距进一步拉大。(详见表 1-2)

　　2. 健康设施维度:上海继续发力

　　与 2015 年相比,上海在健康设施维度得分继续排列在首位,增幅 1.28%。近年来,上海作为经济最发达的国际大都市和中国最早进入老龄化的城市,非常重视健康设施的投入,借助上海自贸试验区、浦东先行先试、国家综合服务业改革试点等政策,积极吸引外资和社会资金投资健康设施,加快了上海健康城市的基础设施建设。2016 年 11 月世界卫生组织(WHO)在上海召开了"第九届全球健康促进大会",向世界各国城市推广了上海的经验。(详见表 1-2)

　　3. 健康服务维度:北京稳中向好

　　与 2015 年相比,北京在健康服务维度上的得分继续排在首位,同时增幅最大,为 2.76%。2016 年起,北京在部分区县率先开始试行《北京市医药分开综合改革实施方案》,公立医疗机构取消挂号费、诊疗费,取消药品加成,设立医事服务费。同时,435 项医疗服务价格将进行规范调整,受惠最大的是广大民众,医患矛盾得到大大缓解,服务满意度不断提高。预计 2017 年《北京市医药分开综合改革实施方案》将在全市和全国推广。天津深化医改,加快公共服务体系建设取得积极成效,健康服务维度同比提高了 2.70%。(详见表 1-2)

　　4. 健康管理维度:提高遭遇瓶颈

　　与 2015 年相比,4 个直辖市在健康管理维度上的得分都呈现下降趋势:上海下降 0.04%,天津下降 0.15%,北京下降 0.31%,重庆下降 1.15%。从这 4 个直辖市的五个指标("预期寿命""孕产妇系统管理率""甲乙类法定报告传染病病死率""肺结核发病率""医疗卫生机构急诊病死率")来看,都已达到世界中等发达国家水平。在此基础上进一步提高难度加大,以"预期寿命"为例,上海人均预期寿命为 80.26 岁,已接近北欧国家预期寿命。再以"孕产妇系统管理率"为例,京沪分别为 95.9%、95.2%,远超过世界卫生组织规定的标准,已接近或超过发达国家的水平。(详见表 1-2)

5. 健康保障维度:重庆亟待扶持

与 2015 年相比,在健康保障维度上北京同比下降 1.28%,继续保持领先。上海、北京最早通过创新和经济转型,实现产业能级提升,带来经济稳步增长,"城镇居民人均可支配收入"连续多年排在全国前两位。重庆作为西部直辖市,建市时间短、基础相对薄弱,经济处于转型和产业结构调整中,发展相对较慢,"城镇居民人均可支配收入"等指标都处于末位,亟待国家在西部开发中,对重庆予以政策扶持,以加快重庆的经济和社会发展。(详见表 1-2)

6. 健康环境维度:京渝继续领先

与 2015 年相比,北京、重庆在健康环境维度上的得分虽然分别下降 2.11% 和 0.14%,但继续保持领先。北京 2016 年借助 APEC 会议召开的契机,推进京津冀一体化战略,加大生态环境整治,取得明显成效。重庆狠抓生态保护和环境治理,落实长江经济带"共抓大保护、不搞大开发"的要求,加强三峡库区生态屏障建设,推动新一轮退耕还林还草工程,全市单位生产总值能耗和二氧化碳排放量均下降 6%,超额完成国家节能减排任务,主城区空气质量优良天数增至 301 天,森林覆盖率、建成区绿化覆盖率分别达到 45% 和 40.1%,多项指标排列直辖市第一位。(详见表 1-2)

# 三 中国 129 个城市健康指数排名与综合分析

## (一)129 个城市健康城市评价维度和评价指标

129 个健康城市指数设置了 3 个评价维度、25 个评价指标。这 3 个评价维度及其评价指标是:

(1)健康服务:包括"每万人口医疗卫生机构数""每万人口医疗卫生机构床位数""每万人口医疗卫生机构人员数""每万人口医疗卫生机构技术人员数""每

万人口医疗卫生机构注册护士数""每万人口医院床位数""每万人口医疗卫生机构执业(助理)医师数"7 个指标。

(2)健康环境:包括"城市市容环境卫生建设投资额""城市污水处理率""城市建成区绿化覆盖率""城市人均公园绿地面积""城市道路清扫保洁面积""城市生活垃圾处理率""人均城市道路面积""细颗粒物(PM2.5)年平均浓度"8 个指标。

(3)健康保障:包括"人均公共财政预算支出""人均公共财政预算支出中医疗卫生支出""医疗卫生支出占财政支出的比重""城镇居民人均可支配收入""农村居民人均可支配收入""城镇登记失业人员数""城镇单位就业人员平均工资""城镇职工基本养老保险参保人数""城镇基本医疗保险参保人数""失业保险参保人数"10 个指标。

通过主成分分析建模的计算和对 3 个评价维度 25 个评价指标的综合评价,就可以得出 2016 年中国健康城市综合指数得分。

### (二) 129 个城市健康综合指数得分排名

2016 年中国健康城市指数共选取 129 个城市作为观察和建模对象,其中省会城市 26 个[①]、计划单列市 5 个,地级市 98 个。覆盖面广泛,涵盖了东北、西北、东南、西南、华北、华中等不同区域,具有较高的代表性。129 个城市的得分和排名情况如表 1-3 所示。

表 1-3　129 个城市健康城市综合指数得分及排序

| 排　名 | 城　市 | 健康城市指数得分 | 健康城市指数百分制得分 |
|:---:|:---:|:---:|:---:|
| 1 | 南　通 | 23.068 619 2 | 97.27 |
| 2 | 保　定 | 19.593 086 13 | 89.64 |
| 3 | 黄　冈 | 19.113 339 25 | 88.54 |
| 4 | 九　江 | 19.088 063 16 | 88.48 |
| 5 | 鄂尔多斯 | 19.047 964 6 | 88.38 |
| 6 | 普　洱 | 18.948 297 93 | 88.15 |
| 7 | 赣　州 | 18.527 314 52 | 87.17 |

①　由于港澳台和西藏地区相应统计数据的缺失,它们暂时不列入本书省会城市比较分析范围。

| 排 名 | 城 市 | 健康城市指数得分 | 健康城市指数百分制得分 |
|---|---|---|---|
| 8 | 吉 安 | 18.501 907 79 | 87.11 |
| 9 | 榆 林 | 18.461 418 24 | 87.01 |
| 10 | 金 华 | 18.435 43 | 86.95 |
| 11 | 延 安 | 18.320 382 4 | 86.68 |
| 12 | 漳 州 | 17.354 301 47 | 84.36 |
| 13 | 运 城 | 17.299 759 59 | 84.23 |
| 14 | 温 州 | 16.847 141 56 | 83.12 |
| 15 | 桂 林 | 16.768 030 9 | 82.93 |
| 16 | 深 圳 | 16.430 357 61 | 82.09 |
| 17 | 遵 义 | 16.388 425 8 | 81.98 |
| 18 | 威 海 | 16.138 460 65 | 81.35 |
| 19 | 泉 州 | 15.965 114 03 | 80.92 |
| 20 | 铁 岭 | 15.365 924 46 | 79.38 |
| 21 | 通 化 | 15.237 677 88 | 79.05 |
| 22 | 丽 江 | 15.124 392 59 | 78.76 |
| 23 | 开 封 | 15.029 748 47 | 78.51 |
| 24 | 德 阳 | 14.927 854 16 | 78.24 |
| 25 | 四 平 | 14.728 254 44 | 77.72 |
| 26 | 曲 靖 | 14.676 731 96 | 77.58 |
| 27 | 宁 波 | 14.370 070 18 | 76.77 |
| 28 | 玉 溪 | 14.342 411 46 | 76.69 |
| 29 | 邯 郸 | 13.946 005 35 | 75.63 |
| 30 | 晋 中 | 13.611 806 74 | 74.72 |
| 31 | 临 汾 | 13.451 080 46 | 74.27 |
| 32 | 廊 坊 | 13.370 532 99 | 74.05 |
| 33 | 福 州 | 12.754 041 36 | 72.32 |
| 34 | 平顶山 | 12.515 853 69 | 71.64 |

续　表

| 排　名 | 城　市 | 健康城市指数得分 | 健康城市指数百分制得分 |
|---|---|---|---|
| 35 | 徐　州 | 12.491 664 36 | 71.57 |
| 36 | 泰　安 | 12.476 932 36 | 71.53 |
| 37 | 郑　州 | 12.451 319 5 | 71.46 |
| 38 | 岳　阳 | 12.449 002 47 | 71.45 |
| 39 | 荆　州 | 12.158 063 46 | 70.61 |
| 40 | 咸　宁 | 12.139 114 33 | 70.56 |
| 41 | 连云港 | 12.117 242 72 | 70.49 |
| 42 | 安　阳 | 12.059 403 47 | 70.33 |
| 43 | 秦皇岛 | 12.002 685 9 | 70.16 |
| 44 | 长　沙 | 11.926 731 65 | 69.94 |
| 45 | 宜　昌 | 11.840 303 3 | 69.68 |
| 46 | 柳　州 | 11.787 167 18 | 69.53 |
| 47 | 绵　阳 | 11.780 107 38 | 69.51 |
| 48 | 昆　明 | 11.645 410 77 | 69.11 |
| 49 | 石家庄 | 11.626 379 68 | 69.05 |
| 50 | 扬　州 | 11.587 499 39 | 68.94 |
| 51 | 成　都 | 11.538 172 32 | 68.79 |
| 52 | 杭　州 | 11.479 941 83 | 68.62 |
| 53 | 合　肥 | 11.454 874 34 | 68.54 |
| 54 | 通　辽 | 11.352 061 66 | 68.23 |
| 55 | 赤　峰 | 11.250 536 05 | 67.93 |
| 56 | 吴　忠 | 11.032 239 04 | 67.26 |
| 57 | 青　岛 | 11.017 061 63 | 67.22 |
| 58 | 广　州 | 10.814 512 51 | 66.6 |
| 59 | 湘　潭 | 10.798 153 71 | 66.55 |
| 60 | 景德镇 | 10.765 613 55 | 66.45 |
| 61 | 洛　阳 | 10.711 639 79 | 66.28 |

| 排　名 | 城　市 | 健康城市指数得分 | 健康城市指数百分制得分 |
|:---:|:---:|:---:|:---:|
| 62 | 大　连 | 10.645 460 71 | 66.07 |
| 63 | 常　德 | 10.495 187 33 | 65.61 |
| 64 | 济　南 | 10.419 747 71 | 65.37 |
| 65 | 佳木斯 | 10.343 164 36 | 65.13 |
| 66 | 牡丹江 | 10.342 650 87 | 65.13 |
| 67 | 珠　海 | 10.317 110 28 | 65.05 |
| 68 | 绍　兴 | 10.231 230 24 | 64.78 |
| 69 | 银　川 | 10.194 099 82 | 64.66 |
| 70 | 锦　州 | 10.158 660 09 | 64.55 |
| 71 | 金　昌 | 10.073 562 32 | 64.27 |
| 72 | 西　宁 | 9.898 778 86 | 63.71 |
| 73 | 克拉玛依 | 9.852 353 147 | 63.57 |
| 74 | 南　宁 | 9.759 724 909 | 63.27 |
| 75 | 毕　节 | 9.741 804 929 | 63.21 |
| 76 | 齐齐哈尔 | 9.711 466 103 | 63.11 |
| 77 | 厦　门 | 9.702 984 899 | 63.08 |
| 78 | 南　昌 | 9.689 658 039 | 63.04 |
| 79 | 酒　泉 | 9.602 915 545 | 62.76 |
| 80 | 蚌　埠 | 9.589 883 682 | 62.71 |
| 81 | 芜　湖 | 9.589 247 234 | 62.71 |
| 82 | 马鞍山 | 9.587 890 993 | 62.71 |
| 83 | 呼和浩特 | 9.559 349 533 | 62.61 |
| 84 | 吉林市 | 9.529 102 112 | 62.51 |
| 85 | 白　银 | 9.480 227 886 | 62.35 |
| 86 | 鞍　山 | 9.329 000 752 | 61.85 |
| 87 | 攀枝花 | 9.314 452 602 | 61.81 |
| 88 | 太　原 | 9.195 082 429 | 61.41 |
| 89 | 贵　阳 | 9.173 921 162 | 61.34 |

| 排　名 | 城　市 | 健康城市指数得分 | 健康城市指数百分制得分 |
|:---:|:---:|:---:|:---:|
| 90 | 中　卫 | 9.145 398 629 | 61.24 |
| 91 | 白　山 | 9.123 285 016 | 61.17 |
| 92 | 石嘴山 | 9.103 460 064 | 61.1 |
| 93 | 宝　鸡 | 9.099 059 346 | 61.09 |
| 94 | 辽　源 | 9.039 361 251 | 60.89 |
| 95 | 长　春 | 8.983 323 304 | 60.7 |
| 96 | 唐　山 | 8.977 781 99 | 60.68 |
| 97 | 包　头 | 8.852 558 799 | 60.25 |
| 98 | 益　阳 | 8.831 000 815 | 60.18 |
| 99 | 南　充 | 8.773 581 59 | 59.98 |
| 100 | 南　京 | 8.731 248 629 | 59.84 |
| 101 | 北　海 | 8.626 236 465 | 59.48 |
| 102 | 萍　乡 | 8.572 451 881 | 59.29 |
| 103 | 淄　博 | 8.560 285 438 | 59.25 |
| 104 | 沈　阳 | 8.535 933 535 | 59.17 |
| 105 | 兰　州 | 8.480 829 821 | 58.98 |
| 106 | 鹤　壁 | 8.358 074 103 | 58.55 |
| 107 | 西　安 | 8.307 670 988 | 58.37 |
| 108 | 乌　海 | 8.223 440 035 | 58.07 |
| 109 | 哈尔滨 | 8.197 988 383 | 57.98 |
| 110 | 张家界 | 8.183 555 755 | 57.93 |
| 111 | 佛　山 | 8.169 475 796 | 57.88 |
| 112 | 嘉峪关 | 8.158 784 254 | 57.84 |
| 113 | 乌鲁木齐 | 8.150 996 524 | 57.82 |
| 114 | 阳　泉 | 8.009 354 146 | 57.31 |
| 115 | 固　原 | 7.968 987 493 | 57.17 |
| 116 | 大　同 | 7.831 807 84 | 56.67 |
| 117 | 六盘水 | 7.816 771 167 | 56.62 |

续 表

| 排 名 | 城 市 | 健康城市指数得分 | 健康城市指数百分制得分 |
|---|---|---|---|
| 118 | 海 口 | 7.713 570 163 | 56.24 |
| 119 | 武 汉 | 7.698 188 871 | 56.19 |
| 120 | 安 顺 | 7.322 756 025 | 54.8 |
| 121 | 鸡 西 | 7.195 926 052 | 54.32 |
| 122 | 三 亚 | 6.896 782 42 | 53.18 |
| 123 | 防城港 | 6.877 813 994 | 53.11 |
| 124 | 保 山 | 6.873 866 569 | 53.09 |
| 125 | 天 水 | 6.833 706 888 | 52.94 |
| 126 | 淮 南 | 6.678 523 121 | 52.33 |
| 127 | 铜 川 | 6.520 454 402 | 51.71 |
| 128 | 莆 田 | 5.887 593 241 | 49.14 |
| 129 | 汕 头 | 5.292 127 991 | 46.59 |
| 各地平均值 | | 11.384 778 04 | 67.56 |
| 百分标准值 | | 24.383 726 08 | 100 |

在 129 个城市中,排名前五位的是南通 97.27 分、保定 89.64 分、黄冈 88.54 分、九江 88.48 分、鄂尔多斯 88.38 分,排名后五位的是天水 52.94 分、淮南 52.33 分、铜川 51.71 分、莆田 49.14 分、汕头 46.59 分。(详见图 1-2)

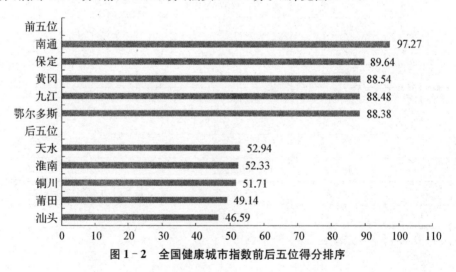

图 1-2 全国健康城市指数前后五位得分排序

## （三）129个城市健康城市综合指数得分综合分析

数据显示：与2015年相比，2016年中国健康城市建设水平参差不齐，城镇化水平有待进一步提高。在129个城市中，得分在80分以上的城市有19个，占比15%；得分在60—80分的城市有79个，占比61%；其中55个城市得分在平均分（67.56分）以上，占比43%；还有31个城市得分不足60分，占比24%。（详见图1-3）

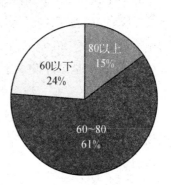

图1-3　全国健康城市指数得分占比

从健康城市综合数据分析来看：一是2016年中国129个城市健康指数排名情况与经济社会发展没有呈现正相关。以排名前五位和后五位的城市为例，都是地级市，没有省会城市及计划单列市。二是经济实力较强的省会城市和计划单列市，大多排名在中后。如深圳排在第16名，广州排在第58名，南京排在第100名，武汉排在第119名；排名靠前和排名靠后的城市，得分相差悬殊。由此可见，经济社会较发达的省会城市和计划单列城市在健康城市综合指数方面并没有同步发展，反而是经济发展相对落后的地级城市在健康服务、健康环境和健康保障方面更胜一筹。

在129个城市中，南通市健康城市指数得分97.27分，领先排名第二的保定7.63分，而排名最后的汕头，与南通得分相差达50.68分。南通市综合指数得分排名第一位，得益于南通市在健康城市建设上所付出的巨大努力。近年来，南通市政府以提高群众健康水平和人口素质为己任，全面贯彻落实"健康中国"战略，推进健康城市的建设，取得了令人瞩目的成绩，为全国其他城市提供了宝贵的借鉴。（详见本章对南通的专题分析）

排名后五位的地级市，由于经济社会发展相对落后，所以健康保障力度比较小，直接导致城市公共健康设施水平较低和健康人才相对缺乏，从而生态环境建设力度不大，影响了城市健康环境状况，整体的健康城市建设水平远远落后于其他城市。

以淮南为例，经济发达程度不如南通，财政对健康城市的支持力度也比较小，2016年淮南的健康保障指数得分为53.75分，在129个城市中排在第100位。与排名在前的地级市相比，存在以下差距：一是医疗投入不足。从"人均公共财政预算支出"和"人均公共财政预算支出中医疗卫生支出"两个指标来看,淮南分别排在第 126 位和第 127 位,使得淮南无法为健康城市建设提供足够的财力保障。二是健康服务水平也比较低。淮南健康服务指数得分 44.75,在 129 个城市中排名第 126。"每万人口医疗卫生机构数"等七个指标,淮南都是排在 100名以后,无论是医疗设施建设和医疗人才培养都和其他城市有较大差距。三是健康环境不尽人意。淮南的健康环境指数排在第 81 位,在 129 个城市中处于落后位置,PM2.5 年平均浓度比较高,"城市建成区绿化覆盖率""城市生活垃圾处理率"等几个指标都排名靠后。从中可看出,排名靠后的城市经济发展和经济转型的任务艰巨。

## 四 26 个省会城市健康城市综合指数比较分析

### (一) 26 个省会城市健康指数得分排名

从整体得分的排名情况来看,2016 年省会城市健康指数得分排名前五位的分别是:福州 72.32 分、郑州 71.46 分、长沙 69.94 分、昆明 69.11 分、石家庄69.05 分。排名后五位的分别是:西安 58.37 分、哈尔滨 57.98 分、乌鲁木齐57.82 分、海口 56.24 分、武汉 56.19 分。(详见图 1-4、表 1-4)

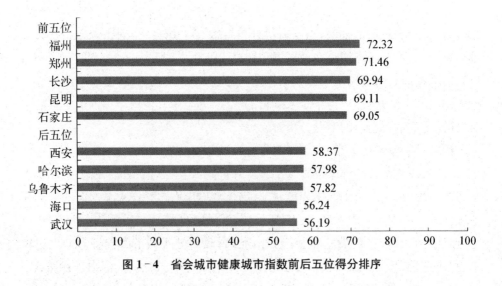

图 1-4 省会城市健康城市指数前后五位得分排序

**表1－4 省会城市健康城市指数得分及排序**

| 排名 | 城市 | 健康城市指数得分 | 健康城市指数百分制得分 |
|:---:|:---:|:---:|:---:|
| 1 | 福州 | 12.754 041 36 | 72.32 |
| 2 | 郑州 | 12.451 319 5 | 71.46 |
| 3 | 长沙 | 11.926 731 65 | 69.94 |
| 4 | 昆明 | 11.645 410 77 | 69.11 |
| 5 | 石家庄 | 11.626 379 68 | 69.05 |
| 6 | 成都 | 11.538 172 32 | 68.79 |
| 7 | 杭州 | 11.479 941 83 | 68.62 |
| 8 | 合肥 | 11.454 874 34 | 68.54 |
| 9 | 广州 | 10.814 512 51 | 66.6 |
| 10 | 济南 | 10.419 747 71 | 65.37 |
| 11 | 银川 | 10.194 099 82 | 64.66 |
| 12 | 西宁 | 9.898 778 86 | 63.71 |
| 13 | 南宁 | 9.759 724 909 | 63.27 |
| 14 | 南昌 | 9.689 658 039 | 63.04 |
| 15 | 呼和浩特 | 9.559 349 533 | 62.61 |
| 16 | 太原 | 9.195 082 429 | 61.41 |
| 17 | 贵阳 | 9.173 921 162 | 61.34 |
| 18 | 长春 | 8.983 323 304 | 60.7 |
| 19 | 南京 | 8.731 248 629 | 59.84 |
| 20 | 沈阳 | 8.535 933 535 | 59.17 |
| 21 | 兰州 | 8.480 829 821 | 58.98 |
| 22 | 西安 | 8.307 670 988 | 58.37 |
| 23 | 哈尔滨 | 8.197 988 383 | 57.98 |
| 24 | 乌鲁木齐 | 8.150 996 524 | 57.82 |
| 25 | 海口 | 7.713 570 163 | 56.24 |
| 26 | 武汉 | 7.698 188 871 | 56.19 |
| 各地平均值 | | 9.937 749 871 | 63.66 |
| 百分标准值 | | 24.383 726 08 | 100 |

### （二）省会城市健康城市综合指数综合分析

从 2016 年 26 个省会城市的健康城市综合指数得分来看，得分最高的是福州 72.32 分，得分最低的是武汉 56.19 分；在 26 个省会城市中，前五位的得分都在 70 分左右，分别是福州 72.32 分、郑州 71.46 分、长沙 69.94 分、昆明 69.11 分、石家庄 69.05 分，排名后五位的城市都在 60 分以下，分别是西安 58.37 分、哈尔滨 57.98 分、乌鲁木齐 57.82 分、海口 56.24 分、武汉 56.19 分；26 个省会城市中，平均得分 63.66 分，低于计划单列市 7.39 分，低于地级市 4.76 分。

排在前五位的分别是：福州、郑州、长沙、昆明、石家庄。其中，福州连续两年蝉联省会城市第一名。虽然福州市经济实力在全国省会城市中并不靠前，但由于福州市对于健康城市建设的重视和投入加大，使得福州的健康城市综合指数得分在全国 26 个省会城市中连续获得"两连冠"。（详见本章对福州的专题分析）

2015 年福州、郑州、长沙、昆明、石家庄这五个城市也排在前五位，只是排名略有不同。其中，石家庄相比于 2015 年得分下降 1.26 分，由 2015 年的第二位下降为 2016 年的第五位，郑州、长沙和昆明则分别上升 1.3 分、1.23 分和 0.53 分，其中进步最明显的是郑州。近年来，郑州注重经济产业结构转型调整，高新技术产业高速发展，带动实现 GDP 增长，五年突破三千亿，经济实力的增强为郑州健康城市的建设提供了强有力的保障。2016 年 11 月 7 日，全国爱卫办公布全国健康城市建设首批试点城市，郑州名列其中，其健康城市建设迈上新台阶。

与 2015 年相比，排名后五位的城市由沈阳、西安、海口、南京、武汉变为西安、哈尔滨、乌鲁木齐、海口、武汉，其中武汉依旧排名倒数第一。哈尔滨由 2015 年的倒数第六位倒退为倒数第四位，主要原因是近年来大规模进行"一江两岸、一主两翼、南北双廊、多点共生"的市政建设，城市处于大拆迁、大改造过程中，导致健康环境维度的得分不高，影响了健康城市总体水平。进步最快的是南京，2016 年南京市健康城市综合指数上升 11.2 分，由倒数第二位上升到第十九位，主要得益于南京市委市政府 2014 年起开始实行"建设健康南京行动计划"，积极开展蓝天净水行动、环境治理行动、城市绿化行动、放心饮食行动以及社会交通安全行动，取得了瞩目成绩。南京实现县级以上主要集中式饮用水源地达标率保持 100%，全市空气质量达到二级标准以上天数比例较上年提升 1.6 个百分点。2016 年 7 月，南京市荣获环保部授予的"国家生态市"称号。

## 五 5个计划单列市的健康城市综合指数比较分析

### （一）计划单列市健康城市综合指数得分排名

2016 年中国计划单列市健康城市指数得分和排名的情况是：深圳排在第一位，得分 82.09，接下来依次是宁波 76.77 分，青岛 67.22 分，大连 66.07 分，厦门 63.08 分。（详见图 1－5、表 1－5）

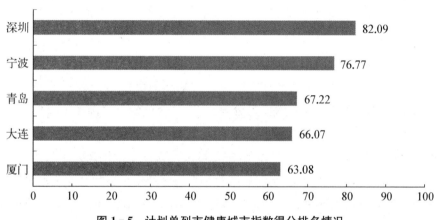

图 1－5 计划单列市健康城市指数得分排名情况

表 1－5 计划单列市健康城市指数得分及排序

| 排 名 | 城 市 | 健康城市指数得分 | 健康城市指数百分制得分 |
|---|---|---|---|
| 1 | 深 圳 | 16.430 357 61 | 82.09 |
| 2 | 宁 波 | 14.370 070 18 | 76.77 |
| 3 | 青 岛 | 11.017 061 63 | 67.22 |
| 4 | 大 连 | 10.645 460 71 | 66.07 |
| 5 | 厦 门 | 9.702 984 899 | 63.08 |
| 各地平均值 | | 12.433 187 01 | 71.05 |
| 百分标准值 | | 24.383 726 08 | 100 |

### （二）计划单列市健康城市综合指数综合分析

从 2016 年 5 个计划单列市的健康城市综合指数得分情况来看：最高得分是深圳 82.09 分，最低是厦门 63.08 分。在 5 个计划单列市中，得分都在 60 分以上，宁波 76.77 分，青岛 67.22 分，大连 66.07 分。

与 2015 年相比，从健康城市综合指数得分情况来看，深圳依旧排名计划单列市第一位，在全国 129 个城市中排在第二位。作为世界上建城时间最短、人口结构最为年轻、人口超千万的国际大都市，依靠强大的经济活力和优美的生态环境，深圳健康城市建设取得了举世瞩目的成就。（详见本报告第三章对深圳的专题分析）

与 2015 年的排名相比，青岛以 1.15 分的优势超越大连成为计划单列市第三位，深圳、宁波和厦门排名没有变化，5 个计划单列市相比于 2015 年得分情况都有所变化。排名第一位的深圳得分上升 2.56 个百分点。排名第二位的宁波得分上升 1.57 个百分点。排名第三位的青岛得分上升 2 个百分点。排名第四位的大连得分下降了 0.23 个百分点，主要是由于大连市近年来处于大力整治占道经营、违章建设、无证营运、街巷烧纸等影响市容环境突出问题的关键时期，加之星海广场等中心城区进行大规模市政建设。2016 年取缔无证营运机动车 8.2 万辆，拆除违章建筑 27 万平方米，清除沿街堆放杂物 6 000 多吨。厦门虽然排名垫底，但与 2015 年相比提升了 1.53 个百分点，作为获得"联合国人居奖""国际花园城市""国家生态市"的厦门市，2016 年为申请鼓浪屿列为世界文化遗产和召开 2017 年金砖五国峰会，开展了厦门历史上最大规模的生态环境治理，以打造海上花园城市。

## 六　98 个地级市的健康城市指数比较分析

### （一）98 个地级市健康城市综合指数得分排名

2016 年中国健康城市指数共选取 98 个地级市作为观察和建模对象。从总体的排名情况来看，排名前五位的分别是：南通 97.27 分、保定 89.64 分、黄冈 88.54 分、九江 88.48 分、鄂尔多斯 88.38 分。排名后五位的分别是：天水 52.94 分、淮南 52.33 分、铜川 51.71 分、莆田 49.14 分、汕头 46.59 分。（详见图 1-6、表 1-6）

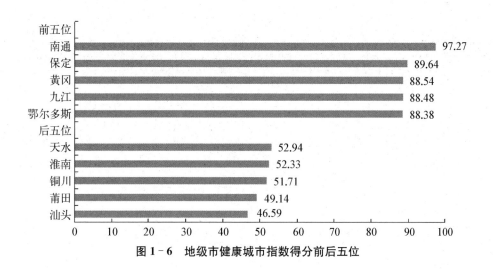

图 1-6　地级市健康城市指数得分前后五位

表 1-6　98 个地级市健康城市指数得分及排序

| 排　名 | 城　市 | 健康城市指数得分 | 健康城市指数百分制得分 |
|---|---|---|---|
| 1 | 南　通 | 23.068 619 2 | 97.27 |
| 2 | 保　定 | 19.593 086 13 | 89.64 |
| 3 | 黄　冈 | 19.113 339 25 | 88.54 |
| 4 | 九　江 | 19.088 063 16 | 88.48 |
| 5 | 鄂尔多斯 | 19.047 964 6 | 88.38 |
| 6 | 普　洱 | 18.948 297 93 | 88.15 |
| 7 | 赣　州 | 18.527 314 52 | 87.17 |
| 8 | 吉　安 | 18.501 907 79 | 87.11 |
| 9 | 榆　林 | 18.461 418 24 | 87.01 |
| 10 | 金　华 | 18.435 43 | 86.95 |
| 11 | 延　安 | 18.320 382 4 | 86.68 |
| 12 | 漳　州 | 17.354 301 47 | 84.36 |
| 13 | 运　城 | 17.299 759 59 | 84.23 |
| 14 | 温　州 | 16.847 141 56 | 83.12 |
| 15 | 桂　林 | 16.768 030 9 | 82.93 |
| 16 | 遵　义 | 16.388 425 8 | 81.98 |

| 排 名 | 城 市 | 健康城市指数得分 | 健康城市指数百分制得分 |
|---|---|---|---|
| 17 | 威 海 | 16.138 460 65 | 81.35 |
| 18 | 泉 州 | 15.965 114 03 | 80.92 |
| 19 | 铁 岭 | 15.365 924 46 | 79.38 |
| 20 | 通 化 | 15.237 677 88 | 79.05 |
| 21 | 丽 江 | 15.124 392 59 | 78.76 |
| 22 | 开 封 | 15.029 748 47 | 78.51 |
| 23 | 德 阳 | 14.927 854 16 | 78.24 |
| 24 | 四 平 | 14.728 254 44 | 77.72 |
| 25 | 曲 靖 | 14.676 731 96 | 77.58 |
| 26 | 玉 溪 | 14.342 411 46 | 76.69 |
| 27 | 邯 郸 | 13.946 005 35 | 75.63 |
| 28 | 晋 中 | 13.611 806 74 | 74.72 |
| 29 | 临 汾 | 13.451 080 46 | 74.27 |
| 30 | 廊 坊 | 13.370 532 99 | 74.05 |
| 31 | 平顶山 | 12.515 853 69 | 71.64 |
| 32 | 徐 州 | 12.491 664 36 | 71.57 |
| 33 | 泰 安 | 12.476 932 36 | 71.53 |
| 34 | 岳 阳 | 12.449 002 47 | 71.45 |
| 35 | 荆 州 | 12.158 063 46 | 70.61 |
| 36 | 咸 宁 | 12.139 114 33 | 70.56 |
| 37 | 连云港 | 12.117 242 72 | 70.49 |
| 38 | 安 阳 | 12.059 403 47 | 70.33 |
| 39 | 秦皇岛 | 12.002 685 9 | 70.16 |
| 40 | 宜 昌 | 11.840 303 3 | 69.68 |
| 41 | 柳 州 | 11.787 167 18 | 69.53 |
| 42 | 绵 阳 | 11.780 107 38 | 69.51 |
| 43 | 扬 州 | 11.587 499 39 | 68.94 |
| 44 | 通 辽 | 11.352 061 66 | 68.23 |

| 排　名 | 城　市 | 健康城市指数得分 | 健康城市指数百分制得分 |
|---|---|---|---|
| 45 | 赤　峰 | 11.250 536 05 | 67.93 |
| 46 | 吴　忠 | 11.032 239 04 | 67.26 |
| 47 | 湘　潭 | 10.798 153 71 | 66.55 |
| 48 | 景德镇 | 10.765 613 55 | 66.45 |
| 49 | 洛　阳 | 10.711 639 79 | 66.28 |
| 50 | 常　德 | 10.495 187 33 | 65.61 |
| 51 | 佳木斯 | 10.343 164 36 | 65.13 |
| 52 | 牡丹江 | 10.342 650 87 | 65.13 |
| 53 | 珠　海 | 10.317 110 28 | 65.05 |
| 54 | 绍　兴 | 10.231 230 24 | 64.78 |
| 55 | 锦　州 | 10.158 660 09 | 64.55 |
| 56 | 金　昌 | 10.073 562 32 | 64.27 |
| 57 | 克拉玛依 | 9.852 353 147 | 63.57 |
| 58 | 毕　节 | 9.741 804 929 | 63.21 |
| 59 | 齐齐哈尔 | 9.711 466 103 | 63.11 |
| 60 | 酒　泉 | 9.602 915 545 | 62.76 |
| 61 | 蚌　埠 | 9.589 883 682 | 62.71 |
| 62 | 芜　湖 | 9.589 247 234 | 62.71 |
| 63 | 马鞍山 | 9.587 890 993 | 62.71 |
| 64 | 吉林市 | 9.529 102 112 | 62.51 |
| 65 | 白　银 | 9.480 227 886 | 62.35 |
| 66 | 鞍　山 | 9.329 000 752 | 61.85 |
| 67 | 攀枝花 | 9.314 452 602 | 61.81 |
| 68 | 中　卫 | 9.145 398 629 | 61.24 |
| 69 | 白　山 | 9.123 285 016 | 61.17 |
| 70 | 石嘴山 | 9.103 460 064 | 61.1 |
| 71 | 宝　鸡 | 9.099 059 346 | 61.09 |
| 72 | 辽　源 | 9.039 361 251 | 60.89 |

| 排 名 | 城 市 | 健康城市指数得分 | 健康城市指数百分制得分 |
|---|---|---|---|
| 73 | 唐 山 | 8.977 781 99 | 60.68 |
| 74 | 包 头 | 8.852 558 799 | 60.25 |
| 75 | 益 阳 | 8.831 000 815 | 60.18 |
| 76 | 南 充 | 8.773 581 59 | 59.98 |
| 77 | 北 海 | 8.626 236 465 | 59.48 |
| 78 | 萍 乡 | 8.572 451 881 | 59.29 |
| 79 | 淄 博 | 8.560 285 438 | 59.25 |
| 80 | 鹤 壁 | 8.358 074 103 | 58.55 |
| 81 | 乌 海 | 8.223 440 035 | 58.07 |
| 82 | 张家界 | 8.183 555 755 | 57.93 |
| 83 | 佛 山 | 8.169 475 796 | 57.88 |
| 84 | 嘉峪关 | 8.158 784 254 | 57.84 |
| 85 | 阳 泉 | 8.009 354 146 | 57.31 |
| 86 | 固 原 | 7.968 987 493 | 57.17 |
| 87 | 大 同 | 7.831 807 84 | 56.67 |
| 88 | 六盘水 | 7.816 771 167 | 56.62 |
| 89 | 安 顺 | 7.322 756 025 | 54.8 |
| 90 | 鸡 西 | 7.195 926 052 | 54.32 |
| 91 | 三 亚 | 6.896 782 42 | 53.18 |
| 92 | 防城港 | 6.877 813 994 | 53.11 |
| 93 | 保 山 | 6.873 866 569 | 53.09 |
| 94 | 天 水 | 6.833 706 888 | 52.94 |
| 95 | 淮 南 | 6.678 523 121 | 52.33 |
| 96 | 铜 川 | 6.520 454 402 | 51.71 |
| 97 | 莆 田 | 5.887 593 241 | 49.14 |
| 98 | 汕 头 | 5.292 127 991 | 46.59 |
| 各地平均值 | | 11.715 193 21 | 68.42 |
| 百分标准值 | | 24.383 726 08 | 100 |

## （二）98个地级市健康城市综合指数综合分析

与2015年相比,本报告考察分析的地级市由原来的43个增加到了98个,说明越来越多的地级市已把健康城市建设作为全面建设小康目标的重要抓手进行积极推进,以促进城市科学发展。通过对98个地级市健康城市综合指数各维度指标分析可以发现,越来越多的城市开始注重经济与健康同步发展,积极推进"健康中国"战略,将健康城市建设作为全面建设小康目标的重要抓手进行规划和部署。

与2015年相比,可以发现很多东部地区城市的经济实力强,环境资源丰富,但在城镇化过程中只注重城市的硬件设施建设,忽略了城市的社会建设、文化建设和生态环境建设,城镇化的加快伴随的是生态环境遭到不同程度的破坏。以三亚为例,她是我国著名的国际旅游城市,被称为"东方夏威夷"。但是近两年,三亚的健康城市综合指数都排在地级市的末尾,主要是由于旅游过度开发,缺乏整体规划和管理。在推进城镇化的过程中对生态环境的保护缺乏在法律意义上的严格保护,加之政府的投入受到财力的约束,致使三亚出现了沙子变黑、海水变脏、沿岸坍塌、海岸线被侵蚀等一系列问题,已引起国家和省政府的高度重视。

再以九江为例,位于江西省的九江,作为中部地区地级市,经济发展水平并不是很高,但是健康城市综合指数得分连续两年排在全国129个城市前五位。2015年排在首位,2016年排名第四位。九江的"人均公共财政预算支出"排在全国第十位,但"人均公共财政预算支出中医疗卫生支出"和"城镇基本医疗保险参保人数"两项指标,九江都排在全国前列,说明九江市政府对健康城市建设的重视。又如汕头,该城市已经连续两年健康城市综合指数排在全国地级城市的末尾,其中"人均公共财政预算支出"和"人均公共财政预算支出中医疗卫生支出"两个指标,汕头都是垫底。但在得分上,相比2015年提高了0.6个百分点,主要是近年来汕头市对健康城市建设的认识得到一定提高,在全市开展了环境"九大提升行动",拆除违章建筑物27.8万处,推进森林进城、森林围城,建设生态景观林带36公里、碳汇林1.41万亩、森林公园和湿地公园7个,城市生态环境有所改观,但要追赶先进城市还得走一段很长的路。

健康城市的建设,对我国城镇化进程提出了新的要求,不仅要注重速度,更要着力提高城镇化的质量。"健康中国"战略的提出,为我国全面建成高水平的小康提供了指引,需要各城市依据《"健康中国 2030"规划纲要》,补足短板,不断提高健康城市建设水平,共同发力,以实现"健康中国"的美好愿景。

# 七 福州:坚持"五位一体",建设宜居城市

福州市位于福建省东部、闽江下游及沿海地区,是福建省的省会,是我国东南沿海重要城市、新一线城市,也是我国首批对外开放的沿海港口城市之一、海上丝绸之路的重要门户。

论经济实力和城市基础设施,福州市在全国省会城市中并不靠前,但为何 2015 年、2016 年福州市能够连续两年在 26 个省会健康城市指数排名第一,从中能为我国其他城市建设健康城市、改善城市环境提供怎样的启示?值得研究和思考。

## (一)福州健康城市综合指数得分和基本概况

福州市委市政府近年来,紧紧围绕 2030 年健康中国建设战略目标,结合福州实际,制定了建设福州健康城市的行动计划。行动计划提出,要坚持"五位一体"的总体布局和以人民为中心的发展思想,以提高人民健康水平为核心,以体制机制改革创新为动力,以普及健康生活、优化健康服务、完善健康保障、建设健康环境、发展健康产业为重点,把健康融入所有政策,加快转变健康领域发展方式,全方位、全周期维护和保障人民健康,大幅提高健康水平。

从 2015 年起,福州市健康城市指数得分已连续两年在全国 26 个省会城市中排名第 1 位(直辖市除外)。(详见表 1-7、表 1-8)

表 1-7 2015 年 26 个省会城市健康城市指数得分前五位

| 排 名 | 城 市 | 健康城市指数得分 | 健康城市指数百分制得分 |
|---|---|---|---|
| 1 | 福 州 | 12.332 860 81 | 71.12 |
| 2 | 石家庄 | 12.054 015 96 | 70.31 |
| 3 | 郑 州 | 12.003 060 33 | 70.16 |
| 4 | 长 沙 | 11.512 574 7 | 68.71 |
| 5 | 昆 明 | 11.469 820 82 | 68.58 |

表 1-8 2016 年 26 个省会城市健康城市指数得分前五位

| 排 名 | 城 市 | 健康城市指数得分 | 健康城市指数百分制得分 |
|---|---|---|---|
| 1 | 福 州 | 12.754 041 | 72.32 |
| 2 | 郑 州 | 12.451 32 | 71.46 |
| 3 | 长 沙 | 11.926 732 | 69.94 |
| 4 | 昆 明 | 11.645 411 | 69.11 |
| 5 | 石家庄 | 11.626 38 | 69.05 |

从整体得分情况看,2015 年 26 个省会城市排名前五的城市中福州市得分 71.12 分、石家庄市 70.31 分、郑州市 70.16 分、长沙市 68.71 分、昆明市 68.58 分;2016 年 26 个省会城市排名前五的城市中福州市得分 72.32 分、郑州市 71.46 分、长沙市 69.94 分、昆明市 69.11 分、石家庄市 69.05 分。从中可以看到,福州市已经连续两年健康城市指数得分在 26 个省会城市中排名第一;排名前五的 5 个省会城市两年内没有变动,但是石家庄从 2015 年的排名第二下降到 2016 年的排名第五。

近年来,福州市健康城市建设取得了令人瞩目的成就,先后荣获"中国优秀旅游城市""国家卫生城市""滨江滨海生态园林城市""国家环保模范城""国家历史文化名城""全国文明城市"等荣誉称号,其中"国家卫生城市"已成为福州走向世界的一张名片。

## (二)福州健康城市建设的主要经验和做法

通常来说,健康城市指数得分高的城市经济实力都比较强。通过把福州市与健康城市指数得分排名末尾的武汉市进行比较,从经济发展程度的角度来看,福州市的经济发展在省会城市中并不占优势。(详见表 1-9)

表 1-9 2016 年福州与武汉的主要经济指标对比

| 城 市 | 地区生产总值(亿元) | 人均生产总值(元/人) | 城镇居民人均可支配收入(元/人) |
|---|---|---|---|
| 福 州 | 6 197.64 | 82 251 | 37 833 |
| 武 汉 | 11 912.61 | 111 469 | 39 737 |

福州市健康城市综合指数在省会城市中排名第一,而武汉市排名最后。

2016 年福州市的地区生产总值为 6 197.64 亿元,人均生产总值为 82 251 元,在 4 个省会城市中排名比较靠前,但是和武汉市的 11 912.61 亿元地区生产总值和 111 469 元人均生产总值相比,仍然差距明显。比较福州市和武汉市的城镇居民人均可支配收入,可以看到,福州市和武汉市在这个指标上也有一定差距。

对于上表的分析表明,福州市的经济发展水平明显低于武汉市,其中武汉市的人均生产总值比福州市高出 35.52%。在经济发展明显落后的情况下,福州市的健康城市建设却远远领先于武汉市,甚至跃居 26 个省会城市之首,这表明经济发展程度不高的城市也可以在健康城市的建设上取得突出成绩。

福州经济在省会城市中并不占优,但健康城市综合指数得分连续两年排在各省会城市之首,其主要原因是:

1. 坚持"五位一体"

福州市在建设健康城市中,始终把坚持"五位一体"作为福州的整体发展统筹考虑,即健康城市的建设既重视经济发展,同时也要时刻关注城市文化、社会、生态的状况。一个城市在经济快速发展的时期,人民群众是否在提高了物质生活水平的同时也相应提升了精神文化水平,是否在满足温饱的同时也关注食物健康,是否在享受富足生活的同时也向往碧水蓝天,很大程度上取决于城市的经济、社会的发展是否同步。福州市委市政府从多个方面同时发力,使社会发展紧跟经济发展的步伐,让经济发展的红利被人民群众更加公平地分享。

2. 协调三大体系

福州在健康城市建设中突出重点领域,积极协调健康环境、健康经济和公共卫生保障三大体系。首先,培育健康环境。通过继续开展爱国卫生运动,加强环境保护能力,提升居民健康保障水平以及城市基础卫生设施和市容管理。其次,注重发展健康经济,在着力发展经济水平的同时,改善经济发展结构,大力培植健康产业,实现人与自然和谐发展。提倡循环经济发展,保障城市生态环境良好。倡导健康消费,培养群众健康生活习惯。第三,建立覆盖全市的公共卫生保障体系。加大政府对公共卫生设施的财政投入,建立高效及时的医疗救助体系,完善疾病防疫体系,提高卫生部门对疾病的应急能力。

3. 落实齐抓共管

健康城市建设是一项系统工程,涉及政府、社会和家庭,既需要全社会齐心协力的协作,又需要层层落实到每个人。因此必须形成一个以点和面相结合的责任机制和上下贯通、协调合作的工作网络,要做到把建设健康城市的目标放在一个全局的视角下执行,使之职责分配合理,工作沟通顺畅。另外,通过积极开展试点,不断尝试创新工作方法,总结工作经验,在借鉴国内外建设健康城市成功案例的同时,去粗取精,形成齐抓共管的良性循环机制,使健康城市建设真正取得实效,使广大市民真正从医保改革、社区医院、医药收费分开和社区全科医生等方面享受到改革开放带来的成果。

4. 做到家喻户晓

"国家2030年健康城市战略"强调要以提高人民健康水平为中心,发展依靠人民,发展成果与人民共享。福州在建设健康城市中,提出实现城市健康发展必须积极动员群众,做好宣传工作,把群众的积极性充分调动起来,形成人人参与、家喻户晓的生动局面。政府要通过新媒体和现代信息技术大力开展健康城市宣传,营造良好社会氛围。加大新媒体对健康城市建设的教育,引导广大群众树立健康意识,自觉养成健康习惯。建设健康城市是"人民城市人民管"最具体的实践活动,要充分调动广大人民群众参与健康城市建设各项活动的积极性,从社区和身边的小事做起,当好志愿者,使健康城市建设真正取得实效。

## (三) 福州健康城市建设给我们的启示

一个城市是否正在健康发展,最鲜明的特征就是它的经济和社会有没有同步协调发展。城市的健康发展需要以经济建设为中心,但是更加离不开社会的发展。建设健康城市必须把社会发展融入经济发展当中,使经济和社会协调发展,这样的发展才是健康的发展,才是可持续的发展。福州健康城市所取得的成绩和经验给我们的启示是:

1. 坚持"五位一体",促进经济、社会共同发展

建设中国特色社会主义,总布局是"五位一体",即经济建设、政治建设、文化建设、社会建设、生态文明建设协同进行。"五位一体"总布局是一个有机整体,其中经济建设是根本,政治建设是保证,文化建设是灵魂,社会建设是条件,生态文明建设是基础。建设健康城市时,要像福州那样,始终坚持"五位一体"总布局,重视各个领域的全面推进和协调发展。健康城市的建设既需要重视经济发展,同时也要时刻关注城市文化、社会、生态的发展状况。福州正是从多个方面同时发力,使社会发展紧跟经济发展的步伐,让经济发展的红利被人民群众更加公平地分享。

2. 坚持落实基本国策，推进人与自然和谐共生

建设健康城市，要像福州那样坚持节约资源和保护环境的基本国策，像保护眼睛一样保护生态环境，像对待生命一样对待生态环境。生态环境没有替代品，用之不觉，失之难存，所以要坚持走可持续发展之路。福州市注重发展健康经济，通过倡导循环经济的科学发展理念，把节约资源和保护环境的国策融入到经济建设之中，在资源配置上强调培育健康产业，在城市消费方式上注重改善群众消费方式、培育健康人群，从而在经济发展的同时实现人与自然和谐共生。

3. 坚持全民健康理念，拓展全民健身范畴

没有全民的健康，就没有全面的小康。全民健身是全体人民增强体魄、享受健康生活的基础和保障。人民身体健康是全面建成小康社会的重要内涵，是每一个人成长和实现幸福生活的重要基础，也是建设健康城市的重要组成部分。要像福州那样将全民健身的范畴拓展到素质教育、文化繁荣、民生改善、大众创业等诸多领域，渗透到家家户户的日常生活当中，直至影响每个市民的健康观念，纠正他们的健康行为。要通过培养全民健身的新理念，逐步形成巨大的社会影响力，纠正长期以来"重竞技，轻群体"的资源配置模式，将全民健身运动作为健康城市建设的重要组成部分来谋划直至上升到规划，以全面提升全市居民的健康水平。

4. 坚持严格市场监管，严守食品安全底线

"民以食为天"，食品安全是百姓身体健康问题的头等大事。食品安全底线是百姓幸福生活的生命线，必须严防死守，这是政府的重要职责。建设健康城市如同衡量一个城市的品质，既要注重经济的高质量发展，更重要的是看人民群众是否在提高了物质生活水平的同时也相应提升了健康水平。要像福州市那样注重加强市场的监管，特别是要贯彻食品安全法，完善食品安全体系，加强食品安全监管，严把从农田到餐桌的每一道防线。福州市以市政府名义，下发《福州市食品安全城市创建工作方案》，积极争创第二批全国食品安全城市，确保生产出"食品安全状况良好、食品安全工作落实到位、群众认可、社会满意"的食品。

# 第二章　中国健康城市服务指数

国务院在《关于促进健康服务业发展的若干意见》中提出,健康服务业的发展目标之一是:到 2020 年,基本建立覆盖全生命周期、内涵丰富、结构合理的健康服务业体系。健康服务是国家健康政策的重要组成部分,是深化医药卫生体制改革和解决"看病难、看病贵"问题的战略举措,是公共服务、社会服务和社区服务体系建设的主要内容。

中国健康城市指数设置了健康服务、健康环境和健康保障三个评价维度,共25 个评价指标。其中作为健康服务的评价维度共有 7 个评价指标,分别是"每万人口医疗卫生机构数""每万人口医疗卫生机构床位数""每万人口医疗卫生机构人员数""每万人口医疗卫生机构卫生技术人员数""每万人口人均医生数(执业医师+执业助理医师)""每万人口人均医疗卫生机构注册护士数""每万人口人均医院床位数"。本章通过对城市健康服务的评价,一方面可以从医疗机构的分布、医疗设施和医疗服务人员的总量及配置情况等方面来考察一个城市的健康服务发展水平;另一方面通过对健康服务人员的总量和配置情况的考察,体现健康设施的软件运行环境,反映健康设施资源条件的效能水平,从而较完整地反映中国当前健康服务领域的发展状况。

## 一　4 个直辖市健康服务指数排名得分与核心指标综合分析

直辖市属于特大城市,直辖市健康服务指数的数据来源是《2016 中国统计年鉴》及相关数据。为便于对直辖市作全面科学分析,重点对健康服务维度的五个核心指标,"人均卫生费用""人均基层医疗卫生机构诊疗人次""每万人口家庭卫生服务人次数""每万人口公众健康教育活动""医疗卫生支出占财政支出的比重",进行指数排名并进行综合分析。

## （一）4 个直辖市健康服务指数得分排名

2016 年，4 个直辖市的健康服务指数排名和分值分别为：第一位北京 88.11 分，第二位上海 82.11 分，第三位天津 71.2 分，第四位重庆 69.01 分。（详见图 2-1、表 2-1）

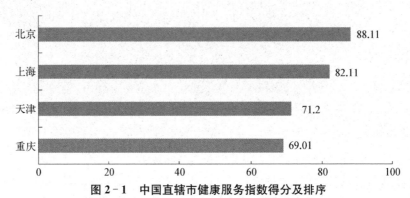

图 2-1　中国直辖市健康服务指数得分及排序

表 2-1　中国直辖市健康服务指数得分及排序

| 排　名 | 直辖市 | 2016 年健康服务指数得分 | 2016 年健康服务指数百分制得分 |
|---|---|---|---|
| 1 | 北　京 | 15.593 313 6 | 88.11 |
| 2 | 上　海 | 13.540 447 14 | 82.11 |
| 3 | 天　津 | 10.181 975 66 | 71.2 |
| 4 | 重　庆 | 9.565 907 041 | 69.01 |
| 全国平均值 | | 10.054 667 47 | 70.52 |
| 百分标准值 | | 20.084 496 63 | 100 |

与 2015 年相比，北京市得分提高 2.36 分，上海提高 0.62 分，天津提高 1.87 分，重庆市略有下降，降低 0.51 分。（详见表 2-2）

表 2-2　中国直辖市健康服务指数 2016 年与 2015 年得分比较

| 排　名 | 地　区 | 健康服务指数百分制得分 | | 进步指数（增长百分比） |
|---|---|---|---|---|
| | | 2016 年 | 2015 年 | |
| 1 | 北　京 | 88.11 | 85.75 | 2.76％ |
| 2 | 上　海 | 82.11 | 81.49 | 0.76％ |
| 3 | 天　津 | 71.2 | 69.33 | 2.7％ |
| 4 | 重　庆 | 69.01 | 69.52 | −0.73％ |

## (二) 4 个直辖市健康服务指数核心指标综合分析

本文重点对直辖市的"人均卫生费用""每万人口家庭卫生服务人次数"等核心指标进行同比对比和综合分析。

1. 在"人均卫生费用"方面

与 2015 年相比,4 个直辖市的人均卫生费用排名没有发生变化,但数值都在增加,由高到低排名:北京 7 411.41 元/人、上海 5 546.92 元/人、天津 4 291.29 元/人、重庆 2 746.3 元/人。其中北京增加 1 047.03 元/人,增幅为 16.95%;上海增加 376.71 元/人,增幅为 7.29%;天津增加 541.19 元/人,增幅为 14.43%;重庆增加 263.69 元/人,增幅为 10.62%。需要说明的是,重庆人均卫生费用虽然排名末位,但"医疗开支占 GDP 比重(%)"和"医疗卫生支出占重庆财政支出的比重"均排名第一,分别为 2%、8.28%。(详见表 2 - 3)

表 2 - 3　4 个直辖市人均卫生费用

| 排名 | 地区 | 人均卫生费用(元) | | 变动值 | 变动百分比 |
| --- | --- | --- | --- | --- | --- |
| | | 2016 | 2015 | | |
| 1 | 北京 | 7 411.41 | 6 337.38 | 1 047.03 | 16.95% |
| 2 | 上海 | 5 546.92 | 5 170.21 | 376.71 | 7.29% |
| 3 | 天津 | 4 291.29 | 3 750.1 | 541.19 | 14.43% |
| 4 | 重庆 | 2 746.3 | 2 482.61 | 263.69 | 10.62% |

世界健康组织(WHO)指出,只有当个人现金卫生支出降低到卫生总费用的 15%—20% 时,经济困难和因病致贫发生的机会才能降低到可以忽略的水平。国家《"健康中国 2030"规划纲要》提出"到 2030 年,主要健康指标基本达到中等发达国家水平",其包括的 10 个具体目标之一即为到 2030 年,国家卫生总费用占 GDP 的比重达到 6.5%—7%,预计未来我国医疗卫生支出在国民经济中的重要性将进一步得到提升。随着我国医疗服务需求持续增长,医疗服务市场规模不断扩大,未来我国医疗卫生支出仍将保持持续较快的增长。

2. 在"每万人口家庭卫生服务人次数"方面

与 2015 年相比,排名没有变化,上海 469.11 人次/万人、北京 345.11 人次/万人、重庆 98.69 人次/万人、天津 93.81 人次/万人。但数值有较大变动,其中北京增幅最大,增加 68.8 人次/万人,增幅为 24.91%;天津增加 11.91 人次/万人,增幅为 14.54%；上海减少 11.36 人次/万人，降幅为 2.36%；重庆减少了 33.83 人次/万人，降幅为 25.53%。近年来，相对于特大城市庞大的人口基数而言，直辖市医疗资源不足，加之就医的盲目性和过度医疗，造成就医秩序紊乱等常见问题。北京和上海非常注重基层健康服务建设和医疗资源的下沉。2016 年上海人均家庭卫生服务人次虽然比 2015 年有所减少，但绝对数值仍高居第一，比第二名的北京高出 124 人次/万人。2016 年上海通过实施"1＋1＋1"分级诊疗模式，强化了家庭医生的功能，进一步推进了社区卫生服务的改革创新。"1＋1＋1"模式鼓励百姓在社区服务中心首诊、在医疗组合内转诊，减少了就医的盲目性，可见上海对基层健康服务建设和医疗资源的下沉的重视。回顾 2016 年，北京取得了显著成果，"每万人口家庭卫生服务人次数"从 2015 年的 276.31 人次/万人大幅提高至 2016 年的 345.11 人次/万人，增幅为 24.91%，排名第一。北京通过深化医改，引导医疗资源下沉到社区医疗服务中心，以求从根本上缓解健康服务中存在的供需矛盾，改变特大城市就医小病大治和过度医疗的局面。（详见表 2－4）

表 2－4　4 个直辖市每万人家庭卫生服务人次数

| 排名 | 地区 | 每万人口家庭卫生服务人次数（人次/万人） | | 变动值 | 变动百分比 |
| --- | --- | --- | --- | --- | --- |
| | | 2016 | 2015 | | |
| 1 | 上海 | 469.11 | 480.47 | －11.36 | －2.36% |
| 2 | 北京 | 345.11 | 276.31 | 68.8 | 24.91% |
| 3 | 重庆 | 98.69 | 132.52 | －33.83 | －25.53% |
| 4 | 天津 | 93.81 | 81.9 | 11.91 | 14.54% |

3. 对重庆健康服务相关数据的综合分析

重庆是唯一的西部地区直辖市，由于历史原因，与其他三个直辖市相比，经济总量相对较小，但硬件设施投入并不逊色。重庆每万人口医疗卫生机构数为 6.56 个，每万人口医疗卫生机构床位数为 58.69 张，基层医疗卫生机构人员数为 27.29 人/万人，均排在 4 个直辖市的首位，且与 2015 年相比，数值都有所增加。但在医疗设施的利用效率上不及上海。如"人均基层医疗卫生机构诊疗人次"，重庆为 2.61 次/人，上海为 4.33 次/人；再以"公立和民营医院病房使用率"为例，重庆为 86.8%，低于 2015 年 1.7 个百分点，而上海为 95.7%。这两项指标表明重庆在健康服务建设方面存在不足。通过对重庆健康服务指数相关数据的重点分析发现,主要存在的问题是医疗卫生人才缺乏,队伍素质有待提高。比如,北京、上海"每千人口卫生技术人员数"指标数据分别为 10.4 人、7 人,重庆则相对落后,分别相差 4.9 人、1.5 人。重庆亟待出台相关吸引医学人才的政策,筑巢引凤,建设与硬件设施相配套的高素质医学和护理人才队伍。

# 二 中国城市健康服务指数比较分析

## (一)中国城市健康服务指数得分

129 个城市中,省会城市 26 个、计划单列市 5 个,地级市 98 个。健康服务指数在 80 分以上的城市有 26 个,占总数的 20%;得分在 60 至 80 分之间的城市有 55 个,占总数的 43%;得分在 50 至 60 分之间的城市有 33 个,占总数的 26%;得分在 50 分以下的城市有 15 个,占总数的 11%。2016 年中国 129 个城市健康服务指数得分排在前五位的是:南通 98.41 分、保定 98.08 分、黄冈 98 分、赣州 96.49 分、吉安 96.1 分。排在后五位的是:防城港 45.4 分、淮南 44.75 分、三亚 41.18 分、莆田 36.93 分、汕头 28.53 分。排名前后五位城市都是地级市。其中排在第一位的南通与最后一位的汕头相差 69.88 分。(详见图 2-2、表 2-5)

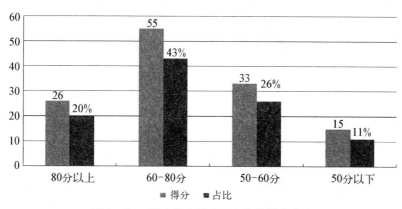

图 2-2 129 个城市健康服务指数得分分布

表 2-5 129 个城市健康服务指数得分及排序

| 排 名 | 城 市 | 健康服务指数得分 | 健康服务指数百分制得分 |
| --- | --- | --- | --- |
| 1 | 南 通 | 14.675 69 | 98.41 |
| 2 | 保 定 | 14.576 84 | 98.08 |

| 排 名 | 城 市 | 健康服务指数得分 | 健康服务指数百分制得分 |
|---|---|---|---|
| 3 | 黄 冈 | 14.552 37 | 98 |
| 4 | 赣 州 | 14.108 78 | 96.49 |
| 5 | 吉 安 | 13.995 45 | 96.1 |
| 6 | 普 洱 | 13.767 68 | 95.32 |
| 7 | 鄂尔多斯 | 13.731 6 | 95.19 |
| 8 | 九 江 | 13.502 62 | 94.4 |
| 9 | 榆 林 | 13.432 42 | 94.15 |
| 10 | 运 城 | 13.344 25 | 93.84 |
| 11 | 桂 林 | 13.025 7 | 92.72 |
| 12 | 遵 义 | 12.566 16 | 91.07 |
| 13 | 漳 州 | 12.543 6 | 90.98 |
| 14 | 金 华 | 12.212 11 | 89.77 |
| 15 | 开 封 | 12.175 77 | 89.64 |
| 16 | 延 安 | 11.635 49 | 87.63 |
| 17 | 铁 岭 | 11.580 61 | 87.42 |
| 18 | 温 州 | 11.101 39 | 85.59 |
| 19 | 泉 州 | 10.984 5 | 85.14 |
| 20 | 邯 郸 | 10.497 26 | 83.23 |
| 21 | 德 阳 | 10.371 5 | 82.73 |
| 22 | 通 化 | 10.350 01 | 82.65 |
| 23 | 四 平 | 10.288 68 | 82.4 |
| 24 | 玉 溪 | 9.853 987 | 80.64 |
| 25 | 廊 坊 | 9.811 394 | 80.47 |
| 26 | 威 海 | 9.705 257 | 80.03 |
| 27 | 临 汾 | 9.597 273 | 79.58 |
| 28 | 晋 中 | 9.193 198 | 77.89 |
| 29 | 平顶山 | 9.176 958 | 77.82 |
| 30 | 曲 靖 | 9.094 739 | 77.47 |

| 排　名 | 城　市 | 健康服务指数得分 | 健康服务指数百分制得分 |
|---|---|---|---|
| 31 | 丽　江 | 9.055 218 | 77.3 |
| 32 | 郑　州 | 8.999 688 | 77.07 |
| 33 | 安　阳 | 8.898 13 | 76.63 |
| 34 | 荆　州 | 8.749 802 | 75.99 |
| 35 | 石家庄 | 8.655 424 | 75.58 |
| 36 | 咸　宁 | 8.607 836 | 75.37 |
| 37 | 绵　阳 | 8.507 596 | 74.93 |
| 38 | 徐　州 | 8.387 634 | 74.4 |
| 39 | 福　州 | 8.306 376 | 74.04 |
| 40 | 柳　州 | 8.102 05 | 73.12 |
| 41 | 秦皇岛 | 7.995 488 | 72.64 |
| 42 | 长　沙 | 7.981 648 | 72.58 |
| 43 | 泰　安 | 7.941 339 | 72.39 |
| 44 | 连云港 | 7.875 459 | 72.09 |
| 45 | 赤　峰 | 7.670 969 | 71.15 |
| 46 | 成　都 | 7.654 584 | 71.07 |
| 47 | 宜　昌 | 7.590 284 | 70.78 |
| 48 | 通　辽 | 7.399 471 | 69.88 |
| 49 | 岳　阳 | 7.397 324 | 69.87 |
| 50 | 宁　波 | 7.390 607 | 69.84 |
| 51 | 昆　明 | 7.366 305 | 69.72 |
| 52 | 洛　阳 | 7.302 309 | 69.42 |
| 53 | 牡丹江 | 7.205 991 | 68.96 |
| 54 | 西　宁 | 7.121 064 | 68.55 |
| 55 | 常　德 | 7.036 627 | 68.15 |
| 56 | 湘　潭 | 6.867 944 | 67.32 |
| 57 | 扬　州 | 6.774 353 | 66.86 |
| 58 | 合　肥 | 6.744 384 | 66.72 |

| 排　名 | 城　市 | 健康服务指数得分 | 健康服务指数百分制得分 |
|---|---|---|---|
| 59 | 佳木斯 | 6.615 712 | 66.08 |
| 60 | 毕　节 | 6.514 586 | 65.57 |
| 61 | 景德镇 | 6.505 473 | 65.52 |
| 62 | 齐齐哈尔 | 6.442 08 | 65.2 |
| 63 | 南　宁 | 6.269 831 | 64.33 |
| 64 | 深　圳 | 6.100 744 | 63.45 |
| 65 | 济　南 | 6.051 056 | 63.19 |
| 66 | 青　岛 | 6.014 529 | 63 |
| 67 | 太　原 | 5.993 074 | 62.89 |
| 68 | 锦　州 | 5.967 098 | 62.75 |
| 69 | 银　川 | 5.925 406 | 62.53 |
| 70 | 金　昌 | 5.896 983 | 62.38 |
| 71 | 白　银 | 5.866 875 | 62.22 |
| 72 | 杭　州 | 5.833 373 | 62.05 |
| 73 | 南　充 | 5.720 459 | 61.44 |
| 74 | 唐　山 | 5.697 165 | 61.32 |
| 75 | 大　连 | 5.685 983 | 61.26 |
| 76 | 蚌　埠 | 5.643 849 | 61.03 |
| 77 | 吴　忠 | 5.570 887 | 60.63 |
| 78 | 酒　泉 | 5.562 103 | 60.59 |
| 79 | 攀枝花 | 5.548 939 | 60.51 |
| 80 | 吉林市 | 5.468 716 | 60.08 |
| 81 | 广　州 | 5.455 01 | 60 |
| 82 | 宝　鸡 | 5.425 504 | 59.84 |
| 83 | 呼和浩特 | 5.412 874 | 59.77 |
| 84 | 鞍　山 | 5.406 45 | 59.73 |
| 85 | 贵　阳 | 5.381 287 | 59.59 |
| 86 | 白　山 | 5.335 671 | 59.34 |

续　表

| 排　名 | 城　市 | 健康服务指数得分 | 健康服务指数百分制得分 |
|---|---|---|---|
| 87 | 南　昌 | 5.315 921 | 59.23 |
| 88 | 兰　州 | 5.215 822 | 58.67 |
| 89 | 辽　源 | 5.158 892 | 58.35 |
| 90 | 益　阳 | 5.074 37 | 57.87 |
| 91 | 萍　乡 | 5.068 694 | 57.84 |
| 92 | 张家界 | 5.059 653 | 57.78 |
| 93 | 北　海 | 5.024 699 | 57.58 |
| 94 | 鹤　壁 | 5.007 037 | 57.48 |
| 95 | 长　春 | 4.867 279 | 56.68 |
| 96 | 乌鲁木齐 | 4.785 163 | 56.2 |
| 97 | 芜　湖 | 4.734 711 | 55.9 |
| 98 | 哈尔滨 | 4.731 962 | 55.88 |
| 99 | 包　头 | 4.728 557 | 55.86 |
| 100 | 鸡　西 | 4.689 409 | 55.63 |
| 101 | 马鞍山 | 4.570 149 | 54.92 |
| 102 | 阳　泉 | 4.547 047 | 54.78 |
| 103 | 大　同 | 4.503 033 | 54.51 |
| 104 | 绍　兴 | 4.475 203 | 54.34 |
| 105 | 石嘴山 | 4.405 705 | 53.92 |
| 106 | 沈　阳 | 4.380 278 | 53.77 |
| 107 | 西　安 | 4.259 46 | 53.02 |
| 108 | 淄　博 | 4.172 161 | 52.47 |
| 109 | 嘉峪关 | 4.122 911 | 52.16 |
| 110 | 安　顺 | 4.022 284 | 51.52 |
| 111 | 海　口 | 3.946 52 | 51.03 |
| 112 | 六盘水 | 3.907 768 | 50.78 |
| 113 | 珠　海 | 3.864 447 | 50.5 |
| 114 | 固　原 | 3.826 598 | 50.25 |

续　表

| 排　名 | 城　市 | 健康服务指数得分 | 健康服务指数百分制得分 |
|:---:|:---:|:---:|:---:|
| 115 | 中　卫 | 3.773 234 | 49.9 |
| 116 | 天　水 | 3.749 14 | 49.74 |
| 117 | 厦　门 | 3.633 216 | 48.97 |
| 118 | 南　京 | 3.608 948 | 48.8 |
| 119 | 佛　山 | 3.529 958 | 48.27 |
| 120 | 乌　海 | 3.490 421 | 47.99 |
| 121 | 保　山 | 3.447 745 | 47.7 |
| 122 | 武　汉 | 3.301 562 | 46.68 |
| 123 | 克拉玛依 | 3.254 259 | 46.34 |
| 124 | 铜　川 | 3.239 274 | 46.24 |
| 125 | 防城港 | 3.123 184 | 45.4 |
| 126 | 淮　南 | 3.034 538 | 44.75 |
| 127 | 三　亚 | 2.569 67 | 41.18 |
| 128 | 莆　田 | 2.067 089 | 36.93 |
| 129 | 汕　头 | 1.233 641 | 28.53 |
| 各地平均值 | | 7.084 283 | 66.74 |

## （二）中国城市健康服务指数分析

改革开放以来,中国卫生与健康事业加快发展,医疗卫生服务体系不断完善,基本公共卫生服务均等化水平稳步提高,公共卫生整体实力和疾病防控能力上了一个大台阶。经过长期努力,不仅显著提高了人民健康水平,而且开辟了一条符合中国国情的卫生与健康发展道路。

1. 城市健康服务水平基本均衡,呈现良好发展态势

健康服务得分在 80 分以上的城市有 26 个,其中 10 个在中部地区,10 个在东部地区,6 个在西部地区。从这些数据可以看出自改革开放以来,中国卫生与健康事业有了长足的发展,为保障全国人民健康服务基本需求打下了基础,特别是在城市健康服务领域获得了显著的成就,百姓的健康服务需求有了基本保障。同时,也可以看出健康服务分值高低在地理位置上分布均衡,各城市的健康服务

发展水平不像经济发展水平那样有明显的地域差别,基本上做到了城市经济发展和社会事业发展同步,呈现出协调发展的良好态势。

2. 城市健康服务水平逐年上升,潜力有待挖掘

从 129 个城市健康服务总体分布情况来看,60 分以下的有 48 个,分值呈现非正态分布状态,得分高于 60 分的城市个数远远多于得分低于 60 分的城市个数,这一结果明显好于 2015 年调查样本所统计的 74 个城市的结果。说明中国城市的健康服务建设水平总体表现良好,无论是国家的重视程度、对财力的投入,还是在健康服务的硬件设施和人力资源的保障上,都有明显的改善,但总体得分仍然偏低,城市之间的差异比较明显,与发达国家健康服务建设的差距还比较大。

从具体指标来看,医疗卫生机构数平均为 15.09 个/万人,医疗卫生机构注册护士数平均为 67.61 人/万人,都低于全国的平均值,有相当一部分城市在医疗机构、医疗床位等健康设施总量上设置不足,医疗机构健康服务人员配备也不充分。说明中国幅员辽阔,发展不平衡、不充分的矛盾在医疗服务上反映得比较突出。中国健康服务建设存在的差距也蕴藏着发展的机遇,健康服务产业将是我国的朝阳产业,预计百姓在保证基本医疗卫生需求的基础上,迫切期待多元化的健康服务供给,未来中国健康服务产业发展潜力巨大。

3. 经济发达城市,城镇化水平存在"短板"

在低于 50 分的 15 个城市里,包括厦门、南京、佛山、武汉、汕头等沿海、沿江发达省会城市和开放城市,这五个城市由于城镇化发展较快,大量外来人口涌入,作为社会事业重要组成部分的卫生和健康事业没能和经济同步发展,使得健康服务设施和健康服务保障人员的历史欠账较多,因而人均享有的健康服务资源十分有限,表现在医疗卫生服务的硬件设施和专业人员配备等方面都处于严重不足的状态。如武汉人均医疗卫生机构数只有 5.74 个/万人,比全国医疗卫生机构数平均值 15.09 个/万人少 2/3;医疗卫生机构床位数 81.68 张/万人,比全国平均分值 141.72 张/万人少了 60 张/万人,相差近 2/3。排名末尾的汕头医疗卫生机构数 1.28 个/万人,医疗卫生机构床位数 28.58 张/万人,医疗卫生机构人员 42.96 人/万人,三个指标都远远低于全国平均值,差距悬殊,这和沿江开放城市的经济地位不相匹配。通过以上综合分析也不难理解,当前很多城市存在"看病难"问题,并在一些大城市常见大型医疗机构挂号排长队的现象,现已成为百姓"开门七件事"的首要难题之一。

#### 4. 医疗健康智能产业将为城市健康服务业带来革命

医疗健康是未来中国转型发展的重要支柱产业之一,而大数据和人工智能又是下一轮中国创新竞争力赶超国际先进水平的重要抓手和载体。"健康＋智能""医疗＋智能""精准＋大数据",是未来中国健康领域创新创业重要的主旋律。大数据、人工智能在医疗健康领域的不断"渗透融合"将重构健康产业生态体系。智能化精准医疗包括风险诊断与预测、医疗影像、医院管理、智能器械、新药研发、健康管理、基因检测等方面。未来,医疗健康智能产业将成为医疗行业中不可缺少的重要组成部分,医生、医院、药企、保险等医疗健康机构(营养、饮食、体检等健康咨询机构)都将依托大数据,为用户提供连续便捷的服务(如合理就医、合理保险计划、药品配送等),提升医疗效率。

2016 年,国家《"健康中国 2030"规划纲要》发布,提出到 2030 年,中国主要健康指标要进入高收入国家行列,人均预期寿命要较目前再增加约 3 岁,达到 79 岁。根据这一健康蓝图和行动纲领,健康产业将成为中国经济发展的新引擎。《"健康中国 2030"规划纲要》提出,到 2030 年,我国健康服务业总规模要达到 16 万亿元。这 16 万亿元是在 8 万亿元的基础上十五年翻一番得出的。现在的 8 万亿元包括:医疗服务 4 万亿元,药品器械 4 万亿元。另外,现在的中国健康养老养生产业规模还在不断升级中,可以预计未来中国的健康产业将大有可为。

## 三 26 个省会城市健康服务指数得分排名与综合分析

### (一) 26 个省会城市健康服务指数得分与排名

从 2016 年 26 个省会城市的健康环境指数综合得分来看:最高得分是郑州 77.07 分,最低得分是武汉 46.68 分。在 26 个省会城市中,前五位的城市得分都在 70 分以上,分别是郑州 77.07 分、石家庄 75.58 分、福州 74.04 分、长沙 72.58 分、成都 71.07 分。排名后五位的城市分别是:沈阳 53.77 分、西安 53.02 分、海口 51.03 分、南京 48.8 分、武汉 46.68 分。26 个省会城市中,平均得分 61.91 分,与 2015 年平均得分 61.62 分相比,提高了 0.29 分,比 5 个计划单列市平均分高了 0.61 分,比 129 个城市的平均分 66.74 分低了 4.93 分,比 98 个地级市的平均得分 68.30 分低了 6.39 分。(详见图 2－3、表 2－6)

## （二）26个省会城市健康服务指数综合分析

与2015年同期相比,前五位依旧是郑州、石家庄、福州、长沙、成都,但分值略有变化,其中郑州提高了0.37分,石家庄提高了0.22分,福州提高了1.31分,长沙提高了0.5分,成都提高了0.38分。其中福州提高最为显著。2016年,福州市基本公共卫生服务经费提高到50元/人,在七个健康服务评价指标中,福州市"人均医疗卫生机构卫生技术人员数""人均医疗卫生机构数""人均医生数(执业医师＋助理医师)""人均医疗卫生机构注册护士数""人均医疗卫生机构人员数"在26个省会城市中排名都位居前列。

与2015年相比,得分排名后五位的省会城市依旧不变,但得分略有不同。其中沈阳上升了0.19分,西安上升了0.22分,海口下降了0.03分,南京得分没有变化,武汉上升了0.27分。这五个省会城市连续两年排名靠后,说明在这些城市的发展中,依旧偏重于经济发展,以追求GDP为重,社会事业发展不能做到同步,直接影响了城市建设中人和自然的和谐发展。

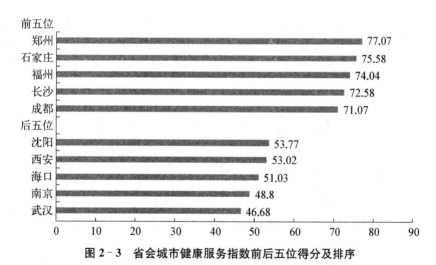

图2-3 省会城市健康服务指数前后五位得分及排序

表2-6 省会城市健康服务指数得分及排序

| 排 名 | 城 市 | 健康服务指数得分 | 健康服务指数百分制得分 |
|---|---|---|---|
| 1 | 郑 州 | 8.999 688 | 77.07 |
| 2 | 石家庄 | 8.655 424 | 75.58 |

| 排　名 | 城　市 | 健康服务指数得分 | 健康服务指数百分制得分 |
|---|---|---|---|
| 3 | 福　州 | 8.306 376 | 74.04 |
| 4 | 长　沙 | 7.981 648 | 72.58 |
| 5 | 成　都 | 7.654 584 | 71.07 |
| 6 | 昆　明 | 7.366 305 | 69.72 |
| 7 | 西　宁 | 7.121 064 | 68.55 |
| 8 | 合　肥 | 6.744 384 | 66.72 |
| 9 | 南　宁 | 6.269 831 | 64.33 |
| 10 | 济　南 | 6.051 056 | 63.19 |
| 11 | 太　原 | 5.993 074 | 62.89 |
| 12 | 银　川 | 5.925 406 | 62.53 |
| 13 | 杭　州 | 5.833 373 | 62.05 |
| 14 | 广　州 | 5.455 01 | 60 |
| 15 | 呼和浩特 | 5.412 874 | 59.77 |
| 16 | 贵　阳 | 5.381 287 | 59.59 |
| 17 | 南　昌 | 5.315 921 | 59.23 |
| 18 | 兰　州 | 5.215 822 | 58.67 |
| 19 | 长　春 | 4.867 279 | 56.68 |
| 20 | 乌鲁木齐 | 4.785 163 | 56.2 |
| 21 | 哈尔滨 | 4.731 962 | 55.88 |
| 22 | 沈　阳 | 4.380 278 | 53.77 |
| 23 | 西　安 | 4.259 46 | 53.02 |
| 24 | 海　口 | 3.946 52 | 51.03 |
| 25 | 南　京 | 3.608 948 | 48.8 |
| 26 | 武　汉 | 3.301 562 | 46.68 |
| 各地平均值 | | 5.906 319 | 61.91 |

　　连续两年排名第五位的成都,在健康城市推进中注重均衡发展,实现全民健康,使百姓真正得到实惠。成都在健康服务评价的七个成分指标中,有五个指标排

在第四位,两个指标排在第六位。2016 年 7 月,全国爱国卫生工作会议在成都召开,成都再次荣获"国家卫生城市"。2016 年得分排在第一位的郑州,健康服务得分77.07 分,人均享有医疗卫生服务的资源丰富。排在第二位的石家庄在每万人口医疗卫生机构人员数(314.47 人)、每万人口医疗卫生机构数(26.34 个)、医疗卫生机构执业(助理)医生数(102.33 人/万人)等指标中均排在 26 个省会城市中的第一位。

排名后两位的武汉和南京,健康服务分值与排名第一的郑州分值相差 30.39分和 28.27 分。"九省通衢"的重镇武汉和历史名城南京都是经济实力较强的城市,却与中部城市郑州和石家庄有如此大的差距并低于全国平均值水平,说明中国的城市化道路任重而道远。

从总体上分析排在省会城市前五位和后五位的城市,可以看出城市的健康服务水平不受地理位置分布和经济发展水平高低的影响。排名后五位的省会城市除海口以外,都是工业基础好、经济实力强的城市,如排名末位的武汉,健康服务水平却远低于郑州。同时,省会城市的健康服务总体水平不如地级市,造成这种问题的直接原因主要有三点:一是一些省会城市经济发展水平相对较高,是城市人口导入的主要地区,增加了当地的人口密度,直接导致城市健康服务资源相对短缺;二是个别省会城市在城市新一轮的发展中,认识上存在误区,一味强调建设国际城市或国际宜居城市,却缺乏对卫生健康的投入和长远规划;三是某些省会城市在为经济发展投入较多财力、人力和土地等资源的同时,忽视了健康服务业的同步发展。

## 四 5 个计划单列市健康服务指数比较分析

### (一)5 个计划单列市健康服务指数得分与排名

2016 年 5 个计划单列市健康服务得分排名如下:宁波 69.84 分、深圳 63.45分、青岛 63 分、大连 61.26 分、厦门 48.97 分。排在第一位的宁波与最后一名的厦门得分相差 20.87 分。(详见图 2-4、表 2-7)

### (二)5 个计划单列市健康服务指数综合分析

与 2015 年相比,2016 年 5 个计划单列市的排名没有变化,宁波得分不变,排名依旧第一,深圳、青岛、大连、厦门得分依次提高了 0.27 分、0.16 分、0.39 分、0.28 分。

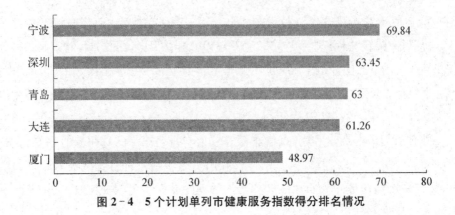

图 2-4  5 个计划单列市健康服务指数得分排名情况

表 2-7  5 个计划单列市健康服务指数得分及排序

| 排  名 | 城  市 | 健康服务指数得分 | 健康服务指数百分制得分 |
|---|---|---|---|
| 1 | 宁  波 | 7.390 607 | 69.84 |
| 2 | 深  圳 | 6.100 744 | 63.45 |
| 3 | 青  岛 | 6.014 529 | 63 |
| 4 | 大  连 | 5.685 983 | 61.26 |
| 5 | 厦  门 | 3.633 216 | 48.97 |
| 各地平均值 | | 5.765 016 | 61.3 |

综合分析发现,这 5 个城市与健康服务有关的 7 个成分指标有 5 个排名与城市健康服务指数得分排名一致,说明与健康服务相关的指标是决定一个城市健康服务水平的关键因素。宁波市各项指标都在前两位,发展均衡,没有短板,连续两年健康服务得分都排名第一。根据上海交通大学民意与舆情调查研究中心发布的 2016 年度《中国城市公共服务满意度调查报告》显示,在全国 35 个主要城市中,宁波市公立医院服务满意度位居全国首位。排名第二的深圳市在医疗硬件设施的相关指标中排名并不靠前,但在与健康服务相关的指标中排名第二。

健康服务得分排名第三的青岛和第四的大连在健康服务硬件设施的相关指标中虽排名靠前,如青岛的"每万人口医疗卫生机构人员数"排名第一,大连的"每万人口医疗卫生机构床位数"排名第一,但健康服务指数排名相对落后,原因就在于这两个城市的人均健康服务人员供给相对缺乏,在 5 个与人均医疗人员相关的评价指标中,青岛、大连的排名分别是第三和第四,这和它们的健康服务指数得分排名一致,说明硬件设施对健康指数的影响不大,健康指数在很大程度上取决于健康服务的水准。排名末尾的厦门虽然排名没有变化但得分在上升，可喜的是厦门为筹备2017年金砖五国峰会、鼓浪屿整治提升和申遗工作三大工程，发动了城市环境的大整治。在健康服务方面，开展了分级诊疗，家庭医生签约率22.7%，"厦门模式"也将向全国推广。

## 五 98个地级市健康服务指数得分与综合分析

### （一）98个地级市健康服务得分与排名

2016年中国98个地级市健康服务得分平均为68.3分，排在第一的南通98.41分，排名末位的汕头28.53分，相差69.88分。得分低于直辖市平均分（77.61分），分别高于计划单列市平均分（61.3分）、省会城市平均分（61.91分）、全国平均得分（66.74分）。排在前五位的是：南通98.41分、保定98.08分、黄冈98分、赣州96.49分、吉安96.1分。排在后五位的是：防城港45.4分、淮南44.75分、三亚41.18分、莆田36.93分、汕头28.53分。（详见图2-5、表2-8）

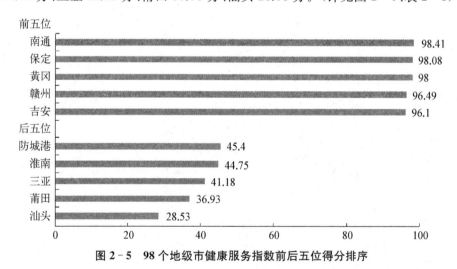

图2-5 98个地级市健康服务指数前后五位得分排序

表2-8 98个地级市健康服务指数得分及排序

| 排 名 | 城 市 | 健康服务指数得分 | 健康服务指数百分制得分 |
| --- | --- | --- | --- |
| 1 | 南 通 | 14.675 69 | 98.41 |
| 2 | 保 定 | 14.576 84 | 98.08 |

| 排 名 | 城 市 | 健康服务指数得分 | 健康服务指数百分制得分 |
|---|---|---|---|
| 3 | 黄 冈 | 14.552 37 | 98 |
| 4 | 赣 州 | 14.108 78 | 96.49 |
| 5 | 吉 安 | 13.995 45 | 96.1 |
| 6 | 普 洱 | 13.767 68 | 95.32 |
| 7 | 鄂尔多斯 | 13.731 6 | 95.19 |
| 8 | 九 江 | 13.502 62 | 94.4 |
| 9 | 榆 林 | 13.432 42 | 94.15 |
| 10 | 运 城 | 13.344 25 | 93.84 |
| 11 | 桂 林 | 13.025 7 | 92.72 |
| 12 | 遵 义 | 12.566 16 | 91.07 |
| 13 | 漳 州 | 12.543 6 | 90.98 |
| 14 | 金 华 | 12.212 11 | 89.77 |
| 15 | 开 封 | 12.175 77 | 89.64 |
| 16 | 延 安 | 11.635 49 | 87.63 |
| 17 | 铁 岭 | 11.580 61 | 87.42 |
| 18 | 温 州 | 11.101 39 | 85.59 |
| 19 | 泉 州 | 10.984 5 | 85.14 |
| 20 | 邯 郸 | 10.497 26 | 83.23 |
| 21 | 德 阳 | 10.371 5 | 82.73 |
| 22 | 通 化 | 10.350 01 | 82.65 |
| 23 | 四 平 | 10.288 68 | 82.4 |
| 24 | 玉 溪 | 9.853 987 | 80.64 |
| 25 | 廊 坊 | 9.811 394 | 80.47 |
| 26 | 威 海 | 9.705 257 | 80.03 |
| 27 | 临 汾 | 9.597 273 | 79.58 |
| 28 | 晋 中 | 9.193 198 | 77.89 |
| 29 | 平顶山 | 9.176 958 | 77.82 |

| 排　名 | 城　市 | 健康服务指数得分 | 健康服务指数百分制得分 |
|---|---|---|---|
| 30 | 曲　靖 | 9.094 739 | 77.47 |
| 31 | 丽　江 | 9.055 218 | 77.3 |
| 32 | 安　阳 | 8.898 13 | 76.63 |
| 33 | 荆　州 | 8.749 802 | 75.99 |
| 34 | 咸　宁 | 8.607 836 | 75.37 |
| 35 | 绵　阳 | 8.507 596 | 74.93 |
| 36 | 徐　州 | 8.387 634 | 74.4 |
| 37 | 柳　州 | 8.102 05 | 73.12 |
| 38 | 秦皇岛 | 7.995 488 | 72.64 |
| 39 | 泰　安 | 7.941 339 | 72.39 |
| 40 | 连云港 | 7.875 459 | 72.09 |
| 41 | 赤　峰 | 7.670 969 | 71.15 |
| 42 | 宜　昌 | 7.590 284 | 70.78 |
| 43 | 通　辽 | 7.399 471 | 69.88 |
| 44 | 岳　阳 | 7.397 324 | 69.87 |
| 45 | 洛　阳 | 7.302 309 | 69.42 |
| 46 | 牡丹江 | 7.205 991 | 68.96 |
| 47 | 常　德 | 7.036 627 | 68.15 |
| 48 | 湘　潭 | 6.867 944 | 67.32 |
| 49 | 扬　州 | 6.774 353 | 66.86 |
| 50 | 佳木斯 | 6.615 712 | 66.08 |
| 51 | 毕　节 | 6.514 586 | 65.57 |
| 52 | 景德镇 | 6.505 473 | 65.52 |
| 53 | 齐齐哈尔 | 6.442 08 | 65.2 |
| 54 | 锦　州 | 5.967 098 | 62.75 |
| 55 | 金　昌 | 5.896 983 | 62.38 |
| 56 | 白　银 | 5.866 875 | 62.22 |

| 排 名 | 城 市 | 健康服务指数得分 | 健康服务指数百分制得分 |
|---|---|---|---|
| 57 | 南 充 | 5.720 459 | 61.44 |
| 58 | 唐 山 | 5.697 165 | 61.32 |
| 59 | 蚌 埠 | 5.643 849 | 61.03 |
| 60 | 吴 忠 | 5.570 887 | 60.63 |
| 61 | 酒 泉 | 5.562 103 | 60.59 |
| 62 | 攀枝花 | 5.548 939 | 60.51 |
| 63 | 吉林市 | 5.468 716 | 60.08 |
| 64 | 宝 鸡 | 5.425 504 | 59.84 |
| 65 | 鞍 山 | 5.406 45 | 59.73 |
| 66 | 白 山 | 5.335 671 | 59.34 |
| 67 | 辽 源 | 5.158 892 | 58.35 |
| 68 | 益 阳 | 5.074 37 | 57.87 |
| 69 | 萍 乡 | 5.068 694 | 57.84 |
| 70 | 张家界 | 5.059 653 | 57.78 |
| 71 | 北 海 | 5.024 699 | 57.58 |
| 72 | 鹤 壁 | 5.007 037 | 57.48 |
| 73 | 芜 湖 | 4.734 711 | 55.9 |
| 74 | 包 头 | 4.728 557 | 55.86 |
| 75 | 鸡 西 | 4.689 409 | 55.63 |
| 76 | 马鞍山 | 4.570 149 | 54.92 |
| 77 | 阳 泉 | 4.547 047 | 54.78 |
| 78 | 大 同 | 4.503 033 | 54.51 |
| 79 | 绍 兴 | 4.475 203 | 54.34 |
| 80 | 石嘴山 | 4.405 705 | 53.92 |
| 81 | 淄 博 | 4.172 161 | 52.47 |
| 82 | 嘉峪关 | 4.122 911 | 52.16 |
| 83 | 安 顺 | 4.022 284 | 51.52 |

| 排 名 | 城 市 | 健康服务指数得分 | 健康服务指数百分制得分 |
|---|---|---|---|
| 84 | 六盘水 | 3.907 768 | 50.78 |
| 85 | 珠 海 | 3.864 447 | 50.5 |
| 86 | 固 原 | 3.826 598 | 50.25 |
| 87 | 中 卫 | 3.773 234 | 49.9 |
| 88 | 天 水 | 3.749 14 | 49.74 |
| 89 | 佛 山 | 3.529 958 | 48.27 |
| 90 | 乌 海 | 3.490 421 | 47.99 |
| 91 | 保 山 | 3.447 745 | 47.7 |
| 92 | 克拉玛依 | 3.254 259 | 46.34 |
| 93 | 铜 川 | 3.239 274 | 46.24 |
| 94 | 防城港 | 3.123 184 | 45.4 |
| 95 | 淮 南 | 3.034 538 | 44.75 |
| 96 | 三 亚 | 2.569 67 | 41.18 |
| 97 | 莆 田 | 2.067 089 | 36.93 |
| 98 | 汕 头 | 1.233 641 | 28.53 |
| 各地平均值 | | 7.464 114 | 68.3 |

## （二）98 个地级市健康服务指数综合分析

与 2015 年相比，一方面是样本的增加。健康城市的地级市样本由原来的 43 个增加到了 98 个，说明了"健康中国战略"是推动城市健康发展的重要手段，对促进以人为本的城镇化建设有着深远的意义；另一方面是健康指数综合得分的提高。2016 年得分 68.30 分，比 2015 年提高了 4.36 分，说明越来越多的地级市已把健康城市建设作为全面建设小康目标的重要抓手进行积极推进，以实现城市科学发展和人与自然的和谐。

### 1. 排名前五位地级市的分析

2016 年排名前五位的都是新纳入样本的地级市。排名第一位的南通，素有"长寿之乡"的美誉，近年来卫生事业发展较好，城乡居民健康差异进一步缩小，医疗卫生服务可及性、服务质量、服务效率和群众满意度明显提高(详见本章的专题分析)。排名第二位的保定重视城市和谐发展,积极推进健康城市建设,取得了明显的实效。2016年保定是河北省唯一的全国和谐社区建设示范城市,医疗和养老保险实现了全覆盖,有医疗点的农村数占总村数的96.0%,社区医疗卫生覆盖率99.0%,优质的医疗卫生和计生服务惠及市民群众,人民健康水平和群众生活幸福指数均有大幅度提高。排名第三位的黄冈市,健康服务建设卓有成效,相关的七个成分指标有多个排名第一,其中"人均医疗卫生机构数"为139.12个/万人,"人均医院床位数"为343.59张/万人。2017年7月,全国爱卫会向全国发布2015—2017周期国家卫生城市(区)名单,黄冈市进入全国69个卫生城市之列。排名第四的赣州,在健康城市建设中,积极推进改善医疗服务行动计划,增加开展预约诊疗的医疗机构,取得了明显的良好效果,以"每万人人均医院床位数"为例,2016年实现医院床位数415.38张/万人,排名在98个地级市居首。排名第五位的吉安,在健康城市建设中,注重加快城乡居民医保并轨运行,推进异地就医即时结算,积极探索县域内困难群众住院"先诊疗、后付费"机制,免费救治贫困家庭大病患者1.9万例,其经验和做法在全省得到推广。

2. 排名后五位地级市的分析

与2015年相比,健康服务指数得分排名后五位的城市得分和排名有较大变化:一是2015年未列入样本的防城港、淮南、莆田三个地级市;二是与2015年相比,三亚由倒数第二位上升为倒数第三位,汕头连续两年排名垫底。从总体来看,这五个地级市的健康服务发展水平相对落后,健康服务设施建设和健康服务人员供应都严重匮乏。以防城港为例,作为滨海的边关城市,位于中国大陆海岸线的西南端,受经济发展相对滞后和地理位置偏远的影响,历史欠账较多,"人均医疗卫生机构床位数"为66.48张/万人,排名倒数第五,"每万人人均医疗卫生机构人员数"只有116.50人。再以排名倒数第二的莆田为例,是经济较发达的地区,外来人口集中,医疗卫生事业发展跟不上城市的快速发展,除"每万人口医院床位数"得分35.44分,排名在92名外,其他六个成分指标均排名倒数第一或第二位,成为莆田医疗卫生事业发展的短板,已经引起市委市府的高度重视。

3. 对汕头连续两年排名垫底的分析

汕头作为广东省的沿海发达城市之一,是著名的侨乡,近年来经济发展势头强劲,对劳动力需求量大,外来人口大量涌入,外来人口和常住人口大大超过户籍人口,致使汕头市的社会建设健康服务不能同经济同步发展,市政建设和医疗卫生事业建设都存在着很大的缺口。2016 年汕头健康服务七个成分指标得分排名都是倒数第一,综合得分与全国平均水平相比相差 38.21 分,与排名第一的南通相差 69.88 分。以"每万人口医疗卫生机构床位数"为例,汕头 28.58 张/万人,比全国平均水平 141.72 张/万人少了 113.14 张/万人;再以"每万人医疗卫生机构人员数"为例,汕头 42.96 人/万人,远远低于全国平均水平 216.21 人/万人。以上数据反映出汕头健康服务水平存在着较多的问题,未来汕头健康城市建设应注重经济和社会事业的协调发展,针对存在的历史欠账,制定加快包括健康服务在内的社会事业发展规划,实现城市可持续发展,建设满足广大市民需求的健康服务设施和一流的医疗卫生队伍,使健康城市建设真正落实到实处。

## 六　"世界长寿之都"南通的健康城市建设

"城在水中坐,人在画中游",这是很多游客对南通秀美景色的褒扬。这水是指濠河之水,濠河的形成是和南通的建成相依相随的,一半源自南通成陆时的天然水泊,一半源自南通铸城时的取土开挖。古老的濠河一直被南通人视为自己的母亲河,哺育了一代又一代江海儿女,在四季更替中凝结为南通游子挥之不去的乡愁。南通,是位于长三角北翼的经济中心,素有"崇川福地"之称,被称为"中国近代第一城"。南通也是中国首批对外开放的 14 个沿海城市之一,是长三角城市群的重要次中心城市。2013 年,中国社会科学院、社会科学文献出版社共同发布《城市蓝皮书:中国城市发展报告》,南通等 23 个城市入选"健康城市"。根据上海师范大学都市文化研究中心和上海华夏社会发展研究院联合发布的《2016 中国健康城市发展研究报告》提供的数据,2016 年健康城市指数得分南通以绝对的优势在全国 129 个城市中排名第一,领先 2015 年排名第一的九江 8.79 分(详见表 2-9)。2016 年,南通被国际自然医学会、世界长寿乡认证委员会联合授予全球首个"世界长寿之都"。近年来,南通先后获得了"国家卫生城市""国家环保模范城市""国家园林城市""中国人居环境奖"等荣誉称号,实现"全国文明城市"四连冠。

表2－9　2016年全国129个城市健康城市综合指数前五位得分情况

| 排　名 | 城　市 | 健康城市综合指数得分 | 健康城市综合指数百分制得分 |
|---|---|---|---|
| 1 | 南　通 | 23.068 619 2 | 97.27 |
| 2 | 保　定 | 19.593 086 13 | 89.64 |
| 3 | 黄　冈 | 19.113 339 25 | 88.54 |
| 4 | 九　江 | 19.088 063 16 | 88.48 |
| 5 | 鄂尔多斯 | 19.047 964 6 | 88.38 |

## （一）基本概况

自2007年"国家卫生城市"创建活动以来,南通市委市政府一直注重经济发展与提高全民健康水平同步进行,特别是在推进健康城市建设中,以科学发展观为指导,以生态文明建设为统揽,以总量减排和生态建设为抓手,加强污染治理,严格环境监管,优化经济发展,建设生态城市,促进人的全面发展,不断改善城乡环境,提高人民健康水平。

1. 居民健康水平持续提高

居民平均期望寿命从77.95岁提高到80.98岁,孕产妇死亡率、婴儿死亡率、5岁以下儿童死亡率均低于目标值。南通市居民平均寿命已经远高于全国平均水平(世界排名83位),超过世界排名第14位的奥地利(平均寿命是80.9岁)[①]。

2. 公共卫生服务体系不断完善

公立医院综合改革全面实施,农村三级医疗服务网络和新型城市医疗服务体系日趋完善,基层基本药物制度实现全覆盖;基本公共卫生服务设施完善,疾病防控、卫生监督、妇幼保健等公共卫生机构达到国家规定建设标准,人均基本公共卫生服务经费达到50元以上,免费为城乡居民提供12类45项基本公共卫生服务项目。

3. 污染治理工作进一步深入

全市主要污染物化学需氧量、氨氮排放量、二氧化硫排放量、氮氧化物排放量分别比"十一五"期间累计削减19.07%、15.38%、15.56%和26.74%;污染治

---

① 2016年5月18日世界卫生组织公布了各国平均寿命排行榜,中国男性和女性的均寿也都在70岁以上。联合国开发计划署公布了2015年人类发展报告及人类发展指数排名。其中,人均寿命排在前几位的分别是日本、中国香港地区和瑞士。中国排名第83。

理深入推进,新增污水处理厂18座,规范化整治沿江排污口36个,三大电厂全部完成脱硫脱硝改造,建设城乡压缩式垃圾中转站115座,大型生活焚烧发电厂4座,否决和劝退近400个重污染项目。

### 4. 环境质量不断改善

地表水环境质量保持稳定,城乡集中式饮用水源地水质达标率基本稳定在100%,大气环境质量稳中趋好,PM2.5浓度持续下降,平均浓度同比下降14.03%,酸雨污染有所减轻,群众对环境的满意率居全省前列,"国家生态市"创建通过考核验收。

## (二) 主要经验和做法

南通市认真贯彻落实《"健康中国2030"规划纲要》,以提高群众健康水平、改善城市健康环境为己任,坚持"五位一体",积极推进健康城市建设,努力实现"健康南通"的美好愿景,主要经验和做法如下:

### 1. 全面推进医改试点,建成现代医疗体系

南通市积极推进健康城市建设,深化医药卫生体制和机制创新,努力构建现代医疗卫生体系。公立医院改革进一步推进,健康服务业加速发展,引导和支持发展有特色、有规模的民营医疗机构。目前已建成三级医院9家、民营三级综合医院1家、二级医院5家,乡镇卫生院示范化率70%,每千名老人养老床位数33.9张。同时,为应对老龄化社会面临的现实问题,积极推进老年健康服务业建设。目前已建成一级以上专业护理院13家,以满足老年人日益增长的养老防老、康复保健等多层次的健康需求。

### 2. 加快健康设施建设,提高健康保障水平

南通市坚持把建设基层健康设施、加强健康保障,作为实施"健康南通"战略的重要抓手。新农合保障水平稳步提升,参与率达99.91%。同时,全面推行大病保险制度,弱势群体大病医疗保障水平逐年提高。为推进镇村卫生一体化管理,先后将99家乡镇民营医院收归政府管理,同步实施基层医疗卫生机构综合改革,加强基层医疗卫生机构标准化建设,全市已建成国家级示范社区卫生服务中心1家、省级示范社区卫生服务中心20家、省级示范乡镇卫生院35家、示范村卫生室62家。

### 3. 提高公共服务水平,加强疾病预防控制

南通市重视基本公共卫生服务,将其列入政府为民办实事项目,公共卫生服

务财政补助标准提高至人均 65 元(2016 年国家标准为 45 元),同时对外来人口以及特困人口均实行共享基本公共卫生服务。在疾病预防方面,全面落实先天性畸形预防、艾滋病等母婴传播阻断、出生缺陷综合防治等项目。多项公共卫生项目的实施,有效预防和控制了相关疾病的发生,使得南通市民健康水平得到全面提高。

4. 加快医疗科技创新,加强医疗人才培养

南通市还加强外联合作,引导所属医院全面接轨上海,从管理理念、人才培养、科研创新等方面,与上海各大医院深度对接,实现借力发展,全面提高南通市健康服务水平。南通市完善医学科研奖励机制,做优科研基金项目,同时注重人才培养,设立市级医学重点学科建设和重点人才资助奖励专项基金,搭建学科发展、人才培育新平台。响应《"健康中国 2030"规划纲要》,加快中医药传承,加快中医药适宜技术推广,在全市 85% 的基层医疗卫生机构建成了"中医药综合服务区"。

5. 加强生态环境治理,全面建设生态南通

自 2006 年启动国家生态市创建以来,南通市加大力度,重拳治污,在大气环境、水环境、声环境、村庄环境四个方向重拳出击,持续加大环保投入,每年环境保护投入 200 多亿元,全方位推进城乡发展一体化,环境面貌加速提升。以重大工程为抓手,推进环境基础设施如污水处理厂、危废焚烧处置设施、垃圾填埋场等的建设,以中水回用破解造纸制浆废水零排放难题。绿色发展指数全省第一,林木覆盖率 24%,城乡环境综合整治深入开展,已经建成国家生态城市。

## (三)"世界长寿之都"的未来展望

从严要求、高标准来衡量,南通在健康城市建设推进中也存在着不足,主要问题有:一是卫生资源总量相对不足,分布和利用不均衡,三级医院和绝大多数二级医院等优质资源主要集中在老城区和县城,基层和农村卫生资源配置相对薄弱;二是由于城镇化的推进加快,社会事业不能同步发展,医疗服务设施建设特别是农村医疗设施建设有待进一步加强;三是进入经济新常态后,资源环境约束不断加大,"大气十条""水十条"和"土十条"等提出的环境污染防治行动目标紧迫,环保工作面临压力和挑战。

为进一步推进"健康南通"城市建设,南通市发布了《南通全民健康促进行动计划》《南通市环境保护与生态建设"十三五"规划》以及《南通市"十三五"卫生和

计划生育事业发展规划》，提出推进南通市健康城市建设要瞄准国际先进水平，全面接轨上海，实现建设健康城市城乡一体化，使"世界长寿之都"名副其实。

1. 积极推进《南通全民健康促进行动计划》

到 2020 年，城乡居民健康知识知晓率达 80％以上，健康行为形成率达 65％以上。到 2020 年，城乡居民健康素养水平达到 22％。积极营造健康的生活环境，建立健全健康城市、健康镇村建设管理机制，打造一批健康促进示范市和示范镇村，到 2020 年，建成健康促进示范区市 2 个、健康促进示范镇村 50 个，以典型示范带动健康城市深入开展。开展新一轮城乡环境卫生整洁行动，实现城乡环境卫生基础设施全面提升。到 2020 年，农村无害化卫生户厕普及率达 96％，新增生态户厕 5 000 户；农村水质监测实现乡镇、水厂全覆盖，水质合格率达 95％；国家卫生城市实现全覆盖，省级以上卫生镇比例达 80％。

2. 深化医疗改革，健全现代医疗卫生体系

建立健全"维护公益性、调动积极性、保障可持续"的医疗卫生运行新机制，政府主导的多元投入机制进一步完善，分级诊疗制度和现代医院管理制度初步建立。实行医疗、医保、医药联动，统筹推进医药卫生体制综合改革，公共卫生服务体系更加健全，疾病防控、妇幼保健、卫生应急能力显著提升。医疗服务体系布局合理、结构优化。医疗保障体系覆盖城乡，保障水平进一步提高。到 2020 年，人均期望寿命达到大于等于 80 岁，孕产妇死亡率、婴儿死亡率分别控制在 0.05‰和 4‰以内。到 2020 年，每千人床位数达到 6 张，执业医师数达到 2.5 人，注册护士数达到 3.14 人，每万人全科医生数达到 3.5 人。基本公共卫生服务基本实现均等化，智慧健康服务水平全面提高。

3. 开展全民健身活动，提高城乡居民健康水平

全面贯彻落实全民健身和健康中国国家战略，以增强人民体质、提高健康水平为目标指向，按照《南通市全民健身实施计划（2016—2020 年）》，加快构建亲民、便民、利民的公共体育服务体系，不断丰富人民群众精神文化生活，努力提高人民群众身体素质、健康水平和生活质量，为"健康南通"建设和高水平全面建成小康社会作出积极贡献。到 2020 年，城乡健身设施全面覆盖，改善锻炼环境，建成体育公园 80 个，争创省级示范体育公园 1—2 个，各乡镇（街道）基本建成具有 5 个健身项目的全民健身中心和多功能运动场，各行政村（社区）基本建成体育活动室和多功能运动场。建成校园足球特色学校 100 所，改善各类公共体育设施的无障碍条件，人均体育场地面积达 2.8 平方米。群众体育组织快速发展，完

善健身网络,全民健身活动蓬勃开展,凸显地方特色,全民健身产业多元发展,体育服务业总规模超过 180 亿元,增加值占体育产业增加值的 35% 左右。

4. 创新发展健康服务业与健康产业

发挥市场机制作用,动员全社会参与,扩大健康服务供给,创新服务模式。鼓励引进国内外健康服务机构和社会资本,提供人性化的体检、心理咨询、健康咨询等健康服务。鼓励发展健康体检机构,加快发展心理健康服务。推动发展养生、医疗健康旅游、特色中医药健康旅游等产品,与商业健康保险相衔接,提供多样化的健康管理服务。培育壮大健康服务支撑产业,积极支持自主知识产权药品、医疗器械、健康信息化服务产品和其他相关健康产品的研发和应用,加大建设健康服务产业集聚区的支持力度。大力发展健康服务业,进一步完善区域卫生规划和医疗机构设置规划,促进优质医疗资源向薄弱地区延伸,提升中医药健康服务能力,发展中医保健、中医养生、中医药膳等产业链,培育发展健康服务相关产业,积极发展健康养老服务业,推进养老机构的医疗护理、康复保健能力建设。

# 第三章　中国健康城市环境指数

　　健康是促进人的全面发展的必然要求，是经济社会发展的基础条件，是民族昌盛和国家富强的重要标志，也是广大人民群众的共同追求。未来的发展趋势，与其说是继续提高人类预期寿命，不如说是保护可持续发展的生态环境。健康不仅是指没有疾病或不虚弱，而且是身体的、精神的健康和社会适应良好的总称。健康是基本人权，达到尽可能高的健康水平，是世界范围内一项重要的社会性目标，是社会进步、经济发展、民族兴旺的保证。因此，人类应该认清环境与健康之间的密不可分、相辅相成的关系，规范自己的社会行为（如主动作垃圾分类），建立健全的保护环境的法规和标准，避免环境恶化和失衡。

　　环境是人类生存和发展的基本条件，是经济和社会发展的基础。保护生态环境就是保护生产力，改善生态环境就是发展生产力。要想保持生产力发展和社会进步，实现经济社会可持续发展，必须妥善处理人类与生态环境的关系，保护自然再生产能力，确保自然生态系统结构的完整性，保证自然生态系统具有良好的自我恢复和调节能力。

　　"中国健康城市指数"科学设置了健康服务、健康环境和健康保障三个评价维度，共25个评价指标。其中作为健康环境评价维度，共有八个指标："城市市容环境卫生建设投资额""城市污水处理率""城市生活垃圾处理率""城市建成区绿化覆盖率""城市道路清扫保洁面积""城市人均公园绿地面积""人均道路面积""细颗粒数（PM 2.5）年平均浓度"。本章通过对129个城市健康环境的评估，把握中国不同地区不同城市健康环境水平。

## 一　直辖市健康环境核心指标分析

　　由于"健康环境"中的直辖市与计划单列市以及地级市是不同板块的指数，

不能放在同一序列中分析比较。2017 年 4 个直辖市健康环境分析主要是通过《2016 年中国统计年鉴》和 4 个直辖市的《2016 年统计年鉴》中的相关数据,主要是对健康环境中的四个核心指标"城市建成区绿化覆盖率""细颗粒物(PM 2.5)年平均浓度""城市生活垃圾处理率""城市人均道路面积"的相关数据且构成"健康环境指数"指标进行重点分析。

### (一) 4 个直辖市健康环境综合指数得分与同比

2016 年直辖市健康环境指数得分和排名为:第一位重庆 75.68 分,第二位北京 75.1 分,第三位上海 58.61 分,最后是天津 56.64 分。其中上海和天津均低于全国平均值(70.76 分)。(详见图 3 - 1、表 3 - 1)

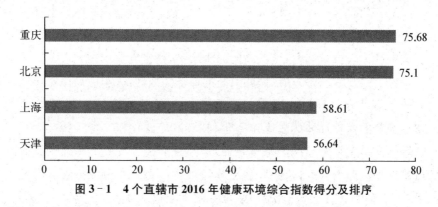

图 3 - 1　4 个直辖市 2016 年健康环境综合指数得分及排序

表 3 - 1　4 个直辖市 2016 年健康环境综合指数得分及排序

| 排　名 | 直辖市 | 健康环境综合指数得分 | 健康环境综合指数百分制得分 |
|---|---|---|---|
| 1 | 重　庆 | 20.568 970 38 | 75.68 |
| 2 | 北　京 | 20.252 303 11 | 75.1 |
| 3 | 上　海 | 12.335 376 01 | 58.61 |
| 4 | 天　津 | 11.522 484 24 | 56.64 |
| 全国平均值 | | 18.407 658 94 | 70.76 |
| 百分标准值 | | 35.912 190 13 | 100 |

与 2015 年相比,4 个直辖市环境指标,重庆和北京得分依旧分别是第一和第二,却小幅下降;上海和天津排名不变,但得分有小幅上升。(详见表 3 - 2)

表 3-2 4 个直辖市健康环境综合指标 2015 年与 2016 得分同比情况

| 排 名 | 直辖市 | 健康环境指数百分制得分 | | 进步指数（增长百分比） |
|:---:|:---:|:---:|:---:|:---:|
| | | 2015 年 | 2016 年 | |
| 1 | 重 庆 | 75.79 | 75.68 | −0.15% |
| 2 | 北 京 | 76.72 | 75.1 | −2.11% |
| 3 | 上 海 | 58.56 | 58.61 | 0.09% |
| 4 | 天 津 | 56.46 | 56.64 | 0.32% |

## （二）4 个直辖市健康环境核心指标同比图表与分析

1. 城市建成区绿化覆盖率

表 3-3 4 个直辖市城市建成区绿化覆盖率同比情况

| 排 名 | 直辖市 | 城市建成区绿化覆盖率（%） | | 进步指数（增长百分比） |
|:---:|:---:|:---:|:---:|:---:|
| | | 2015 年 | 2016 年 | |
| 1 | 北 京 | 49.1 | 48.4 | −1.43% |
| 2 | 重 庆 | 40.6 | 40.3 | −0.74% |
| 3 | 上 海 | 38.4 | 38.5 | 0.26% |
| 4 | 天 津 | 34.9 | 36.4 | 4.28% |

与 2015 年相比，"城市建成区绿化覆盖率"排名为：北京 48.4%、重庆 40.3%、上海 38.5%、天津 36.4%。北京同比减少了 1.43 个百分点，重庆减少了 0.74 个百分点，上海上升了 0.26 个百分点，天津上升了 4.28 个百分点。（详见表 3-3）

北京城市建成区绿化覆盖率连续两年排名第一，高于天津 12 个百分点，在 4 个直辖市中排列首位。这得益于北京近年来重视生态环境建设，将打造蓝天白云、青山绿水的北京作为建设国际宜居城市的重中之重，推进京津冀一体化的生态建设，"十二五"期间在"生态园林、科技园林、人文园林"建设方面累计投入率先突破 900 亿元。同时，依托现有森林资源，正在建设宽度 1 000 米以上、总面积 6 090 公顷的环区界生态过渡带，建成大尺度的环城森林景观。2015 年北京召开了 APEC 会议，生态环境大大改变，受到国际友人的好评，被誉为"APEC 蓝"。得益于京津冀一体化的建设，天津生态建设力度逐渐加大，天津抓住承办全国全运会的契机，大力整治周边环境和人文景观，对其西北侧的奥体街心公园进行了绿化提升,完成了红旗路、红旗南路沿线设施提升和树木栽植工作,共修建花池 7 800 余延米,栽植树木 5 400 余株。

2. 细颗粒物(PM2.5)年平均浓度

表 3-4　4个直辖市细颗粒物(PM 2.5)年平均浓度同比情况

| 排　名 | 直辖市 | 细颗粒物(PM 2.5)年平均浓度(微克/立方米) | | 进步指数(增长百分比) |
| --- | --- | --- | --- | --- |
| | | 2015 年 | 2016 年 | |
| 1 | 北　京 | 80.6 | 72.5 | −10.05% |
| 2 | 天　津 | 77.85 | 68.8 | −11.62% |
| 3 | 重　庆 | 57 | 54.2 | −4.91% |
| 4 | 上　海 | 53 | 45 | −15.09% |

与 2015 年相比,四个直辖市"细颗粒物(PM 2.5)"都不同程度下降,北京下降 8.1 微克/立方米,天津下降 9.05 微克/立方米,重庆下降 2.8 微克/立方米,上海下降 8 微克/立方米。(详见表 3-4)

其中,北京历史上细颗粒物(PM 2.5)年平均浓度曾超过 500 微克/立方米,是 PM 2.5 的重灾区。2013—2016 年,是北京大气污染防治力度最大、措施最丰富、成效最显著的 4 年,全市组织完成的重点治理工程约是过去十年来的总和。特别是 2016 年,北京以超常规的措施推进大气污染防治工作,全市 8 488 蒸吨锅炉"煤改气",663 个村散煤改清洁能源,4.3 万辆出租车更换三元催化器,5 500 余辆重型柴油车"戴口罩",在全国率先实施 1 500 余台燃气锅炉低氮燃烧改造等工程,所完成量均达到历年最大;全市燃煤总量预计压减到 1 000 万吨以内,提前一年完成国家下达的燃煤消耗总量压减目标。因此,北京得以在 2016 年把细颗粒物(PM 2.5)年平均浓度降至 72.5 微克/立方米,相比 2015 年下降 8.1 微克/立方米。值得一提的是天津同比下降 9.05 个百分点,其主要原因是天津针对 2015 年"8·12 天津滨海新区爆炸事故",根据《贯彻落实中央第一环境保护督察组督察反馈意见整改方案》和《天津市贯彻落实中央环境保护督察反馈意见具体问题整改措施清单》,将督察反馈意见中指出的突出问题分解为 49 项整改任务,深入开展 10 大重点污染源专项治理,集中对近 1.9 万家"散乱污"企业开展清理取缔,综合整治 66 家纳污坑塘,对 8 个自然保护区实施生态修复和保护,集中清理整治了一批违规违章建设项目,有效改善了生态环境质量。

3. 城市生活垃圾处理率

表 3-5 4 个直辖市城市生活垃圾处理率同比情况

| 排 名 | 直辖市 | 城市生活垃圾处理率(%) | | 进步指数(增长百分比) |
|---|---|---|---|---|
| | | 2015 年 | 2016 年 | |
| 1 | 上 海 | 100 | 100 | 0 |
| 2 | 重 庆 | 99.2 | 98.6 | −0.6% |
| 3 | 天 津 | 96.7 | 92.7 | −4.14% |
| 4 | 北 京 | 99.6 | 78.8 | −20.88% |

与 2015 年相比,4 个直辖市"城市生活垃圾处理率"排名为:上海 100%、重庆 98.6%、天津 92.7%、北京 78.8%。上海连续两年保持 100% 生活垃圾处理率,其他三个直辖市不同程度下降,其中北京下降最多。(详见表 3-5)

据不完全统计,2016 年全国 214 个大、中城市生活生产量为 18 850.5 万吨,处置量为 18 684.4 万吨,处置率达到 99.1%。生活垃圾产生量最大的五个城市是上海、北京、重庆、广州和深圳。其中上海垃圾无害化处理率竟能连续两年达到了 100%,接近世界一线城市无害化垃圾处理先进水平。多年来,上海垃圾无害化处理坚持提升源头分类质量、促进资源回收利用与增强末端处置能力并重,着力完善生活垃圾全程分类体系,建立建筑垃圾收运处置体系,健全垃圾综合治理体制机制。上海坚持以"中心城区统筹消纳,郊区自行处理"为原则,全市生活垃圾无害化处理能力维持在 27 000 吨/日,其中湿垃圾总处理能力达到 7 100吨/日,无害化处理率保持 100%,预计 2020 年基本实现原生生活垃圾零填埋。引人注目的是与 2015 年相比,北京垃圾无害化处理率出现反弹,由 99.6% 下降到仅为 78.8%,下降率达 20.8 个百分点。据深入分析,重要原因在于北京近年来承办有重大国际影响力的会议和国际赛事多,对于生态环境的改善重点落在对 PM 2.5 等问题的治理上,对激增的垃圾处理一时难以应对。如北京 2014 年每天的垃圾产生量为 1.64 万吨,2016 年激增到 2.25 万吨,年总量接近 800 万吨。

4. 城市人均道路面积

与 2015 年相比,4 个直辖市"城市人均道路面积"排名为:天津 9.06 平方米/人、北京 6.59 平方米/人、重庆 5.35 平方米/人、上海 4.27 平方米/人。其中除上海增加了 0.16 平方米/人外,其他三个城市均减少:天津为减少 7.65 平方米/人,北京为减少 0.85 平方米/人,重庆为减少 6.33 平方米/人。(详见表 3-6)

表 3-6 4 个直辖市城市人均道路面积同比情况

| 排 名 | 直辖市 | 城市人均道路面积(平方米/人) | | 进步指数(增长百分比) |
|---|---|---|---|---|
| | | 2015 年 | 2016 年 | |
| 1 | 天 津 | 16.71 | 9.06 | −45.78% |
| 2 | 北 京 | 7.44 | 6.59 | −11.42% |
| 3 | 重 庆 | 11.68 | 5.35 | −54.2% |
| 4 | 上 海 | 4.11 | 4.27 | 3.89% |

上海是 4 个直辖市中面积最小、人口最密集的城市,从上海车牌通过市场拍卖就可看出城市道路面积的窘迫,面对"先天不足",上海市政府顺应市民对美好生活的追求,把城市生态作为核心竞争力,打破各个区域间基础设施不可共享的制约,努力构建网络化、多中心、扁平化的基础城市建设。在增加城市道路面积方面,上海市采取"螺蛳壳里做道场"的办法,通过拆除违章建筑增加道路面积。据不完全统计,仅 2015 年、2016 年,上海拆除的违建面积就达 6 000 万平方米以上,在全国所有城市中排名居首。

## 二 129 个城市健康环境指数排名得分及排序

本着可采集、可比较原则,2016 年中国 129 个城市健康环境指数排名得分及排序主要是收集了《2016 年中国统计年鉴》和各城市的《2016 年统计年鉴》的数据进行建模分析。(详见表 3-7)

表 3-7 129 个城市健康环境指数排名得分及排序

| 排 名 | 城 市 | 健康环境指数得分 | 健康环境指数百分制得分 |
|---|---|---|---|
| 1 | 珠 海 | 18.023 418 56 | 92.35 |
| 2 | 深 圳 | 17.286 484 71 | 90.44 |
| 3 | 秦皇岛 | 17.245 447 28 | 90.33 |
| 4 | 鄂尔多斯 | 17.216 443 68 | 90.26 |
| 5 | 威 海 | 16.397 802 3 | 88.08 |
| 6 | 石嘴山 | 16.388 183 79 | 88.06 |
| 7 | 九 江 | 15.357 271 56 | 85.24 |

| 排　名 | 城　市 | 健康环境指数得分 | 健康环境指数百分制得分 |
|:---:|:---:|:---:|:---:|
| 8 | 克拉玛依 | 15.214 825 34 | 84.85 |
| 9 | 金　昌 | 15.048 821 56 | 84.38 |
| 10 | 南　通 | 15.012 832 18 | 84.28 |
| 11 | 丽　江 | 14.913 986 42 | 84 |
| 12 | 合　肥 | 14.646 938 26 | 83.25 |
| 13 | 邯　郸 | 14.515 390 03 | 82.87 |
| 14 | 银　川 | 14.459 403 47 | 82.71 |
| 15 | 昆　明 | 14.290 736 73 | 82.23 |
| 16 | 嘉峪关 | 14.225 979 42 | 82.04 |
| 17 | 青　岛 | 14.106 447 66 | 81.7 |
| 18 | 乌　海 | 14.078 683 59 | 81.62 |
| 19 | 南　京 | 14.067 767 62 | 81.59 |
| 20 | 中　卫 | 14.032 073 11 | 81.48 |
| 21 | 吴　忠 | 14.009 444 69 | 81.42 |
| 22 | 广　州 | 13.906 317 43 | 81.12 |
| 23 | 铁　岭 | 13.814 760 72 | 80.85 |
| 24 | 泉　州 | 13.728 183 76 | 80.6 |
| 25 | 泰　安 | 13.684 974 41 | 80.47 |
| 26 | 马鞍山 | 13.680 444 84 | 80.46 |
| 27 | 黄　冈 | 13.669 305 53 | 80.42 |
| 28 | 漳　州 | 13.557 657 93 | 80.09 |
| 29 | 扬　州 | 13.521 615 08 | 79.99 |
| 30 | 淄　博 | 13.520 372 98 | 79.98 |
| 31 | 呼和浩特 | 13.507 605 78 | 79.95 |
| 32 | 赤　峰 | 13.492 114 37 | 79.9 |
| 33 | 芜　湖 | 13.479 320 83 | 79.86 |
| 34 | 保　定 | 13.473 905 99 | 79.85 |
| 35 | 沈　阳 | 13.456 054 38 | 79.79 |

| 排 名 | 城 市 | 健康环境指数得分 | 健康环境指数百分制得分 |
|---|---|---|---|
| 36 | 吉 安 | 13.387 947 94 | 79.59 |
| 37 | 济 南 | 13.360 121 59 | 79.51 |
| 38 | 锦 州 | 13.356 383 54 | 79.5 |
| 39 | 长 春 | 13.342 705 01 | 79.46 |
| 40 | 厦 门 | 13.340 298 56 | 79.45 |
| 41 | 温 州 | 13.340 362 42 | 79.45 |
| 42 | 蚌 埠 | 13.290 281 73 | 79.3 |
| 43 | 杭 州 | 13.212 876 | 79.07 |
| 44 | 益 阳 | 13.192 890 78 | 79.01 |
| 45 | 包 头 | 13.159 477 21 | 78.91 |
| 46 | 四 平 | 13.154 959 4 | 78.9 |
| 47 | 通 辽 | 13.147 969 91 | 78.87 |
| 48 | 柳 州 | 13.147 505 03 | 78.87 |
| 49 | 武 汉 | 13.130 606 75 | 78.82 |
| 50 | 徐 州 | 13.083 023 44 | 78.68 |
| 51 | 南 宁 | 13.037 872 68 | 78.54 |
| 52 | 南 昌 | 13.024 229 16 | 78.5 |
| 53 | 大 连 | 13.015 507 01 | 78.48 |
| 54 | 晋 中 | 12.990 439 51 | 78.4 |
| 55 | 通 化 | 12.984 883 82 | 78.38 |
| 56 | 贵 阳 | 12.930 381 2 | 78.22 |
| 57 | 榆 林 | 12.925 040 39 | 78.2 |
| 58 | 金 华 | 12.874 858 17 | 78.05 |
| 59 | 景德镇 | 12.825 947 73 | 77.9 |
| 60 | 福 州 | 12.762 532 69 | 77.71 |
| 61 | 西 安 | 12.755 434 08 | 77.69 |
| 62 | 成 都 | 12.713 649 71 | 77.56 |
| 63 | 石家庄 | 12.687 138 42 | 77.48 |

| 排 名 | 城 市 | 健康环境指数得分 | 健康环境指数百分制得分 |
|------|------|----------------|----------------------|
| 64 | 宜 昌 | 12.682 088 24 | 77.46 |
| 65 | 唐 山 | 12.676 945 91 | 77.45 |
| 66 | 绍 兴 | 12.646 265 98 | 77.36 |
| 67 | 六盘水 | 12.596 540 13 | 77.2 |
| 68 | 海 口 | 12.574 874 23 | 77.14 |
| 69 | 三 亚 | 12.534 548 46 | 77.01 |
| 70 | 太 原 | 12.493 087 11 | 76.89 |
| 71 | 鞍 山 | 12.479 171 67 | 76.84 |
| 72 | 宁 波 | 12.471 452 52 | 76.82 |
| 73 | 湘 潭 | 12.433 735 28 | 76.7 |
| 74 | 廊 坊 | 12.427 935 5 | 76.68 |
| 75 | 吉林市 | 12.421 603 87 | 76.66 |
| 76 | 长 沙 | 12.376 760 72 | 76.53 |
| 77 | 常 德 | 12.375 074 5 | 76.52 |
| 78 | 开 封 | 12.371 189 | 76.51 |
| 79 | 宝 鸡 | 12.369 972 68 | 76.51 |
| 80 | 桂 林 | 12.365 670 78 | 76.49 |
| 81 | 淮 南 | 12.333 234 76 | 76.39 |
| 82 | 酒 泉 | 12.284 048 9 | 76.24 |
| 83 | 辽 源 | 12.252 118 71 | 76.14 |
| 84 | 连云港 | 12.217 915 21 | 76.03 |
| 85 | 佳木斯 | 12.180 609 16 | 75.92 |
| 86 | 北 海 | 12.162 034 5 | 75.86 |
| 87 | 绵 阳 | 12.145 331 58 | 75.81 |
| 88 | 德 阳 | 12.137 849 67 | 75.78 |
| 89 | 曲 靖 | 11.935 528 39 | 75.15 |
| 90 | 荆 州 | 11.909 101 71 | 75.07 |
| 91 | 攀枝花 | 11.872 230 38 | 74.95 |

| 排 名 | 城 市 | 健康环境指数得分 | 健康环境指数百分制得分 |
|---|---|---|---|
| 92 | 岳 阳 | 11.853 812 98 | 74.89 |
| 93 | 咸 宁 | 11.842 866 52 | 74.86 |
| 94 | 玉 溪 | 11.798 831 63 | 74.72 |
| 95 | 洛 阳 | 11.793 054 2 | 74.7 |
| 96 | 汕 头 | 11.778 412 3 | 74.65 |
| 97 | 莆 田 | 11.730 679 43 | 74.5 |
| 98 | 平顶山 | 11.695 719 95 | 74.39 |
| 99 | 临 汾 | 11.690 366 21 | 74.37 |
| 100 | 普 洱 | 11.690 198 67 | 74.37 |
| 101 | 大 同 | 11.667 632 08 | 74.3 |
| 102 | 乌鲁木齐 | 11.662 103 | 74.28 |
| 103 | 南 充 | 11.604 266 4 | 74.1 |
| 104 | 萍 乡 | 11.574 331 68 | 74 |
| 105 | 运 城 | 11.570 923 47 | 73.99 |
| 106 | 鹤 壁 | 11.543 525 21 | 73.91 |
| 107 | 毕 节 | 11.523 929 91 | 73.84 |
| 108 | 兰 州 | 11.498 602 85 | 73.76 |
| 109 | 安 阳 | 11.491 822 03 | 73.74 |
| 110 | 郑 州 | 11.455 027 82 | 73.62 |
| 111 | 遵 义 | 11.413 674 95 | 73.49 |
| 112 | 哈尔滨 | 11.400 050 8 | 73.44 |
| 113 | 铜 川 | 11.370 508 91 | 73.35 |
| 114 | 西 宁 | 11.346 728 91 | 73.27 |
| 115 | 佛 山 | 11.272 352 81 | 73.03 |
| 116 | 延 安 | 11.261 758 84 | 73 |
| 117 | 张家界 | 11.023 267 13 | 72.22 |
| 118 | 白 银 | 10.943 144 77 | 71.96 |
| 119 | 阳 泉 | 10.597 751 81 | 70.81 |

| 排　名 | 城　市 | 健康环境指数得分 | 健康环境指数百分制得分 |
|--------|--------|------------------|------------------------|
| 120 | 防城港 | 10.596 209 91 | 70.81 |
| 121 | 固　原 | 10.565 653 34 | 70.71 |
| 122 | 白　山 | 10.424 381 89 | 70.23 |
| 123 | 天　水 | 10.391 768 43 | 70.12 |
| 124 | 赣　州 | 10.297 390 47 | 69.8 |
| 125 | 牡丹江 | 10.080 383 33 | 69.06 |
| 126 | 保　山 | 10.075 283 53 | 69.05 |
| 127 | 齐齐哈尔 | 9.775 059 736 | 68.01 |
| 128 | 安　顺 | 9.566 675 111 | 67.28 |
| 129 | 鸡　西 | 7.274 052 578 | 58.67 |

## 三　26 个省会城市健康环境指数排名与综合分析

在中国 129 个城市中,为了客观公正地进行分析比较,将全国 26 个省会城市之间进行全面分析比较。

### (一) 26 个省会城市健康环境指数得分排序

在中国地级市的健康环境指标中,由于缺乏空气质量等统一口径的相关数据,目前在评判地级市的健康环境指标时,主要是从历年的《中国城市统计年鉴》中采集"城市污水处理率""城市生活垃圾处理率""城市建成区绿化覆盖率""人均城市道路清扫保洁面积"等 6 个指标,并根据 6 个指标采集相关数据后,运用主成分分析数学模型,从中计算出地级市的健康环境指数得分。26 个省会城市的健康环境指数得分也是参照地级市的评判标准进行。

2016 年,中国 26 个省会健康环境指数得分排在前五位的是:合肥 83.25 分、银川 82.71 分、昆明 82.23 分、南京 81.59 分、广州 81.12 分。排在后五位的是:乌鲁木齐 74.28 分、兰州 73.76 分、郑州 73.62 分、哈尔滨 73.44 分、西宁 73.27 分。排在第一位的合肥与最后一位的西宁相差 9.98 分。(详见图 3 - 2)

省会城市、计划单列市健康环境指数得分及排序。(详见表 3 - 8)

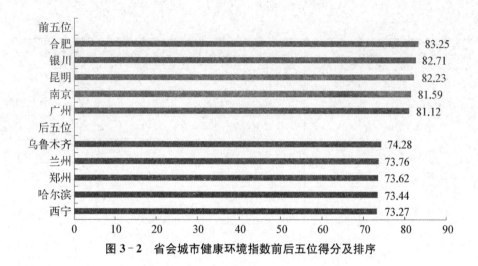

图 3 - 2　省会城市健康环境指数前后五位得分及排序

表 3 - 8　省会城市健康环境指数得分及排序

| 排　名 | 城　市 | 健康环境指数得分 | 健康环境指数百分制得分 |
| --- | --- | --- | --- |
| 1 | 合　肥 | 14.646 938 26 | 83.25 |
| 2 | 银　川 | 14.459 403 47 | 82.71 |
| 3 | 昆　明 | 14.290 736 73 | 82.23 |
| 4 | 南　京 | 14.067 767 62 | 81.59 |
| 5 | 广　州 | 13.906 317 43 | 81.12 |
| 6 | 呼和浩特 | 13.507 605 78 | 79.95 |
| 7 | 沈　阳 | 13.456 054 38 | 79.79 |
| 8 | 济　南 | 13.360 121 59 | 79.51 |
| 9 | 长　春 | 13.342 705 01 | 79.46 |
| 10 | 杭　州 | 13.212 876 | 79.07 |
| 11 | 武　汉 | 13.130 606 75 | 78.82 |
| 12 | 南　宁 | 13.037 872 68 | 78.54 |
| 13 | 南　昌 | 13.024 229 16 | 78.5 |
| 14 | 贵　阳 | 12.930 381 2 | 78.22 |
| 15 | 福　州 | 12.762 532 69 | 77.71 |
| 16 | 西　安 | 12.755 434 08 | 77.69 |
| 17 | 成　都 | 12.713 649 71 | 77.56 |

| 排　名 | 城　市 | 健康环境指数得分 | 健康环境指数百分制得分 |
|:---:|:---:|:---:|:---:|
| 18 | 石家庄 | 12.687 138 42 | 77.48 |
| 19 | 海　口 | 12.574 874 23 | 77.14 |
| 20 | 太　原 | 12.493 087 11 | 76.89 |
| 21 | 长　沙 | 12.376 760 72 | 76.53 |
| 22 | 乌鲁木齐 | 11.662 103 | 74.28 |
| 23 | 兰　州 | 11.498 602 85 | 73.76 |
| 24 | 郑　州 | 11.455 027 82 | 73.62 |
| 25 | 哈尔滨 | 11.400 050 8 | 73.44 |
| 26 | 西　宁 | 11.346 728 91 | 73.27 |

## （二）26 个省会城市健康环境指数综合分析

从 2016 年 26 个省会城市的健康环境指数综合得分来看：最高得分是合肥 83.25 分，最低是西宁 73.27 分。在 26 个省会城市中，排名前五位的城市得分都在 80 分以上，分别是合肥 83.25 分、银川 82.71 分、昆明 82.23 分、南京 81.59 分和广州 81.12 分。排名后五位的城市得分都在 73 分以上，分别是乌鲁木齐 74.28 分、兰州 73.76 分、郑州 73.62 分、哈尔滨 73.44 分、西宁 73.27 分。26 个省会城市中，平均得分 78.16，低于计划单列市 3.22 分，远高于地级市 1.02 分。

其中，合肥由 2015 年的第二位排名上升为第一位。合肥市作为长三角的唯一内陆城市，是长三角与长江中游两大城市群的重要联结点，作为国家重要的科教中心、首座国家科技创新型试点城市，有高等院校 59 所、国家实验室 3 所、国家重大科学装置 4 座，是仅次于北京、上海的国家重大科学工程布局重点城市。近年来，合肥经济和社会事业实现了跨越式发展，已成为长三角城市群中的一个大城市。在中央和省委分别提出"健康中国""健康安徽"战略后，合肥在全国省会城市率先启动《"健康合肥"2030 规划》编制工作，编制了健康产业专项规划，着重从医疗服务、智慧医疗、药物经济、老年照护、环境健康、食品安全等方面准确定位合肥健康产业发展现状，勾画健康产业未来发展蓝图。目前合肥已先后获得中国人居环境范例奖获得城市、首批国家级园林城市、中国人居环境奖获得城市、中国优秀旅游城市和中国城市环境综合整治优秀城市等殊荣。

与 2015 年相比,合肥、银川、昆明、南京这四个城市依旧排在前五位,其中,银川由 2015 年的第一位下降为 2016 年的第二位。其中引人注目的是广州由第六位上升到第五位。主要是由于广州注重产业升级和科技创新,随着经济实力的增强,社会事业得到快速发展。在世界权威城市排名机构 GaWC 发布的 2016 年世界城市体系排名中,广州首次跻身世界一线城市行列。海归回国就业意向城市排名,广州位列全国第二,仅次于上海。根据有关数据显示,在穗投资的世界 500 强企业新增 8 家,累计达 297 家;世界 500 强企业在穗投资项目新增 109 个,累计达 921 个。广州作为国家历史文化名城,气候宜人,森林覆盖率达 42.03%,先后被联合国评为"国际花园城市"和获得联合国"改善人居环境最佳范例奖"等荣誉。

与 2015 年相比,排名后五位的分别依旧是乌鲁木齐、兰州、郑州、哈尔滨、西宁这五个城市。排名倒数第一的依旧是西宁,兰州由倒数第二上升到倒数第四位,环境指数得分提高了 1.32 分,主要原因是在生态建设中打造"做美兰州"工程,特别是面对长期严重的大气污染,齐心协力向"兰州蓝"进军,完成造林绿化 18.3 万亩,建成栖霞湖、秦王川国家湿地公园等生态景观。兰州市政府在此过程中创造的"兰州经验"得到国家充分肯定,在巴黎世界气候大会上荣获"今日变革进步奖"。

哈尔滨由倒数第四位下降到倒数第二位,得分降低了 0.3 分。素有"太阳岛"之称的哈尔滨,由于近年来大规模进行"一江两岸、一主两翼、南北双廊、多点共生"的市政建设,以"16 项重点示范工程"为重点,整座城市处在大拆迁、大改造过程中,由此直接带来城市市政建设相对滞后的问题。

## 四  5 个计划单列市健康环境指数排名与综合分析

在中国 129 个城市中,为了使比较更具合理性,将其中计划单列市单独进行比较分析。

### (一) 5 个计划单列市环境指数得分排序

2016 年中国的 5 个计划单列市健康环境得分排名如下:深圳 90.44 分、厦门 81.7 分、青岛 79.45 分、宁波 78.48 分、大连 76.82 分。排在第一位的深圳与最后一名的大连相差 13.62。(详见图 3 - 3)

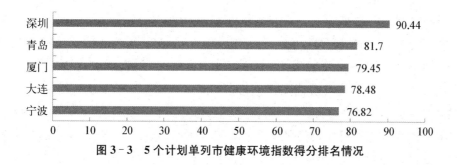

图 3 - 3　5 个计划单列市健康环境指数得分排名情况

5 个计划单列市健康环境指数得分及排序如表 3 - 9 所示。

表 3 - 9　计划单列市健康环境得分及排序

| 排　名 | 城　市 | 健康环境指数得分 | 健康环境指数百分制得分 |
|---|---|---|---|
| 1 | 深　圳 | 17.286 484 71 | 90.44 |
| 2 | 青　岛 | 14.106 447 66 | 81.7 |
| 3 | 厦　门 | 13.340 298 56 | 79.45 |
| 4 | 大　连 | 13.015 507 01 | 78.48 |
| 5 | 宁　波 | 12.471 452 52 | 76.82 |

## (二) 5 个计划单列市健康环境指数比较分析

从 2016 年 5 个计划单列市的健康环境指数综合得分来看：最高得分是深圳 90.44 分,最低是宁波 76.82 分;在 5 个计划单列市中,得分都是在 75 分以上,其中深圳 90.44 分,青岛 81.7 分,厦门 79.45 分,大连 78.48 分,宁波 76.82 分。

与 2015 年相比,从健康环境指数的 8 个指标分析来看,2016 年,在 5 个计划单列市中深圳各项指标大多在前列,并在全国 129 个城市中排名第二。(详见本章对深圳的专题分析)

与 2015 年的排名相比,各单列市虽然在名次上没有变化,但是得分有所变化。排名第一位的深圳综合得分比 2015 年上升了 1.24 个百分点。排名第二位的青岛综合得分上升了 0.21 个百分点。排名第三位的厦门综合得分上升了 0.36 个百分点。排名第四的大连综合得分下降了 0.52 个百分点。主要原因是,抓城市环境综合整治处在关键阶段,环境整治成果需要继续巩固。在通过污染防治专项行动中,已拆除 10 吨以下燃煤锅炉 604 台,淘汰黄标车和老旧车

42 663 辆,水泥、造纸等"十小"企业全部取缔,全面禁烧秸秆、冥品,严控工地扬尘等,但要防止出现反弹;宁波依然排在最后一位并且其综合得分下降了 0.05 个百分点,主要原因是:启动了小城镇环境综合整治和治危拆违专项行动,已减少地质灾害点 20 个,城镇危险住宅房屋解危 1 680 幢。开展美丽乡村分类创建,农村"安居宜居美居"专项行动、垃圾"三化"处理、农业废弃物"三基本"深入实施。重大设施项目如完善交通枢纽体系,金甬铁路、世纪大道快速路等开工建设,栎社国际机场三期等进展加快,轨道交通 1 号线二期等建成投用,杭甬运河实现 500 吨全线通航等重大工程开工,都在不同程度上带来城市的噪音和空气污染,生态环境保护压力较大,治理效果与群众期盼尚有差距。

## 五 98 个地级市健康环境指数比较分析

如前所述,98 个地级市健康环境的数据均通过 2016 年《国家统计年鉴》采集。

### (一) 98 个地级市健康环境得分综合排名

2016 年中国的 98 个地级市健康环境得分平均为 77.14 分,与 2015 年的 43 个地级市平均得分相比增长了 0.35 分。得分高于直辖市平均分(66.5 分),分别低于计划单列市平均分(81.38 分)、省会城市平均分(78.16 分)、全国平均分(77.5 分)。排在前五位的是:珠海 92.35 分、秦皇岛 90.33 分、鄂尔多斯 90.26 分、威海 88.08 分、石嘴山 88.06 分。排在后五位的是:牡丹江 69.06 分、保山 69.05 分、齐齐哈尔 68.01 分、安顺 67.28 分、鸡西 58.67 分。2016 年,排在第一位的珠海为 92.35 分,排名末位的鸡西为 58.67 分,相差 33.68 分。(详见图 3-4、表 3-10)

### (二) 98 个地级市健康环境指数综合分析

98 个地级市健康环境维度设置了"人均城市市容环境卫生建设投资额""城市污水处理率""城市建成区绿化覆盖率""城市人均公园绿地面积""人均城市道路清扫保洁面积""生活垃圾处理率""人均城市道路面积""细颗粒物(PM 2.5)年平均浓度"8 个基础性自然环境要素指标。这些指标对自然环境状况的量化描述,给出了健康环境明晰、直观易解的图景。

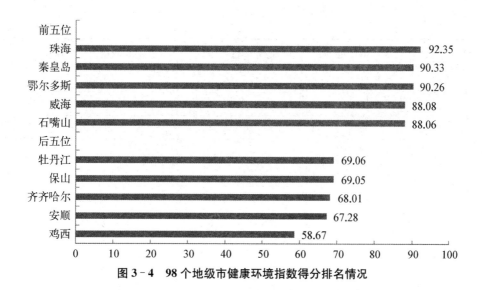

图 3-4 98 个地级市健康环境指数得分排名情况

表 3-10 98 个地级市健康环境得分及排序

| 排　名 | 城　市 | 健康环境指数得分 | 健康环境指数百分制得分 |
| --- | --- | --- | --- |
| 1 | 珠　海 | 18.023 418 56 | 92.35 |
| 2 | 秦皇岛 | 17.245 447 28 | 90.33 |
| 3 | 鄂尔多斯 | 17.216 443 68 | 90.26 |
| 4 | 威　海 | 16.397 802 3 | 88.08 |
| 5 | 石嘴山 | 16.388 183 79 | 88.06 |
| 6 | 九　江 | 15.357 271 56 | 85.24 |
| 7 | 克拉玛依 | 15.214 825 34 | 84.85 |
| 8 | 金　昌 | 15.048 821 56 | 84.38 |
| 9 | 南　通 | 15.012 832 18 | 84.28 |
| 10 | 丽　江 | 14.913 986 42 | 84 |
| 11 | 邯　郸 | 14.515 390 03 | 82.87 |
| 12 | 嘉峪关 | 14.225 979 42 | 82.04 |
| 13 | 乌　海 | 14.078 683 59 | 81.62 |
| 14 | 中　卫 | 14.032 073 11 | 81.48 |
| 15 | 吴　忠 | 14.009 444 69 | 81.42 |
| 16 | 铁　岭 | 13.814 760 72 | 80.85 |

| 排　名 | 城　市 | 健康环境指数得分 | 健康环境指数百分制得分 |
|---|---|---|---|
| 17 | 泉　州 | 13.728 183 76 | 80.6 |
| 18 | 泰　安 | 13.684 974 41 | 80.47 |
| 19 | 马鞍山 | 13.680 444 84 | 80.46 |
| 20 | 黄　冈 | 13.669 305 53 | 80.42 |
| 21 | 漳　州 | 13.557 657 93 | 80.09 |
| 22 | 扬　州 | 13.521 615 08 | 79.99 |
| 23 | 淄　博 | 13.520 372 98 | 79.98 |
| 24 | 赤　峰 | 13.492 114 37 | 79.9 |
| 25 | 芜　湖 | 13.479 320 83 | 79.86 |
| 26 | 保　定 | 13.473 905 99 | 79.85 |
| 27 | 吉　安 | 13.387 947 94 | 79.59 |
| 28 | 锦　州 | 13.356 383 54 | 79.5 |
| 29 | 温　州 | 13.340 362 42 | 79.45 |
| 30 | 蚌　埠 | 13.290 281 73 | 79.3 |
| 31 | 益　阳 | 13.192 890 78 | 79.01 |
| 32 | 包　头 | 13.159 477 21 | 78.91 |
| 33 | 四　平 | 13.154 959 4 | 78.9 |
| 34 | 通　辽 | 13.147 969 91 | 78.87 |
| 35 | 柳　州 | 13.147 505 03 | 78.87 |
| 36 | 徐　州 | 13.083 023 44 | 78.68 |
| 37 | 晋　中 | 12.990 439 51 | 78.4 |
| 38 | 通　化 | 12.984 883 82 | 78.38 |
| 39 | 榆　林 | 12.925 040 39 | 78.2 |
| 40 | 金　华 | 12.874 858 17 | 78.05 |
| 41 | 景德镇 | 12.825 947 73 | 77.9 |
| 42 | 宜　昌 | 12.682 088 24 | 77.46 |
| 43 | 唐　山 | 12.676 945 91 | 77.45 |
| 44 | 绍　兴 | 12.646 265 98 | 77.36 |

续　表

| 排　名 | 城　市 | 健康环境指数得分 | 健康环境指数百分制得分 |
|---|---|---|---|
| 45 | 六盘水 | 12.596 540 13 | 77.2 |
| 46 | 三　亚 | 12.534 548 46 | 77.01 |
| 47 | 鞍　山 | 12.479 171 67 | 76.84 |
| 48 | 湘　潭 | 12.433 735 28 | 76.7 |
| 49 | 廊　坊 | 12.427 935 5 | 76.68 |
| 50 | 吉林市 | 12.421 603 87 | 76.66 |
| 51 | 常　德 | 12.375 074 5 | 76.52 |
| 52 | 开　封 | 12.371 189 | 76.51 |
| 53 | 宝　鸡 | 12.369 972 68 | 76.51 |
| 54 | 桂　林 | 12.365 670 78 | 76.49 |
| 55 | 淮　南 | 12.333 234 76 | 76.39 |
| 56 | 酒　泉 | 12.284 048 9 | 76.24 |
| 57 | 辽　源 | 12.252 118 71 | 76.14 |
| 58 | 连云港 | 12.217 915 21 | 76.03 |
| 59 | 佳木斯 | 12.180 609 16 | 75.92 |
| 60 | 北　海 | 12.162 034 5 | 75.86 |
| 61 | 绵　阳 | 12.145 331 58 | 75.81 |
| 62 | 德　阳 | 12.137 849 67 | 75.78 |
| 63 | 曲　靖 | 11.935 528 39 | 75.15 |
| 64 | 荆　州 | 11.909 101 71 | 75.07 |
| 65 | 攀枝花 | 11.872 230 38 | 74.95 |
| 66 | 岳　阳 | 11.853 812 98 | 74.89 |
| 67 | 咸　宁 | 11.842 866 52 | 74.86 |
| 68 | 玉　溪 | 11.798 831 63 | 74.72 |
| 69 | 洛　阳 | 11.793 054 2 | 74.7 |
| 70 | 汕　头 | 11.778 412 3 | 74.65 |
| 71 | 莆　田 | 11.730 679 43 | 74.5 |

| 排　名 | 城　市 | 健康环境指数得分 | 健康环境指数百分制得分 |
|---|---|---|---|
| 72 | 平顶山 | 11.695 719 95 | 74.39 |
| 73 | 临　汾 | 11.690 366 21 | 74.37 |
| 74 | 普　洱 | 11.690 198 67 | 74.37 |
| 75 | 大　同 | 11.667 632 08 | 74.3 |
| 76 | 南　充 | 11.604 266 4 | 74.1 |
| 77 | 萍　乡 | 11.574 331 68 | 74 |
| 78 | 运　城 | 11.570 923 47 | 73.99 |
| 79 | 鹤　壁 | 11.543 525 21 | 73.91 |
| 80 | 毕　节 | 11.523 929 91 | 73.84 |
| 81 | 安　阳 | 11.491 822 03 | 73.74 |
| 82 | 遵　义 | 11.413 674 95 | 73.49 |
| 83 | 铜　川 | 11.370 508 91 | 73.35 |
| 84 | 佛　山 | 11.272 352 81 | 73.03 |
| 85 | 延　安 | 11.261 758 84 | 73 |
| 86 | 张家界 | 11.023 267 13 | 72.22 |
| 87 | 白　银 | 10.943 144 77 | 71.96 |
| 88 | 阳　泉 | 10.597 751 81 | 70.81 |
| 89 | 防城港 | 10.596 209 91 | 70.81 |
| 90 | 固　原 | 10.565 653 34 | 70.71 |
| 91 | 白　山 | 10.424 381 89 | 70.23 |
| 92 | 天　水 | 10.391 768 43 | 70.12 |
| 93 | 赣　州 | 10.297 390 47 | 69.8 |
| 94 | 牡丹江 | 10.080 383 33 | 69.06 |
| 95 | 保　山 | 10.075 283 53 | 69.05 |
| 96 | 齐齐哈尔 | 9.775 059 736 | 68.01 |
| 97 | 安　顺 | 9.566 675 111 | 67.28 |
| 98 | 鸡　西 | 7.274 052 578 | 58.67 |

与 2015 年相比,地级市增加了 55 个,通过对 98 个地级市健康环境综合指标的分析,可以发现,越来越多的地级城市在发展过程中认识到生态环境的重要性,经历了从"要金山银山不要绿水青山"到"既要金山银山又要绿水青山",再到今天的"绿水青山就是金山银山"的认识过程,树立了科学发展的新理念。以邯郸为例,位于河北省的邯郸,本不算富庶之地,但是健康环境综合指数排名却在第 11 名。其中邯郸的建成区绿化覆盖率 46.52%,排名第 9 位;城市道路清洁面积 2465 万平方米,排名第 12 位;生活垃圾处理率 100%,排名第 3 位,比很多相对富裕的东部地区城市做得要好。近年来,作为资源枯竭型城市的邯郸树立了发展的新理念,重视生态环境建设,围绕"四地一中心"发展定位,打造六大超千亿元产业,培育九大战略性新兴产业,建设文化旅游强市,提升城市能级,打造一流园区,2016 年全市生产总值达 3 337.1 亿元,四年年均增长 6.8%。将原来采煤的塌陷地综合治理,陆续建立起一座座生态公园,使原来的采石场变身花果山,成为集生态园林、旅游休闲观光等为一体的优美景区,城市也成了花园城区。然而,作为国家 5A 级旅游胜地的张家界市,与 2015 年比较,健康环境综合指数排名却排在第 86 名,低于第 85 名西部城市延安 0.78 分。其中污水处理率仅为 81.09%,排名第 84 位;人均公园绿地面积仅为 8.9 平方米/人,排名第 91 位。从 GDP 指数来看,2016 年张家界的 GDP 为 497.62 亿元,在湖南省 14 个地级市(州)中排名末位。近年来,联合国教科文组织自然遗产委员会专家到张家界考察时,发现景区内城市化严重,破坏了景区的环境和自然景观,要求限期拆除。面对联合国亮出的"红牌"("世界自然遗产"被摘牌),张家界人痛定思痛,正在进行一场史无前例的大拆迁,此次拆迁将耗资 3 亿多元。

深入分析,我们还可以发现,有些东部的城市经济实力较强,原有的生态环境基础也非常好,但在城镇化的推进中贪求"城市国际化""城市一体化发展",注重城市建设向大都市扩容,却忽略了生态环境建设。以佛山为例,历史上曾经以"水洗过的城市"而闻名,但 2016 年健康环境综合指数排名在第 84 名,属于靠后。污水处理率为 79.65%,排名第 85 名,人均公园绿地面积为 11 平方米/人,排名第 91 名。

健康城市的建设要坚持以健康环境为基础,以生态环境建设为主抓手,着力攻克健康环境整治难点和重点问题。未来的城市发展,要做到产城融合、人与自然和谐相处,以绿色为目标,建设森林城市和海绵城市,不断推进环境的综合治理,打造更宜居的人文和谐优美城市。

## （三）前五位地级市健康环境指标比较

我国发展已经进入城镇化发展的中后期,城市问题在计划单列市、地级市叠加,资源短缺、环境污染、交通拥挤、安全隐患等问题已成为困扰各个城市建设和管理的首要难题。为此要强化城市的综合治理和规划工作,塑造城市特色风貌,提升城市综合管理水平,推进节能城市建设,加快智慧城市建设的步伐,完善城市公共服务,营造城市宜居环境,创新城市治理方式。

1. 人均城市市容环境卫生建设投资额

表 3-11　人均城市市容环境卫生建设投资额前五位城市

| 排　　名 | 城　　市 | 人均城市市容环境卫生建设投资额(元/人) |
|---|---|---|
| 1 | 佛　山 | 643.2 |
| 2 | 南　充 | 431 |
| 3 | 淄　博 | 405.14 |
| 4 | 榆　林 | 313.2 |
| 5 | 柳　州 | 250.96 |

与 2015 年相比,"人均城市市容环境卫生建设投资额"前五位是:佛山 643.2 元、南充 431 元、淄博 405.14 元、榆林 313.2 元、柳州 250.96 元。(详见表 3-11)

淄博市作为山东的重工业和资源型城市,2015 年健康环境综合得分为 87.05 分,排名在 43 个地级城市的第 3 名,2016 年在 98 个地级城市中排名第 23 名。近年来,强力推进环境保护和生态建设,以铁的决心和措施突破生态环境瓶颈,集中打响空气异味综合整治和孝妇河流域综合治理两场攻坚战,全力推进重点区域、重点行业深度治理,累计完成环境治理工程 7 035 项;创新实施总投资 107 亿元的绿动力提升工程,实施工程项目 2 394 个,年可削减燃煤消耗 1 000 万吨。2016 年,全市空气质量优良天数和"蓝天白云、繁星闪烁"天数分别达到 183 天和 225 天。2016 年全市森林覆盖率和建成区绿化覆盖率分别达到 37% 和 45.2%。博山区、沂源县列入国家重点生态功能区。

2. 城市污水处理率

与 2015 年相比,"城市污水处理率"前五位是:保定 100%、铁岭 100%、黄冈 100%、中卫 99.59%、九江 99.47%。(详见表 3-12)

表 3－12　城市污水处理率前五位城市

| 排　名 | 城　市 | 城市污水处理率 |
|---|---|---|
| 1 | 保　定 | 100％ |
| 2 | 铁　岭 | 100％ |
| 3 | 黄　冈 | 100％ |
| 4 | 中　卫 | 99.59％ |
| 5 | 九　江 | 99.47％ |

　　排名前五的地级市污水处理率都达到了 99％以上,其中排名前三的保定、铁岭、黄冈都达到了 100％。值得一提的是作为全国铁路交通大动脉的西部"桥头堡"、欧亚大通道"东进西出"的必经之地的中卫,污水处理率远远超过很多东部发达地区。这主要是因为中卫铁腕治污,特别是为腾格里沙漠地下水修复投资上亿元,对造成污染的企业重拳频出。曾先后荣获"中国最佳绿色生态城市""全国十佳生态文明建设示范城市""2013 年度中国生态文明价值城市"等 11 项殊荣,2016 年荣获中国人居环境范例奖。

　　3. 城市建成区绿化覆盖率

表 3－13　城市建成区绿化覆盖率前五位城市

| 排　名 | 城　市 | 城市建成区绿化覆盖率 |
|---|---|---|
| 1 | 秦皇岛 | 92.87％ |
| 2 | 锦　州 | 57.34％ |
| 3 | 珠　海 | 57.02％ |
| 4 | 益　阳 | 55.8％ |
| 5 | 景德镇 | 51.44％ |

　　与 2015 年相比,"城市建成区绿化覆盖率"前五位是:秦皇岛 92.87％、锦州 57.34％、珠海 57.02％、益阳 55.8％、景德镇 51.44％。其中秦皇岛连续两年夺魁,比 15 年提高了 3.07 个百分点,比第二位的锦州高出 35.53 个百分点,比末位的保山高出 68.26 个百分点。(详见表 3－13)

　　秦皇岛素有"京津后花园"之美誉,是中国近代旅游业的发祥地,享有世界盛誉。在城市半径 50 公里内,汇集了大海、长城、沙滩、温泉、湿地等丰富的旅游资源,拥有 47 个旅游景区,其中 4A 级以上景区 16 家,荣膺中国最佳休闲城市、十佳海洋旅游目的地等称号,每年吸引 2 800 万人次游客慕名而至。2016 年秦皇岛市完成造林绿化面积 32.85 万亩,绿化规模为历年之最,面积与前三年总和基本相当,已实现城市建成区绿化覆盖率 92.87%,排名全国之首。

4. 城市人均公园绿地面积

表 3－14　城市人均公园绿地面积前五位城市

| 排　名 | 城　市 | 城市人均公园绿地面积(平方米) |
|---|---|---|
| 1 | 鄂尔多斯 | 37.5 |
| 2 | 丽　江 | 29 |
| 3 | 威　海 | 25.3 |
| 4 | 吴　忠 | 21.7 |
| 5 | 石嘴山 | 20.8 |

与 2015 年相比,"城市人均公园绿地面积"前五位是:鄂尔多斯 37.5 平方米、丽江 29 平方米、威海 25.3 平方米、吴忠 21.7 平方米、石嘴山 20.8 平方米。其中石嘴山 2015 年在 43 个地级城市中排名第一,为 22.2 平方米。(详见表 3－14)

鄂尔多斯是内蒙古资源型城市,经济实力一度较强。近年来,鄂尔多斯重视生态环境建设,积极推进生态文明先行示范区建设,取得了显著成效,完成水土流失综合治理 1 027 万亩、林业生态建设 1 005 万亩,生态自然恢复区达 2 万平方公里,森林覆盖率达 26.5%,比五年前提高 3.5 个百分点,植被覆盖率稳定在 70% 以上,使得空气质量优良率达 83.4%,成功创建全国"绿化模范城市""国家森林城市"。

5. 人均城市道路清扫保洁面积

表 3－15　人均城市道路清扫保洁面积前五位城市

| 排　名 | 城　市 | 人均城市道路清扫保洁(平方米) |
|---|---|---|
| 1 | 珠　海 | 44.64 |
| 2 | 鞍　山 | 40.22 |
| 3 | 淄　博 | 39.38 |
| 4 | 佛　山 | 38.48 |
| 5 | 鄂尔多斯 | 37.4 |

与 2015 年相比,"人均城市道路清扫保洁面积"前五位是:珠海 44.64 平方米、鞍山 40.22 平方米、淄博 39.38 平方米、佛山 38.48 平方米、鄂尔多斯 37.4 平方米。(详见表 3 - 15)

珠海是 2016 年全国 129 个城市环境综合指数排名得分第一名,这与该城市多年来重视生态环境建设密不可分。曾先后荣获"全国旅游胜地四十佳"城市、"新型花园城市",并有"幸福之城""浪漫之城"等美誉。珠海人均城市道路清扫保洁面积排名第一,这与政府、社会、市民共同的相关努力密不可分。为保证主干道路面和栏杆的清洗不影响市民出行和交通,环卫工人们每天对主干道要实行两次打扫。除此外,还实行巡回保洁制度,对重点地段、场所实行 18 小时保洁,直至凌晨 1 点。据统计,全市目前已清洗护栏 100 千米,更换损坏护栏 5 080 米。

6. 城市生活垃圾处理率

表 3 - 16 城市生活垃圾处理率前五位城市

| 排 名 | 城 市 | 城市生活垃圾处理率 |
|---|---|---|
| 1 | 唐 山 | 100% |
| 2 | 秦皇岛 | 100% |
| 3 | 邯 郸 | 100% |
| 4 | 太 原 | 100% |
| 5 | 临 汾 | 100% |

与 2015 年相比,"城市生活垃圾处理率"前五位城市都做到了生活垃圾处理率 100%。(详见表 3 - 16)

临汾,曾是中国 PM 2.5 雾霾最严重的城市之一,生态环境形势是严峻的。为了加大生态环境的整治,临汾除了组织开展露天烧烤、建筑施工扬尘、重点区域环境和秸秆禁烧 4 个专项整治行动外,还将城市生活垃圾处理率作为改善市容环境、提升城市形象的重要抓手。临汾在 2016 年派出工作组,赴国内外考察垃圾处理前期的综合处置和后期的废渣利用,科学论证垃圾处理园区的规模、技术、设备、指标及运营模式,并将垃圾处理项目纳入节能减排范围,还从长远考虑建立垃圾处理园区。目前垃圾处理园区已进入规划选址流程,确保建设工作能早日启动。

### 7. 人均城市道路面积

表3-17　人均城市道路面积前五位城市

| 排　名 | 城　市 | 人均城市道路面积(平方米) |
| --- | --- | --- |
| 1 | 鄂尔多斯 | 106.27 |
| 2 | 珠　海 | 46.28 |
| 3 | 石嘴山 | 34.61 |
| 4 | 四　平 | 30.95 |
| 5 | 黄　冈 | 27.78 |

与2015年相比,"人均城市道路面积"前五位是:鄂尔多斯106.27平方米、珠海46.28平方米、石嘴山34.61平方米、四平30.95平方米、黄冈27.78平方米。(详见表3-17)

四平作为吉林重工业城市,近年来借助国家振兴东北战略和政策的扶持,加大城市的市政建设力度,城市发展的系统性、整体性明显增强。基础设施建设强力推进。城市规划馆、旭日立交桥成为地标性建筑,紫气大路、东丰路公铁立交桥开工建设。2016年全市市政道路总长度达到422公里,公路总里程达到9 992公里。在98个地级市中,人均道路面积排名第四位。

### 8. 细颗粒物(PM2.5)年平均浓度

表3-18　细颗粒物(PM 2.5)年平均浓度前五位城市

| 排　名 | 城　市 | 细颗粒物(PM 2.5)年平均浓度(微克/立方米) |
| --- | --- | --- |
| 1 | 保　定 | 129 |
| 2 | 邯　郸 | 115 |
| 3 | 唐　山 | 101 |
| 4 | 淄　博 | 97 |
| 5 | 安　阳 | 97 |

与2015年相比,"细颗粒物(PM 2.5)年平均浓度"前五位是:保定129微克/立方米、邯郸115微克/立方米、唐山101微克/立方米、淄博97微克/立方米、安阳97微克/立方米。其中唐山和淄博细颗粒物(PM 2.5)年平均浓度2016年依旧为101微克/立方米、97微克/立方米。(详见表3-18)

排名第一的保定是我国 PM 2.5 最严重的城市之一,近年来,坚持绿色发展不动摇,常抓不懈治污染,持续开展"十大攻坚行动",完成改造 401 个村 21 万户。全市完成燃煤锅炉替代改造 8 394 台。主城区 90% 以上餐饮单位安装了油烟净化装置,骨干道路实现机械化湿式清扫,建筑工地全面落实降尘措施。借助开发雄安新城,投资 5.6 亿元加强白洋淀水域综合治理,淀区水质持续改善,全市森林覆盖率达到 28.2%。2016 年空气质量综合排名退出全国 74 个重点监控城市倒数第一,PM2.5 浓度均值比 2013 年下降 31%。

## 六 深圳:蓝天花海的绿色国际宜居城市

深圳地处珠江三角洲前沿,是连接香港和中国内地的纽带和桥梁,渔民村是深圳改革开放的起点,经过近 40 年的改革开放,已成为全球最引人注目的经济特区,在全世界 4 000 多个经济特区中,成功典范莫过于"深圳奇迹"。从 1980 年到 2016 年,扣除物价因素,深圳 GDP 年平均增长率达 22.6%。2016 年深圳经济总量成为继上海、北京后的重量级的国际大都市,GDP 总量达到了 20 078.58 亿元,相当于 14 个瑞典和波兰,人均 GDP 超 2.5 万美元,已达到中等发达经济体水平,正朝着更高收入阶段迈进。

近年来,深圳坚持创新,在从"深圳速度"迈向"深圳质量"、从"深圳质量"迈向"深圳标准"的过程中实现了城市全方位的跨越式发展。深圳不仅注重经济发展,也关注人性化城市建设,以其雄厚的经济实力反哺生态环境建设,凭借环境软实力,深圳已成为蓝天花海的绿色国际宜居城市。深圳先后获得国家园林城市、国际"花园城市"、联合国环境保护"全球 500 佳"等荣誉称号。

### (一)基本概况

最近,芝加哥大学出版社推出学术专著《向深圳学习:从经济特区到模范城市》。回顾历史,深圳在 1980 年建立经济特区,三十多年的时间里,深圳的经济呈现出爆炸式的惊人增长,GDP 增长了 3 000 多倍。如此空前的发展速度,在全球城市发展史上绝无仅有。国际知识产权组织数据显示,2011 年至 2016 年,深圳的国际合作条约专利申请年增速居全球首位,是东京的 2.5 倍、硅谷的 3.6 倍。

1. 深圳超常发展的奥秘源于创新

创新力的增强,让"深圳标准"成为世界引领。深圳是全国首个国家创新型城市和全国首个以城市为基本单元的国家自主创新示范区。深圳坚持把创新作为城市主导战略，推进全面创新改革试验，发挥科技创新的引领作用，完善创新驱动的体制机制和政策措施，协调推动技术创新、管理创新、组织创新、商业模式创新等领域创新。率先提出并积极构建综合创新生态体系，创新能力快速提升，全面激发大众创业、万众创新活力，推动创新从"跟跑"向"并跑""领跑"转变。2016年，全社会研发投入占 GDP 比重为 4.1%，是全国平均水平（2.07%）的两倍，接近 2013 年韩国（4.15%）、以色列（4.2%全球第一）的水平；PCT 国际专利申请量连续 13 年位居全国首位；每万人有效发明专利拥有量为 80.1 件，居国内大中城市首位；5G 技术、无人机、基因测序、新能源汽车等领域技术水平居世界前列。国家级高新技术企业 8 037 家，占全国 8%。深圳是我国新兴产业规模最大、集聚性最强的城市，新兴产业增加值占 GDP 比重超过 40%，拥有国家超级计算深圳中心、国家基因库、大亚湾中微子实验室等重大科技基础设施。

2. 实现人与自然和谐共存

深圳作为全国最年轻的城市，实现超常发展，并已成为国际超大型城市，受到世界的瞩目，这与深圳市连续多年重视生态环境建设、发展绿色城市密切相关。深圳全面创新能力突出，绿色低碳优势显著。深圳注重保护生态环境，大力推动绿色发展、循环发展、低碳发展，最大限度地促进环境与经济社会协调发展，人与自然和谐共存，走出了一条经济发达地区绿色低碳发展之路。全市近一半土地划进生态保护范围，拥有绿道 2 400 公里、生态景观林带 2 638 公顷。在全国率先颁布了《深圳经济特区循环经济促进条例》，绿色建筑总面积达 5 320 万平方米，规模位居全国前列。深圳是全球新能源汽车推广规模最大的城市之一，已累计推广新能源汽车 7.2 万辆。深圳拥有全国首个碳交易市场，碳市场配额累计总成交量 1 807 万吨，总成交额 5.96 亿元，位居全国前列。深圳国际低碳城成为中欧可持续城镇化合作旗舰项目，并获得美国保尔森基金会与中国国际经济交流中心颁发的"可持续发展规划项目奖"。

3. 健康城市建设位居全国前列

深圳健康环境指数连续多年排在全国各城市前列，这是因为深圳始终坚持环境就是生产力、竞争力，持续加大环保投入，狠抓突出环境问题进行整改，不断巩固提升环境质量，努力为市民创造高品质的生态环境。目前，深圳人口已超过1 000 万，是中国改革开放的一个缩影和见证，被称为世界的城市建设史上的奇迹。碧水蓝天在深圳广大市民中得到印证和体验，良好的生态环境已成为深圳市民的最基本的保障。根据上海师范大学和华夏社会发展研究院联合发布的《2017 中国健康城市研究报告》，2016 年深圳综合得分为 90.44 分，不仅在全国 129 个城市中位列第二，更在 5 个计划单列市中连续 2 年稳居第一。（详见表 3-19、表 3-20 和表 3-21）该得分远高于全国平均得分（77.5 分）、计划单列市平均得分（81.38 分）。

表 3-19 2016 年 129 个城市健康环境指数得分及排序前五名得分

| 排 名 | 城 市 | 健康环境指数得分 | 健康环境指数百分制得分 |
| --- | --- | --- | --- |
| 1 | 珠 海 | 18.023 418 56 | 92.35 |
| 2 | 深 圳 | 17.286 484 71 | 90.44 |
| 3 | 秦皇岛 | 17.245 447 28 | 90.33 |
| 4 | 鄂尔多斯 | 17.216 443 68 | 90.26 |
| 5 | 威 海 | 16.397 802 3 | 88.08 |

表 3-20 2016 年 5 个计划单列市综合健康环境指数得分

| 排 名 | 城 市 | 健康环境指数得分 | 健康环境指数百分制得分 |
| --- | --- | --- | --- |
| 1 | 深 圳 | 17.286 484 71 | 90.44 |
| 2 | 青 岛 | 14.106 447 66 | 81.7 |
| 3 | 厦 门 | 13.340 298 56 | 79.45 |
| 4 | 大 连 | 13.015 507 01 | 78.48 |
| 5 | 宁 波 | 12.471 452 52 | 76.82 |

表 3-21 2015 年 5 个计划单列市综合健康环境指数得分

| 排 名 | 城 市 | 健康环境指数得分 | 健康环境指数百分制得分 |
| --- | --- | --- | --- |
| 1 | 深 圳 | 16.816 525 1 | 89.2 |
| 2 | 青 岛 | 14.035 991 20 | 81.49 |
| 3 | 厦 门 | 13.220 312 92 | 79.09 |
| 4 | 大 连 | 13.188 502 98 | 79 |
| 5 | 宁 波 | 12.487 151 6 | 76.87 |

## （二）主要经验和做法

深圳作为中国建成时间最短、人口结构最年轻的国际大都市，以创新引领超大型城市可持续发展为主题，打造具有国际影响力的科技产业创新中心，加快建成现代化国际化创新型城市，成为中国向世界展示可持续发展成功实践的典范。

1. 坚持以创新为引领，加强生态保护制度创新

"绿"，是深圳市的追求，更是全面建成小康社会的新目标。近年来，深圳市在大力发展经济的同时，一直加强生态环境保护。2005年，深圳将49％的土地划入基本生态控制线。2006年起，深圳市实施了《生态市建设规划》《关于加强环境保护建设生态市的决定》等一系列文件和方案。近年来，又结合国家生态保护红线划定工作要求，推动生态线规范化、精细化管理。深圳划定并严守生态保护红线，留住绿水青山。深圳的绿色成就被国内外所广泛认可，2016年被誉为植物科学界"奥林匹克"的第19届国际植物学大会选择在深圳举办，充分彰显了深圳绿色发展的成就。

2. 以破解"大城市病"为着力点，坚持生态、生活、生产协调发展

坚持以提高发展质量和效益为中心。随着城市化的快速推进，国内一些大型城市尤其是超大城市，普遍出现了交通拥堵、环境污染、看病难、上学难等"大城市病"。为破解制约城市发展的这些瓶颈问题，深圳坚持以人为本，认真贯彻"创新、协调、绿色、开放、共享"的发展理念，不断增强"绿水青山就是金山银山"的意识，2015年，深圳森林覆盖率达到41.52％，已建成1个国家级自然保护区，建成了3个市级自然保护区。践行绿色发展之路，深圳用数据说话：公开资料显示，2016年深圳环境质量持续提升，PM2.5平均浓度27微克/立方米，灰霾天数27天，为近10年最优水平。

3. 以人为本，打造国际宜居城市

近年来，深圳全面开展创建国家森林城市工作，实施森林生态修复工程，大力推进国土绿化，不断创新自然教育模式，进一步提升森林生态环境质量，改善人居生态环境，把深圳建设成为与现代化、国际化创新型城市地位相匹配的"世界著名花城"和"世界级森林城市"，给广大市民带来更多的绿色生态福利。经过近40年的不懈努力，深圳已成为绿色屏障环绕、蓝色大海辉映、簇簇鲜花掩映、大小湖泊点缀的宜居城市，构建了人与自然的和谐统一的"森林之城"、花园之

城、公园之城。截止到 2016 年底,深圳的绿化覆盖率达 45.1％,森林覆盖率达 40.92％,人均公园绿地达 16.45 平方米,各项森林资源和生态指标均位居国内大中城市前列。2015 年 10 月,深圳启动创建国家森林城市工作。2016 年 10 月 16 日,《深圳市国家森林城市建设总体规划》在北京通过评审,将进一步优化城市森林格局,提升城市森林质量,丰富生态文化载体,构建生态景观优美、生态效益良好的城市森林生态系统,把深圳建设成为拥有美丽山海风景线和茂密森林屏障的国际化生态宜居城市。

## (三)未来深圳健康城市建设展望

当前,深圳正处于深入实施创新驱动发展,以质量效益为核心的精明增长阶段,健康城市建设要坚持"五位一体",以打造国际宜居城市为目标,努力建成生态环境良好的蓝天花海的绿色国际大都市,建立四个区:

### 1. 中国特色现代示范区

以新发展理念为指引,坚持中国特色社会主义方向,对标国际一流现代化城市,通盘把握社会主义现代化的目标、内涵、步骤和路径,明确经济发展、人民生活、社会文明、生态环境等领域的发展思路,率先探索制定符合实际的现代化指标体系,努力走出一条体现时代特征、中国特色、深圳特点的现代化之路,为全国和发展中国家可持续发展作出示范。

### 2. 创新发展引领区

强化科技创新支撑,率先建立与社会主义市场经济体制相适应,符合科技发展规律的现代科技体制,提升核心技术自主创新能力,支撑经济发展转型升级,支撑社会管理不断创新,支撑民生幸福水平提高,支撑城市生态文明进步,使创新驱动成为推动经济社会发展的核心动力,当好推动科学发展、促进社会和谐的排头兵,实现有质量的稳定增长,可持续的全面发展。

### 3. 生态宜居样板区

以提升环境质量为核心,以治水提质为突破口,加大生态环境保护力度,构建政府、企业、公众多元共治的环境治理体系。以城市新陈代谢发展理念为指导,构建合理有效的城市新陈代谢指标体系,开展城市全生命周期新陈代谢发展评价。大力推进绿色、低碳、循环发展,完善低碳发展的政策法规体系,促进资源节约利用,倡导绿色生活方式,建设绿色宜居家园,成为超大城市经济、社会、环境协调发展的典范。

4. 协调发展导向区

立足快速完成工业化、人口超千万的超大型城市特点，夯实民生基础，补齐发展欠账，建立适应发展需要的基本公共服务体系，增加优质公共产品和多元服务供给，努力让市民享有更优质的教育、更可靠的社会保障、更高水平的医疗、更舒适的居住条件、更有品质的文化服务、更具安全感的社会环境，为全球超大型城市可持续发展提供可复制、可推广的经验。

# 第四章　中国健康城市保障指数

　　人人享有基本社会保障的目标正离我们越来越近。截至目前,包括新农合、城镇职工医保、城镇居民医保在内的我国医疗保险制度覆盖人数已超过13亿人,"全民医保"正在成为现实,这是建设中国特色社会主义的又一巨大成就,是我们党执政为民理念的具体体现,也是我国促进社会公平正义、保障和改善民生、逐步实现基本公共服务均等化的关键一步,为健康城市建设奠定了物质基础。

## 一　4个直辖市健康保障指数得分与核心指标比较分析

　　按照数据可采集、可比较的原则,北京、上海、天津、重庆(以下简称4个直辖市)的社会保障指标不同于中国省会城市、计划单列城市、地级以上城市健康保障的指标。直辖市的健康保障主要通过"城镇居民人均可支配收入""农村居民人均可支配收入""失业保险参保人数年均增加率""参加工伤保险人数年均增长率""基本医疗保险参保人数年均增长率""城镇职工基本养老保险参保人数年均增长率""城镇登记失业率"和"城市最低生活保障平均标准增长率"8个指标的数据计算结果,并作进一步分析。

### (一)4个直辖市健康保障指数得分排序

　　健康保障维度设置了"城镇居民人均可支配收入"等指标,是对居民收入状况、社会保障状况的反映。居民的收入状况对个人或家庭健康投入的影响是显而易见的。可支配收入和社会保障是健康投入的保障,并且对于中低收入的居民来说,只有在收入达到保障基本物质需求、生存需求的一定水平后,才会显著地提高对健康的资源投入。[①]

---

① 顾永红、向德平:《居民收入与健康水平变动关系研究》,《学术论坛》2014年第2期。

2016 年中国直辖市健康保障指数排名和百分制得分情况为：第一位北京 80.55 分,第二位上海 74.19 分,第三位天津 63.96 分,最后是重庆 44.37 分。4 个直辖市明显各为一档,排名第一位的北京比排名最后的重庆高出 36.18 分。(详见图 4-1、表 4-1)

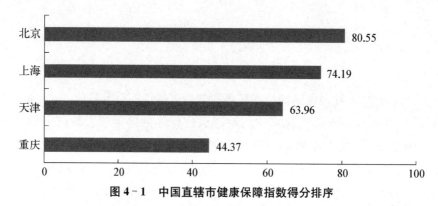

**图 4-1　中国直辖市健康保障指数得分排序**

**表 4-1　中国直辖市健康保障指数得分及排序**

| 排　　名 | 直辖市 | 2016 年健康保障指数得分 | 2016 年健康保障指数百分制得分 |
|---|---|---|---|
| 1 | 北　京 | 7.157 545 207 | 80.55 |
| 2 | 上　海 | 6.072 679 775 | 74.19 |
| 3 | 天　津 | 4.513 884 257 | 63.96 |
| 4 | 重　庆 | 2.172 279 71 | 44.37 |
| 全国平均值 | | 3.326 667 721 | 53.77 |
| 百分标准值 | | 11.032 354 01 | 100 |

## (二) 4 个直辖市健康保障核心指标同比图表和综合分析

### 1. 健康保障指数的进步指数

与 2015 年同期相比,4 个直辖市健康保障指数排名虽然没有变化,但进步指数表现却不尽相同,其中,上海健康保障增幅明显,增速第一,为 7.14%。2016 年 11 月世界卫生组织(WHO)在上海召开"第九届全球健康促进大会",WHO 官方网站特别将上海的健康自我管理小组项目作为成功案例进行专题报道。据不完全统计,目前上海市已建有居民健康自我管理小组 2.6 万个,42 万人参与活动,覆盖全市 100% 的街道(镇)。重庆不仅排名末位,且跌幅最大,为

—17.24％,主要原因是该城市处在转型发展阶段,市政建设历史欠账较多。(详见表4-2)。

表4-2　健康保障指数2016年对2015年的进步指数

| 排　名 | 直辖市 | 健康保障指数百分制得分 | | 进步指数（增长百分比） |
| --- | --- | --- | --- | --- |
| | | 2015 年 | 2016 年 | |
| 1 | 上　海 | 69.25 | 74.19 | 7.14％ |
| 2 | 天　津 | 60.91 | 63.96 | 5.01％ |
| 3 | 北　京 | 81.59 | 80.55 | −1.28％ |
| 4 | 重　庆 | 53.61 | 44.37 | −17.24％ |

**2. 城镇居民人均可支配收入**

与2015年同期相比,城镇居民人均可支配收入排名为:上海52 961.9 元/人、北京52 859.2 元/人、天津34 101.3 元/人和重庆27 238.8 元/人。4 个直辖市的城镇居民人均可支配收入的涨幅均在8％以上。虽然重庆城镇居民人均可支配收入在直辖市中排名最后,但随着国家对西部开发的重视和投入加大,实现了重庆经济和社会的超常发展,对经济的形态作了重大调整,划分了五个功能区域。到 2016 年,重庆市实现地区生产总值 17 558.76 亿元,按可比价格计算,比2015 年增长 10.7％,人均 GDP 达到 57 902 元,增长 9.6％。(详见表 4-3)。

表4-3　4个直辖市城镇居民人均可支配收入

| 排　名 | 直辖市 | 城镇居民人均可支配收入(元/人) | | 进步指数（增长百分比） |
| --- | --- | --- | --- | --- |
| | | 2015 年 | 2016 年 | |
| 1 | 上　海 | 48 841.4 | 52 961.9 | 8.4％ |
| 2 | 北　京 | 48 531.8 | 52 859.2 | 8.9％ |
| 3 | 天　津 | 31 506 | 34 101.3 | 8.2％ |
| 4 | 重　庆 | 25 147.2 | 27 238.8 | 8.3％ |

**3. 农村居民人均可支配收入**

与2015年同期相比,4 个直辖市在率先实现小康过程中,都十分注重城乡一体化建设,其中上海、北京在解决城乡二元结构上取得了显著的成效,农村居民人均可支配收入排名居全国前列,上海为 23 205.2 元/人,北京为

20 568.7 元/人。天津和重庆近年来在城乡一体化建设中大力推进农业供给侧结构性改革①,步伐明显加快。天津为 18 481.6 元/人,重庆为 10 504.7 元/人。(详见表 4 - 4)。

表 4 - 4　4 个直辖市农村居民人均可支配收入

| 排　名 | 直辖市 | 农村居民人均可支配收入(元/人) | | 进步指数(增长百分比) |
|---|---|---|---|---|
| | | 2015 年 | 2016 年 | |
| 1 | 上　海 | 21 191.6 | 23 205.2 | 9.5% |
| 2 | 北　京 | 18 867.3 | 20 568.7 | 9.0% |
| 3 | 天　津 | 17 014.2 | 18 481.6 | 8.6% |
| 4 | 重　庆 | 9 489.8 | 10 504.7 | 10.7% |

4. 失业保险参保人数年均增长率

与 2015 年同期相比,4 个直辖市失业保险参保人数年均增长率排名为:天津 2.68%、北京 2.38%、上海 1.21%、重庆 0.09%。其中,天津失业保险参保工作成效显著,2016 年 7 月对《天津市失业保险条例》进行了第二次修正,失业保险个人缴费比例降至 0.5%,发放标准提高 90 元。沪渝失业保障制度不断完善,其中,上海 2016 年出台《上海市人民政府关于外来从业人员参加本市生育、失业保险若干问题的通知》(沪发 20 号文),将外来从业人员全面纳入失业保险,和上海户籍职工享受一样的"五险"(养老保险、医疗保险、失业保险、工伤保险和生育保险)待遇。(详见表 4 - 5)。

表 4 - 5　4 个直辖市失业保险参保人数年均增长率

| 城　市　　　指　标 | 失业保险参保人数年均增长率 |
|---|---|
| 天　津 | 2.68% |
| 北　京 | 2.38% |
| 上　海 | 1.21% |
| 重　庆 | 0.09% |

---

① 李鑫:《打造现代都市农业 今年天津再建 150 个美丽乡村》,天津北方网,2016 年 3 月 2 日,http://news.enorth.com.cn/system/2016/03/02/030839749.shtml。

5. 参加工伤保险人数年均增长率

与 2015 年同期相比，4 个直辖市参加工伤保险人数年均增长率排名为：天津 11.7％、北京 6.15％、上海 1.35％和重庆 0.56％。随着《天津市失业保险条例》出台，企业和商家保险积极性明显提高。重庆在加快西部开发中，于 2015 年出台《关于公布重庆市医疗工伤生育保险医疗服务项目目录（试行）的通知》（渝人社发〔2015〕51 号），将工伤保险纳入劳务人员的"五险"。（详见表 4－6）。

表 4－6　4 个直辖市参加工伤保险人数年均增长率

| 城　市　　　　指　标 | 参加工伤保险人数年均增长率 |
|---|---|
| 天　津 | 11.7％ |
| 北　京 | 6.15％ |
| 上　海 | 1.35％ |
| 重　庆 | 0.56％ |

6. 基本医疗保险参保人数年均增长率

与 2015 年同期相比，4 个直辖市基本医疗保险参保人数年均增长率排名为：北京 3.26％、天津 2.98％、上海 2.42％、重庆 0.29％。北京市率先在全国深化医保改革，实行医药分离，市民参保积极性大幅提高。近年来，重庆连续两年将医改纳入全市深化改革重点改革专项之一，实现了城镇职工医保、城乡居民医保市级统筹，参保率稳定在 95％以上。城乡居民医保政府补助标准从 2009 年的人均每年 80 元提高到现在的 380 元。（详见表 4－7）。

表 4－7　4 个直辖市基本医疗保险参保人数年均增长率

| 城　市　　　　指　标 | 基本医疗保险参保人数年均增长率 |
|---|---|
| 北　京 | 3.26％ |
| 天　津 | 2.98％ |
| 上　海 | 2.42％ |
| 重　庆 | 0.29％ |

7. 城镇职工基本养老保险参保人数年均增长率

与 2015 年同期相比，4 个直辖市城镇职工基本养老保险参保人数年均增长率排名为：天津 3.63％、重庆 2.88％、上海 2.5％和北京 2.27％。4 个直辖市是我国最早进入老龄化的城市,对养老保险工作都予以高度重视,将城镇职工基本养老保险参保作为做好老龄化工作的重要举措之一。其中,天津推出养老保险新政策,以促进全体市民提升养老保险投保理念。新政策规定 2015 到 2017 年间对年满 60 周岁,具有天津户籍,并且没有任何养老保险的人群,采取过渡养老模式,每个月可领取 80 元的生活补助。上海和北京随着物价的调整逐年提高养老金的金额,其中,北京从 2017 年 1 月起,将城乡居民养老保险参保人员领取的基础养老金部分从每人每月 560 元提高到每人每月 610 元;纳入北京城乡居民老年保障的人员,领取的福利养老金从每人每月 475 元提高到 525 元。(详见表 4-8)。

表 4-8　4 个直辖市城镇职工基本养老保险参保人数年均增长率

| 城　　市　　　指　　标 | 城镇职工基本养老保险参保人数年均增长率 |
|---|---|
| 天　津 | 3.63％ |
| 重　庆 | 2.88％ |
| 上　海 | 2.5％ |
| 北　京 | 2.27％ |

8. 城镇登记失业率

与 2015 年同期相比,4 个直辖市城镇登记失业率排名为：上海 4％、重庆 3.6％、天津 3.5％、北京 1.4％。4 个直辖市在“大众创业、万众创新”的背景下,积极打造国际人才高地,总体就业形势平稳,城镇登记失业率低于全国平均水平。从 2017 年起我国直辖市率先将登记失业率改为调查失业率,通过调查的动态数据更能真实客观地反映直辖市的真实就业情况。(详见表 4-9)。

表 4-9　4 个直辖市城镇登记失业率同比情况

| 排　名 | 直辖市 | 城镇登记失业率(％) | | 进步指数(增长百分比) |
|---|---|---|---|---|
| | | 2015 年 | 2016 年 | |
| 1 | 北　京 | 1.3 | 1.4 | 7.7％ |
| 2 | 天　津 | 3.5 | 3.5 | 0 |
| 3 | 重　庆 | 3.5 | 3.6 | 2.9％ |
| 4 | 上　海 | 4.1 | 4 | −2.4％ |

## 二　中国城市健康保障指数比较分析

中国城市健康保障指数主要从 2016 年《中国统计年鉴》《中国区域经济统计年鉴》等年鉴中,采集"公共财政预算支出中医疗卫生支出""公共财政预算支出""医疗卫生支出占财政支出的比重""城镇居民人均可支配收入""农村居民人均可支配收入""城镇登记失业人员""城镇单位就业人员平均工资""城镇职工基本养老保险参保人数""城镇基本医疗保险参保人数""失业保险参保人数"共 10 个指标数据,通过计算得到中国城市健康保障指数,并作进一步分析。

### (一) 中国城市健康保障指数得分排序

2017 年中国 129 个城市健康保障指数得分排在前五位的是:深圳 94.89 分、鄂尔多斯 90.15 分、宁波 85.8 分、南通 85.08 分、金华 83.98 分。排在后五位的是:丽江 45.65 分、六盘水 44.89 分、保山 43.55 分、天水 39.34 分、南充 34.36 分。排在第一位的深圳与最后一位的南充相差 60.53 分。(详见图 4 - 2、表 4 - 10)

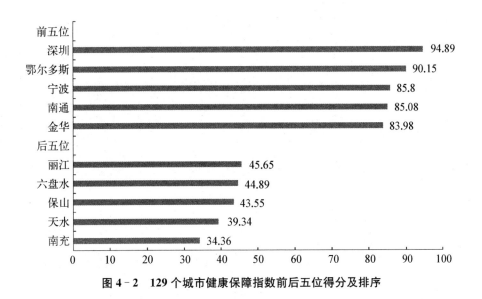

图 4 - 2　129 个城市健康保障指数前后五位得分及排序

表 4 - 10　129 个城市健康保障指数得分及排序

| 排　名 | 城　市 | 健康保障指数得分 | 健康保障指数百分制得分 |
|---|---|---|---|
| 1 | 深　圳 | 16.297 997 42 | 94.89 |
| 2 | 鄂尔多斯 | 14.710 857 05 | 90.15 |
| 3 | 宁　波 | 13.324 472 1 | 85.8 |
| 4 | 南　通 | 13.101 567 31 | 85.08 |
| 5 | 金　华 | 12.764 420 12 | 83.98 |
| 6 | 温　州 | 12.220 019 32 | 82.17 |
| 7 | 杭　州 | 11.701 183 81 | 80.4 |
| 8 | 威　海 | 11.555 598 59 | 79.9 |
| 9 | 延　安 | 11.415 342 44 | 79.42 |
| 10 | 绍　兴 | 10.643 405 65 | 76.68 |
| 11 | 黄　冈 | 10.246 731 26 | 75.24 |
| 12 | 厦　门 | 10.231 435 88 | 75.19 |
| 13 | 广　州 | 10.127 441 66 | 74.8 |
| 14 | 克拉玛依 | 9.976 209 766 | 74.24 |
| 15 | 珠　海 | 9.885 922 535 | 73.91 |
| 16 | 泉　州 | 9.385 610 601 | 72.01 |
| 17 | 榆　林 | 9.259 493 667 | 71.53 |
| 18 | 佛　山 | 9.214 325 745 | 71.35 |
| 19 | 南　京 | 9.070 915 926 | 70.79 |
| 20 | 漳　州 | 8.986 808 021 | 70.46 |
| 21 | 青　岛 | 8.978 971 107 | 70.43 |
| 22 | 长　沙 | 8.907 177 681 | 70.15 |
| 23 | 九　江 | 8.880 224 152 | 70.05 |
| 24 | 福　州 | 8.692 872 048 | 69.3 |
| 25 | 赣　州 | 8.631 723 077 | 69.06 |
| 26 | 大　连 | 8.330 844 834 | 67.84 |
| 27 | 扬　州 | 8.321 605 826 | 67.81 |

| 排　名 | 城　市 | 健康保障指数得分 | 健康保障指数百分制得分 |
|---|---|---|---|
| 28 | 德　阳 | 8.216 718 178 | 67.38 |
| 29 | 济　南 | 8.141 372 351 | 67.07 |
| 30 | 曲　靖 | 8.128 286 429 | 67.01 |
| 31 | 泰　安 | 8.050 884 515 | 66.69 |
| 32 | 通　化 | 8.026 415 816 | 66.59 |
| 33 | 成　都 | 7.783 615 248 | 65.58 |
| 34 | 晋　中 | 7.659 869 345 | 65.05 |
| 35 | 廊　坊 | 7.616 695 323 | 64.87 |
| 36 | 普　洱 | 7.551 829 723 | 64.59 |
| 37 | 郑　州 | 7.429 836 909 | 64.07 |
| 38 | 淄　博 | 7.350 541 814 | 63.73 |
| 39 | 合　肥 | 7.340 921 172 | 63.69 |
| 40 | 马鞍山 | 7.337 444 529 | 63.67 |
| 41 | 昆　明 | 7.279 531 347 | 63.42 |
| 42 | 吉　安 | 7.213 040 709 | 63.13 |
| 43 | 徐　州 | 7.137 952 238 | 62.8 |
| 44 | 玉　溪 | 7.135 461 727 | 62.79 |
| 45 | 连云港 | 7.068 903 737 | 62.49 |
| 46 | 芜　湖 | 7.049 519 097 | 62.41 |
| 47 | 宜　昌 | 6.995 608 72 | 62.17 |
| 48 | 武　汉 | 6.993 223 753 | 62.16 |
| 49 | 遵　义 | 6.986 862 115 | 62.13 |
| 50 | 岳　阳 | 6.916 661 486 | 61.82 |
| 51 | 吴　忠 | 6.886 618 045 | 61.68 |
| 52 | 银　川 | 6.732 776 603 | 60.99 |
| 53 | 保　定 | 6.711 456 348 | 60.89 |
| 54 | 桂　林 | 6.710 769 224 | 60.89 |

| 排　名 | 城　市 | 健康保障指数得分 | 健康保障指数百分制得分 |
|---|---|---|---|
| 55 | 西　安 | 6.708 604 883 | 60.88 |
| 56 | 牡丹江 | 6.641 420 427 | 60.58 |
| 57 | 沈　阳 | 6.622 089 064 | 60.49 |
| 58 | 乌鲁木齐 | 6.570 312 632 | 60.25 |
| 59 | 铁　岭 | 6.567 578 287 | 60.24 |
| 60 | 乌　海 | 6.555 287 305 | 60.18 |
| 61 | 临　汾 | 6.549 548 172 | 60.16 |
| 62 | 三　亚 | 6.506 098 561 | 59.96 |
| 63 | 湘　潭 | 6.440 516 157 | 59.65 |
| 64 | 四　平 | 6.433 017 67 | 59.62 |
| 65 | 呼和浩特 | 6.418 526 802 | 59.55 |
| 66 | 平顶山 | 6.385 062 174 | 59.39 |
| 67 | 鞍　山 | 6.333 633 147 | 59.16 |
| 68 | 佳木斯 | 6.314 831 879 | 59.07 |
| 69 | 中　卫 | 6.300 065 719 | 59 |
| 70 | 包　头 | 6.260 180 205 | 58.81 |
| 71 | 锦　州 | 6.238 880 303 | 58.71 |
| 72 | 石家庄 | 6.212 148 415 | 58.59 |
| 73 | 攀枝花 | 6.090 275 107 | 58.01 |
| 74 | 阳　泉 | 6.074 661 933 | 57.93 |
| 75 | 秦皇岛 | 6.067 580 943 | 57.9 |
| 76 | 嘉峪关 | 6.041 592 18 | 57.78 |
| 77 | 太　原 | 6.007 286 812 | 57.61 |
| 78 | 邯　郸 | 5.856 362 237 | 56.88 |
| 79 | 贵　阳 | 5.839 492 223 | 56.8 |
| 80 | 唐　山 | 5.824 551 201 | 56.73 |
| 81 | 运　城 | 5.817 535 288 | 56.69 |

续　表

| 排　名 | 城　市 | 健康保障指数得分 | 健康保障指数百分制得分 |
|:---:|:---:|:---:|:---:|
| 82 | 金　昌 | 5.790 984 555 | 56.56 |
| 83 | 哈尔滨 | 5.782 665 484 | 56.52 |
| 84 | 南　昌 | 5.754 443 625 | 56.39 |
| 85 | 海　口 | 5.731 890 943 | 56.28 |
| 86 | 柳　州 | 5.704 840 517 | 56.14 |
| 87 | 长　春 | 5.700 496 881 | 56.12 |
| 88 | 吉林市 | 5.693 847 018 | 56.09 |
| 89 | 洛　阳 | 5.647 949 737 | 55.86 |
| 90 | 通　辽 | 5.609 794 333 | 55.67 |
| 91 | 宝　鸡 | 5.551 694 395 | 55.38 |
| 92 | 安　阳 | 5.513 944 95 | 55.19 |
| 93 | 开　封 | 5.510 001 101 | 55.18 |
| 94 | 莆　田 | 5.458 122 882 | 54.91 |
| 95 | 景德镇 | 5.399 147 821 | 54.62 |
| 96 | 咸　宁 | 5.355 681 106 | 54.4 |
| 97 | 兰　州 | 5.307 446 262 | 54.15 |
| 98 | 齐齐哈尔 | 5.284 879 006 | 54.04 |
| 99 | 石嘴山 | 5.231 028 244 | 53.76 |
| 100 | 淮　南 | 5.229 183 681 | 53.75 |
| 101 | 南　宁 | 5.227 727 757 | 53.74 |
| 102 | 鹤　壁 | 5.213 611 897 | 53.67 |
| 103 | 防城港 | 5.187 245 067 | 53.53 |
| 104 | 汕　头 | 5.181 514 266 | 53.51 |
| 105 | 白　山 | 5.148 415 917 | 53.33 |
| 106 | 酒　泉 | 5.147 230 372 | 53.33 |
| 107 | 蚌　埠 | 5.038 631 175 | 52.76 |
| 108 | 荆　州 | 4.893 035 822 | 51.99 |

续 表

| 排 名 | 城 市 | 健康保障指数得分 | 健康保障指数百分制得分 |
|---|---|---|---|
| 109 | 固 原 | 4.862 037 904 | 51.83 |
| 110 | 赤 峰 | 4.857 234 832 | 51.8 |
| 111 | 鸡 西 | 4.849 242 107 | 51.76 |
| 112 | 萍 乡 | 4.822 568 566 | 51.62 |
| 113 | 白 银 | 4.792 293 008 | 51.46 |
| 114 | 绵 阳 | 4.673 061 309 | 50.81 |
| 115 | 铜 川 | 4.475 305 044 | 49.73 |
| 116 | 北 海 | 4.460 430 103 | 49.64 |
| 117 | 辽 源 | 4.213 328 077 | 48.25 |
| 118 | 西 宁 | 4.146 155 039 | 47.86 |
| 119 | 常 德 | 4.145 915 034 | 47.86 |
| 120 | 毕 节 | 4.116 444 026 | 47.69 |
| 121 | 大 同 | 4.110 719 243 | 47.66 |
| 122 | 益 阳 | 4.079 976 04 | 47.48 |
| 123 | 安 顺 | 4.038 494 442 | 47.24 |
| 124 | 张家界 | 3.888 628 398 | 46.35 |
| 125 | 丽 江 | 3.772 516 312 | 45.65 |
| 126 | 六盘水 | 3.647 803 407 | 44.89 |
| 127 | 保 山 | 3.432 188 302 | 43.55 |
| 128 | 天 水 | 2.801 635 198 | 39.34 |
| 129 | 南 充 | 2.137 418 623 | 34.36 |
| 各地平均值 | | 6.865 209 176 | 59.85 |
| 百分标准值 | | 18.099 485 44 | 100 |

## （二）中国城市健康保障指数比较分析

健康保障维度主要是针对居民健康的经济保障、社会保障所作的指数化评价。健康保障指数排名前五位城市中有四个为沿海地区地级市，排在第二位的是西部地区鄂尔多斯市。

深圳的居民收入水平和社会保障水平不断提高,在中国 129 个地级市中位列前茅,其健康投入水平也得到了有力的保障[①]。近五年来,为保障居民收入水平,其最低工资标准连续几年每年都作调整,分别为 2011 年 1 320 元/月、2012 年 1 500 元/月、2013 年 1 600 元/月、2014 年 1 808 元、2015 年 2 030 元/月,2016 年最低工资又上调为 2 130 元/月,五年共涨了 810 元,总增幅已经超过 60%。其次,深圳市致力于将健康的防线前移,进一步完善《深圳市免费基本公共卫生服务规程》。三是扶持医疗创新,培育一批特色明显的智慧健康医疗产业。

根据鄂尔多斯市人民政府印发的《鄂尔多斯市健康城市建设工作计划(2017—2020 年)》,鄂尔多斯市近年的任务之一是优化健康环境。将健康环境、生态文明与环境保护紧密结合。任务之二是构建健康社会。提高社会保障质量,构建公共安全保障体系,完善社会救助和社会福利体系。任务之三是培育健康人群。广泛开展全民健身运动,提高出生人口素质,持续加强控烟力度。任务之四是提升健康服务。深化医药卫生体制改革,着力构建覆盖全生命周期的健康服务体系。任务之五是发展健康产业。培育新兴产业,拓展消费领域。任务之六是营造健康文化。充分挖掘中医药健康文化。[②] 健康保障排名第二位的鄂尔多斯市,多数指标排名居前,这与该城市重视健康卫生均衡发展密切相关。

## 三 26 个省会城市健康保障指数得分排名与综合分析

### (一) 26 个省会城市健康保障指数得分与排名

从 2016 年 26 个省会城市的健康保障指数综合得分来看,前五位的城市得分分别是:杭州 80.4 分、广州 74.8 分、南京 70.79 分、长沙 70.15 分、福州 69.3 分。排名后五位的城市分别是:海口 56.28 分、长春 56.12 分、兰州 54.15 分、南宁 53.74 分、西宁 47.86 分。26 个省会城市中,平均得分 61.83 分,比 5 个计划单列市平均分低了 17 分,比 129 个城市的平均分 60.75 分高了 1.08 分,比 98 个地级市的平均得分 59.54 分高了 2.29 分。(详见图 4-3、表 4-11)。

---

① 《深圳市打造健康中国"深圳样板"》,中国发展网,2017 年 10 月 17 日,http://www.chinadevelopment.com.cn/news/cy/2017/10/1182976.shtml。

② 杨桂丽:《2020 年鄂尔多斯市将建成"健康城市示范区"》,鄂尔多斯市人民政府网,2017 年 7 月 10 日,http://www.ordos.gov.cn/dtxx/jrordos/201707/t20170710_1982776.html。

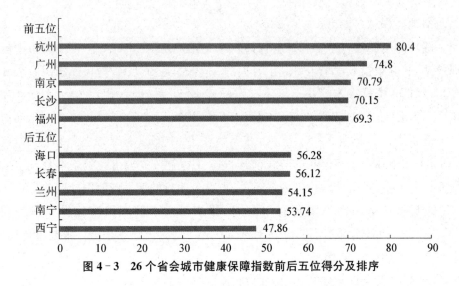

图 4‐3 26 个省会城市健康保障指数前后五位得分及排序

表 4‐11 26 个省会城市健康保障指数得分及排序

| 排  名 | 省会城市 | 健康保障指数得分 | 健康保障指数百分制得分 |
|---|---|---|---|
| 1 | 杭 州 | 11.701 184 | 80.4 |
| 2 | 广 州 | 10.127 442 | 74.8 |
| 3 | 南 京 | 9.070 915 9 | 70.79 |
| 4 | 长 沙 | 8.907 177 7 | 70.15 |
| 5 | 福 州 | 8.692 872 | 69.3 |
| 6 | 济 南 | 8.141 372 4 | 67.07 |
| 7 | 成 都 | 7.783 615 2 | 65.58 |
| 8 | 郑 州 | 7.429 836 9 | 64.07 |
| 9 | 合 肥 | 7.340 921 2 | 63.69 |
| 10 | 昆 明 | 7.279 531 3 | 63.42 |
| 11 | 武 汉 | 6.993 223 8 | 62.16 |
| 12 | 银 川 | 6.732 776 6 | 60.99 |
| 13 | 西 安 | 6.708 604 9 | 60.88 |
| 14 | 沈 阳 | 6.622 089 1 | 60.49 |
| 15 | 乌鲁木齐 | 6.570 312 6 | 60.25 |
| 16 | 呼和浩特 | 6.418 526 8 | 59.55 |

| 排　名 | 省会城市 | 健康保障指数得分 | 健康保障指数百分制得分 |
|---|---|---|---|
| 17 | 石家庄 | 6.212 148 4 | 58.59 |
| 18 | 太　原 | 6.007 286 8 | 57.61 |
| 19 | 贵　阳 | 5.839 492 2 | 56.8 |
| 20 | 哈尔滨 | 5.782 665 5 | 56.52 |
| 21 | 南　昌 | 5.754 443 6 | 56.39 |
| 22 | 海　口 | 5.731 890 9 | 56.28 |
| 23 | 长　春 | 5.700 496 9 | 56.12 |
| 24 | 兰　州 | 5.307 446 3 | 54.15 |
| 25 | 南　宁 | 5.227 727 8 | 53.74 |
| 26 | 西　宁 | 4.146 155 | 47.86 |

## （二）26个省会城市健康服务指数综合分析

与2015年同期相比,前五位依旧是杭州、广州、南京、长沙、福州,但分值略有变化,其中杭州提高了5.01分,南京提高了2.11分,长沙提高了2.68分,福州提高了2.14分,广州下降了0.85分。其中杭州提高最为显著。2016年,杭州市聚焦G20峰会医疗卫生保障这一圆心和城市国际化、城乡一体化两大主题,突出公立医院综合改革、分级诊疗体系建设、智慧医疗服务和生育政策调整四项重点,推出《杭州市健康产业发展"十三五"规划》,明确规定杭州市以"医"为主体、以"康"为支撑、以"养"为特色、以"健"为纽带、以"药"为重点的大健康产业发展模式。2015年11月起将最低月工资标准由1 650元/月调整为1 860元/月,大大提升了居民对健康保障的投资。

排在最后一位的是西宁,健康保障分值为47.86分,与第一位的杭州分值相差32.54分。因为西宁健康保障各项指数都与杭州存在较大差距,数据分析西宁市公共财政预算支出中医疗卫生支出、公共财政预算支出等严重不足,城镇居民人均可支配收入在全国省会城市及计划单列市中排名末位,农村居民人均可支配收入、城镇单位就业人员平均工资水平比较低,各项指数普遍落后于全国省会城市及计划单列市。其中,西宁城镇居民人均可支配收入21 291元,与杭州城镇居民人均可支配收入 44 632 元相差 23 341 元,西宁农村居民人均可支配收入 10 097 元,与杭州农村居民人均可支配收入 23 555 差 13 458 元。说明西宁在经济发展特别是人均收入方面与排名靠前的省会城市及计划单列市差距较大,需要加强经济建设,不断提升人民收入水平,进而提升西宁健康城市保障水平。

从总体上分析排在省会城市前五位和后五位的城市,可以看出城市的健康保障水平受地理位置分布和经济发展水平高低的影响。排名后五位的省会城市除海口以外,基本都属于西部城市,经济发展的水平限制了其健康保障事业的建设。东北和南海地区的省会城市要大力发展经济,加大健康投入,为健康城市提供良好的物质保障。

## 四 5 个计划单列市的健康保障指数比较分析

### (一)5 个计划单列市健康保障指数得分排名

2016 年中国计划单列市健康保障指数得分排名为:深圳 94.89 分、宁波 85.8 分、厦门 75.19 分、青岛 70.43 分、大连 67.84 分。排在第一位的深圳比最后一位的大连相差 27.05 分。(详见图 4 - 4、表 4 - 12)

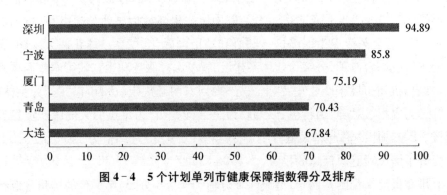

图 4 - 4　5 个计划单列市健康保障指数得分及排序

表 4 - 12　5 个计划单列市健康保障指数得分及排序

| 排　名 | 计划单列市 | 健康保障指数得分 | 健康保障指数百分制得分 |
|---|---|---|---|
| 1 | 深　圳 | 16.297 997 | 94.89 |
| 2 | 宁　波 | 13.324 472 | 85.8 |

| 排　名 | 计划单列市 | 健康保障指数得分 | 健康保障指数百分制得分 |
|---|---|---|---|
| 3 | 厦　门 | 10.231 436 | 75.19 |
| 4 | 青　岛 | 8.978 971 1 | 70.43 |
| 5 | 大　连 | 8.330 844 8 | 67.84 |

### （二）5 个计划单列市健康保障指数得分比较分析

排在计划单列市第一位的深圳,健康保障百分制分值为 94.89 分。数据显示其多项指标均排名在第一位,表明相对其他计划单列市,深圳社会保障服务水平较高。2016 年深圳为保障市民健康生活,进一步落实"家庭医生"上门服务,推动"舌尖上的安全"工程,开展了"深圳健康生活节"等各式活动,提升了深圳健康事业的发展。

排在全国计划单列市第二位的宁波,健康保障百分制得分为 85.8 分。同时,宁波的多项指标均在全国计划单列市中排名靠前,城市农村居民人均可支配收入在全国计划单列市中排名第一位,城市城镇居民人均可支配收入在全国计划单列市中排名第二位。同时,宁波健康保障各主要指标排名比较均衡,在健康保障方面仍有较大进步空间。

## 五　98 个地级市健康保障指数比较分析

### （一）98 个地级市健康保障指数得分排名

2016 年,98 个地级市健康保障指数得分排在前五位的是:鄂尔多斯 90.15 分、南通 85.08 分、金华 83.98 分、温州 82.17 分、威海 79.9 分。排在后五位的是:丽江 45.65 分、六盘水 44.89 分、保山 43.55 分、天水 39.34 分、南充 34.36 分。健康保障平均分值为 60.96 分,比全国 129 个城市的总平均分 61.04 分低 1.5 分,比省会城市和计划单列市平均分值 64.47 分低 4.93 分。这个数据表明地级市比省会城市及计划单列市的健康保障水平要低。(详见图 4 - 5、表 4 - 13)

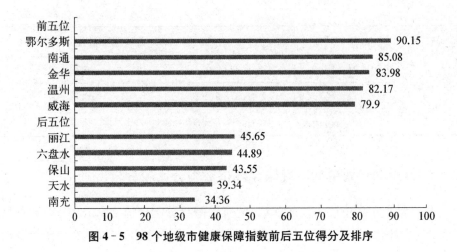

图 4 - 5　98 个地级市健康保障指数前后五位得分及排序

表 4 - 13　98 个地级市健康保障指数得分及排序

| 排　名 | 地级市 | 健康保障指数得分 | 健康保障指数百分制得分 |
|---|---|---|---|
| 1 | 鄂尔多斯 | 14.710 857 | 90.15 |
| 2 | 南　通 | 13.101 567 | 85.08 |
| 3 | 金　华 | 12.764 42 | 83.98 |
| 4 | 温　州 | 12.220 019 | 82.17 |
| 5 | 威　海 | 11.555 599 | 79.9 |
| 6 | 延　安 | 11.415 342 | 79.42 |
| 7 | 绍　兴 | 10.643 406 | 76.68 |
| 8 | 黄　冈 | 10.246 731 | 75.24 |
| 9 | 克拉玛依 | 9.976 209 8 | 74.24 |
| 10 | 珠　海 | 9.885 922 5 | 73.91 |
| 11 | 泉　州 | 9.385 610 6 | 72.01 |
| 12 | 榆　林 | 9.259 493 7 | 71.53 |
| 13 | 佛　山 | 9.214 325 7 | 71.35 |
| 14 | 漳　州 | 8.986 808 | 70.46 |
| 15 | 九　江 | 8.880 224 2 | 70.05 |
| 16 | 赣　州 | 8.631 723 1 | 69.06 |
| 17 | 扬　州 | 8.321 605 8 | 67.81 |

| 排　名 | 地级市 | 健康保障指数得分 | 健康保障指数百分制得分 |
|:---:|:---:|:---:|:---:|
| 18 | 德　阳 | 8.216 718 2 | 67.38 |
| 19 | 曲　靖 | 8.128 286 4 | 67.01 |
| 20 | 泰　安 | 8.050 884 5 | 66.69 |
| 21 | 通　化 | 8.026 415 8 | 66.59 |
| 22 | 晋　中 | 7.659 869 3 | 65.05 |
| 23 | 廊　坊 | 7.616 695 3 | 64.87 |
| 24 | 普　洱 | 7.551 829 7 | 64.59 |
| 25 | 淄　博 | 7.350 541 8 | 63.73 |
| 26 | 马鞍山 | 7.337 444 5 | 63.67 |
| 27 | 吉　安 | 7.213 040 7 | 63.13 |
| 28 | 徐　州 | 7.137 952 2 | 62.8 |
| 29 | 玉　溪 | 7.135 461 7 | 62.79 |
| 30 | 连云港 | 7.068 903 7 | 62.49 |
| 31 | 芜　湖 | 7.049 519 1 | 62.41 |
| 32 | 宜　昌 | 6.995 608 7 | 62.17 |
| 33 | 遵　义 | 6.986 862 1 | 62.13 |
| 34 | 岳　阳 | 6.916 661 5 | 61.82 |
| 35 | 吴　忠 | 6.886 618 | 61.68 |
| 36 | 保　定 | 6.711 456 3 | 60.89 |
| 37 | 桂　林 | 6.710 769 2 | 60.89 |
| 38 | 牡丹江 | 6.641 420 4 | 60.58 |
| 39 | 铁　岭 | 6.567 578 3 | 60.24 |
| 40 | 乌　海 | 6.555 287 3 | 60.18 |
| 41 | 临　汾 | 6.549 548 2 | 60.16 |
| 42 | 三　亚 | 6.506 098 6 | 59.96 |
| 43 | 湘　潭 | 6.440 516 2 | 59.65 |
| 44 | 四　平 | 6.433 017 7 | 59.62 |

| 排 名 | 地级市 | 健康保障指数得分 | 健康保障指数百分制得分 |
|:---:|:---:|:---:|:---:|
| 45 | 平顶山 | 6.385 062 2 | 59.39 |
| 46 | 鞍 山 | 6.333 633 1 | 59.16 |
| 47 | 佳木斯 | 6.314 831 9 | 59.07 |
| 48 | 中 卫 | 6.300 065 7 | 59 |
| 49 | 包 头 | 6.260 180 2 | 58.81 |
| 50 | 锦 州 | 6.238 880 3 | 58.71 |
| 51 | 攀枝花 | 6.090 275 1 | 58.01 |
| 52 | 阳 泉 | 6.074 661 9 | 57.93 |
| 53 | 秦皇岛 | 6.067 580 9 | 57.9 |
| 54 | 嘉峪关 | 6.041 592 2 | 57.78 |
| 55 | 邯 郸 | 5.856 362 2 | 56.88 |
| 56 | 唐 山 | 5.824 551 2 | 56.73 |
| 57 | 运 城 | 5.817 535 3 | 56.69 |
| 58 | 金 昌 | 5.790 984 6 | 56.56 |
| 59 | 柳 州 | 5.704 840 5 | 56.14 |
| 60 | 吉 林 | 5.693 847 | 56.09 |
| 61 | 洛 阳 | 5.647 949 7 | 55.86 |
| 62 | 通 辽 | 5.609 794 3 | 55.67 |
| 63 | 宝 鸡 | 5.551 694 4 | 55.38 |
| 64 | 安 阳 | 5.513 945 | 55.19 |
| 65 | 开 封 | 5.510 001 1 | 55.18 |
| 66 | 莆 田 | 5.458 122 9 | 54.91 |
| 67 | 景德镇 | 5.399 147 8 | 54.62 |
| 68 | 咸 宁 | 5.355 681 1 | 54.4 |
| 69 | 齐齐哈尔 | 5.284 879 | 54.04 |
| 70 | 石嘴山 | 5.231 028 2 | 53.76 |
| 71 | 淮 南 | 5.229 183 7 | 53.75 |

| 排　名 | 地级市 | 健康保障指数得分 | 健康保障指数百分制得分 |
|---|---|---|---|
| 72 | 鹤　壁 | 5.213 611 9 | 53.67 |
| 73 | 防城港 | 5.187 245 1 | 53.53 |
| 74 | 汕　头 | 5.181 514 3 | 53.51 |
| 75 | 白　山 | 5.148 415 9 | 53.33 |
| 76 | 酒　泉 | 5.147 230 4 | 53.33 |
| 77 | 蚌　埠 | 5.038 631 2 | 52.76 |
| 78 | 荆　州 | 4.893 035 8 | 51.99 |
| 79 | 固　原 | 4.862 037 9 | 51.83 |
| 80 | 赤　峰 | 4.857 234 8 | 51.8 |
| 81 | 鸡　西 | 4.849 242 1 | 51.76 |
| 82 | 萍　乡 | 4.822 568 6 | 51.62 |
| 83 | 白　银 | 4.792 293 | 51.46 |
| 84 | 绵　阳 | 4.673 061 3 | 50.81 |
| 85 | 铜　川 | 4.475 305 | 49.73 |
| 86 | 北　海 | 4.460 430 1 | 49.64 |
| 87 | 辽　源 | 4.213 328 1 | 48.25 |
| 88 | 常　德 | 4.145 915 | 47.86 |
| 89 | 毕　节 | 4.116 444 | 47.69 |
| 90 | 大　同 | 4.110 719 2 | 47.66 |
| 91 | 益　阳 | 4.079 976 | 47.48 |
| 92 | 安　顺 | 4.038 494 4 | 47.24 |
| 93 | 张家界 | 3.888 628 4 | 46.35 |
| 94 | 丽　江 | 3.772 516 3 | 45.65 |
| 95 | 六盘水 | 3.647 803 4 | 44.89 |
| 96 | 保　山 | 3.432 188 3 | 43.55 |
| 97 | 天　水 | 2.801 635 2 | 39.34 |
| 98 | 南　充 | 2.137 418 6 | 34.36 |
| 各地平均值 | | 6.871 327 2 | 60.96 |

### （二）98个地级市健康保障指数得分比较分析

排在全国地级市第一位的鄂尔多斯市，健康保障百分制分值为90.15分。数据显示鄂尔多斯的公共财政预算支出、城镇居民人均可支配收入、城镇单位就业人员平均工资等多项指标在全国地级市中排名靠前。表明鄂尔多斯市的经济发展水平较高、人民生活较为富裕，进而对健康保障事业的投入增多。

排在全国地级市第二位的南通，健康保障百分制分值为85.08分。数据显示：南通的多项指标均在全国地级市中排名靠前，其中公共财政预算支出中医疗卫生支出、公共财政预算支出等指标均在全国地级市中排名第二位。同时南通健康保障的其他主要指标排名也比较均衡。

健康保障排在最后一位的南充，其分值为34.36分，与第一位鄂尔多斯市分值相差55.79分。数据分析显示，南充健康保障各项指数都与鄂尔多斯市存在较大差距。主要原因是南充市社会保障支出严重不足，多项健康保障指数落后于全国地级市平均水平。其中最明显的是南充城镇居民人均可支配收入21 223元，比鄂尔多斯市城镇居民人均可支配收入34 983元低16 337元。这就说明南充在经济发展特别是城镇人均收入方面与全国地级市差距较大，直接影响着南充的健康城市保障水平。

从总体上看，排在全国地级市前五位和后五位的城市，前五位除鄂尔多斯外，其余城市主要分布在东南沿海，后五位主要分布在中西部地区，城市的健康保障水平在地域上存在较大差异。所以，中西部地级市健康保障水平都有较大提升空间，这些城市要大力发展经济，提升社会保障支出水平，为健康城市发展提供物质保障。

## 六 中国129个城市健康保障核心指标比较

### （一）公共财政中医疗卫生支出预算支出

从2016年中国129个城市的健康保障数据来看，公共财政中医疗卫生支出预算支出排在前五位的是：深圳122.96亿元、广州99.94亿元、成都81.95亿元、武汉80.62亿元、宁波71.54亿元。排在后五位的是：乌海6.33亿元、铜川6.06亿元、三亚5.39亿元、金昌3.27亿元、嘉峪关1.81亿元。排在第一位的深圳比排在最后一位的嘉峪关公共财政中医疗卫生支出预算支出多出 121.15 亿元,除去城市规模的影响,差距依然十分显著。(详见图 4－6、表 4－14)

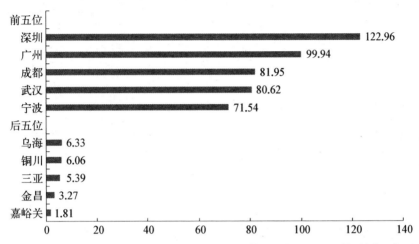

**图 4－6　129 个城市公共财政中医疗卫生支出预算支出前后五位比较**(单位:亿元)

**表 4－14　129 个城市公共财政中医疗卫生支出预算支出排序**

（单位:亿元）

| 城　市　　　　指　标 | 公共财政中医疗卫生支出预算支出 |
| --- | --- |
| 深　圳 | 122.96 |
| 广　州 | 99.94 |
| 成　都 | 81.95 |
| 武　汉 | 80.62 |
| 宁　波 | 71.54 |
| 杭　州 | 71.47 |
| 郑　州 | 70.25 |
| 南　京 | 60.23 |
| 青　岛 | 58.43 |
| 西　安 | 57.89 |
| 赣　州 | 57.15 |
| 南　通 | 53.83 |

续 表

| 指 标<br>城 市 | 公共财政中医疗卫生支出预算支出 |
|---|---|
| 哈尔滨 | 52.46 |
| 济 南 | 51.64 |
| 大 连 | 50.85 |
| 长 春 | 50.52 |
| 徐 州 | 49.89 |
| 遵 义 | 49.73 |
| 保 定 | 48.79 |
| 毕 节 | 47.61 |
| 南 昌 | 46.04 |
| 沈 阳 | 44.67 |
| 南 宁 | 44.67 |
| 合 肥 | 44.45 |
| 长 沙 | 43.76 |
| 福 州 | 43.67 |
| 南 充 | 41.79 |
| 温 州 | 40.19 |
| 泉 州 | 39.32 |
| 昆 明 | 39.15 |
| 邯 郸 | 38.9 |
| 榆 林 | 37.71 |
| 九 江 | 36.9 |
| 洛 阳 | 36.89 |
| 桂 林 | 36.21 |
| 常 德 | 35.63 |
| 黄 冈 | 35.12 |
| 金 华 | 33.59 |
| 贵 阳 | 33.3 |

| 指　标<br>城　市 | 公共财政中医疗卫生支出预算支出 |
|---|---|
| 岳　阳 | 32.51 |
| 吉　林 | 32.18 |
| 曲　靖 | 32.12 |
| 吉　安 | 31.9 |
| 赤　峰 | 31 |
| 绵　阳 | 30.53 |
| 石家庄 | 30.48 |
| 宜　昌 | 30.3 |
| 泰　安 | 30.16 |
| 绍　兴 | 29.42 |
| 厦　门 | 29.29 |
| 佛　山 | 28.9 |
| 齐齐哈尔 | 28.6 |
| 芜　湖 | 28.59 |
| 安　阳 | 27.76 |
| 漳　州 | 27.57 |
| 开　封 | 27.28 |
| 汕　头 | 26.13 |
| 连云港 | 26.09 |
| 平顶山 | 25.95 |
| 鄂尔多斯 | 25.85 |
| 兰　州 | 25.75 |
| 益　阳 | 25.57 |
| 荆　州 | 25.08 |
| 淄　博 | 24.88 |
| 临　汾 | 24.7 |
| 延　安 | 24.37 |

续　表

| 城　市　　　　指　标 | 公共财政中医疗卫生支出预算支出 |
|---|---|
| 运　城 | 24.35 |
| 扬　州 | 24.12 |
| 柳　州 | 23.96 |
| 唐　山 | 23.73 |
| 鞍　山 | 22.88 |
| 天　水 | 22.67 |
| 宝　鸡 | 21.71 |
| 廊　坊 | 21.58 |
| 六盘水 | 21.37 |
| 德　阳 | 21.17 |
| 蚌　埠 | 21.08 |
| 四　平 | 20.86 |
| 通　辽 | 20.37 |
| 太　原 | 20 |
| 普　洱 | 19.31 |
| 晋　中 | 19.22 |
| 玉　溪 | 19 |
| 保　山 | 17.88 |
| 安　顺 | 17.8 |
| 呼和浩特 | 17.77 |
| 西　宁 | 17.45 |
| 莆　田 | 17.27 |
| 大　同 | 16.8 |
| 马鞍山 | 16.61 |
| 包　头 | 16.56 |
| 海　口 | 16.51 |
| 湘　潭 | 16.49 |

| 城　市　　　指　标 | 公共财政中医疗卫生支出预算支出 |
|---|---|
| 威　海 | 16.27 |
| 咸　宁 | 15.89 |
| 牡丹江 | 15.88 |
| 铁　岭 | 14.59 |
| 通　化 | 14.43 |
| 乌鲁木齐 | 14.33 |
| 佳木斯 | 14.18 |
| 锦　州 | 14.12 |
| 吴　忠 | 12.71 |
| 白　银 | 12.49 |
| 固　原 | 12.49 |
| 银　川 | 12.41 |
| 萍　乡 | 12.29 |
| 淮　南 | 12.26 |
| 北　海 | 11.71 |
| 秦皇岛 | 10.72 |
| 酒　泉 | 10.43 |
| 丽　江 | 10.28 |
| 景德镇 | 9.92 |
| 珠　海 | 9.9 |
| 鸡　西 | 9.88 |
| 白　山 | 9.75 |
| 攀枝花 | 9.35 |
| 张家界 | 9.09 |
| 中　卫 | 9.06 |
| 鹤　壁 | 9.04 |
| 辽　源 | 8.36 |

| 指　标<br>城　市 | 公共财政中医疗卫生支出预算支出 |
| --- | --- |
| 克拉玛依 | 8 |
| 阳　泉 | 7.77 |
| 石嘴山 | 6.57 |
| 防城港 | 6.47 |
| 乌　海 | 6.33 |
| 铜　川 | 6.06 |
| 三　亚 | 5.39 |
| 金　昌 | 3.27 |
| 嘉峪关 | 1.81 |

排名第一位的深圳市,公共财政中医疗卫生支出预算支出 122.96 亿元。这一成果是深圳市委、市政府不断加大医疗卫生事业财政投入的必然结果。在医疗卫生领域,2016 年末深圳拥有医疗卫生机构 3 339 个(不含 613 家非独立社区健康服务中心),比上一年增加 391 个;拥有医院 134 家,增加 9 家,其中公立医院新增 4 家,社会办医院新增 5 家;拥有床位 41 512 张,其中医院病床 38 124 张;拥有卫生工作人员 96 955 人,增加 4.6%。深圳积极构建"基层医疗集团＋综合性区域医疗中心"为主体的整合型医疗卫生服务体系,目前已建成 11 家基层医疗集团、10 家综合性区域医疗中心,630 家社康中心实现社区全覆盖,全市基层医疗卫生机构门诊量占比接近 65%。与 2012 年相比,公立医院财政补助收入占其总支出的比例由 17.2%上升到 30.5%。于 2012 年 7 月取消公立医院药品加成,同步提高诊查费收费标准并由医保统筹基金支付。改革后,"药占比"从 38.7%下降到 30.6%[①]。

除注重公共财政中医疗卫生支出预算支出之外,中国城市还应注意财政预算长期投入情况。考察公共财政中医疗卫生支出预算支出比重排名前五位的地级市,虽然地方政府保障了财政投入预算支出,但在健康城市保障的排名却都不

---

① 深圳市卫生和计划生育委员会:《关于深圳卫生计生(2013－2017)发展历程》,深圳市卫生和计划生育委员会网,2017 年 10 月 13 日,http://www.szhfpc.gov.cn/xxgk/ghjh/gmjjshfzghjh_3/201710/t20171013_9346464.htm。

够突出，说明中小城市地区医疗卫生基础条件薄弱是客观存在的现实状况，而医疗卫生事业是一项需要长期投入的事业，财政投入需要较长时段的效应释放过程。另外在加大财政中医疗卫生预算投入的同时应注意协调公共财政预算支出的关系，切实保障医疗卫生预算支出比重，不断提高居民医疗卫生保障水平。

## （二）公共财政预算支出

从 2016 年中国 129 个城市健康保障数据看，公共财政预算支出排在前五位的是：深圳 2 166.14 亿元、广州 1 436.22 亿元、成都 1 340 亿元、武汉 1 175.1 亿元、青岛 1 074.71 亿元。排在后五位的是：铜川 82.9 亿元、鸡西 80.27 亿元、石嘴山 79.05 亿元、金昌 50.32 亿元、嘉峪关 22.06 亿元。排在第一位的深圳比排在最后一位的嘉峪关公共财政预算支出高出 2 144.08 亿元。

排名第一位的深圳，公共财政预算支出为 2 166.14 亿元；第二位的广州，公共财政预算支出为 1 436.22 亿元。广州市能取得这样的成绩，是其贯彻落实发展公共健康保障事务的必然结果。2016 年，全市一般公共预算 1 888.2 亿元，增长 9.3%。其中，市本级一般公共服务支出 55.5 亿元，增长 86.3%。主要用于保障党政机关及事业单位正常运转、依法履职，推进社会公共服务管理，增强政府公共应急处置能力。市本级社会保障和就业支出 82.2 亿元，下降 17.3%。主要用于再次提高城乡最低生活保障标准和低收入困难家庭认定标准，各区解决重点优抚对象生活困难补助及医疗保障，资助残疾人参加基本养老保险。市本级医疗卫生与计划生育支出 71.9 亿元，增长 23.4%。主要用于健全医疗卫生体系，保障公共卫生项目投入，完善财政对基层医疗卫生机构的补偿机制，保障市、区基层卫生机构综合改革，继续推进落实计划生育政策等[①]。随着一般公共财政预算支出的增长，公共财政人均预算支出也就不断增长。另外，在 2016 年，广州市各级财政大力压缩行政成本，在保障行政机关正常运转和公共需要基本支出的前提下，将财政支出的重点投向三农、教育、文化、社会保障、医疗卫生、环境保护等以改善民生为重点的社会公共事业，使得重点支出得到有效保证。

医疗卫生事业除公共财政预算支出外，还需要处理好医疗卫生事业支出在公共财政预算中所占比例。通过将中国 129 个城市健康保障指数得分排序的前

---

①　广州市市财政局：《广州市 2016 年预算执行情况和 2017 年预算草案的报告和草案》，广州市人民政府网，2017 年 1 月 24 日，http://www.gz.gov.cn/gzfinancejg/yus/201701/6ad577e256354b5f9edbfce231315fbe.shtml。

10 位进行比对,发现 2016 年中国 129 个城市公共财政预算支出中只有深圳、宁波和杭州三个城市排序在前十位。这也说明公共财政预算是医疗卫生事业发展的基础,其中医疗卫生事业在公共财政预算中所占比例更加关乎一个城市健康保障事业的发展。(详见图 4-7、表 4-15)

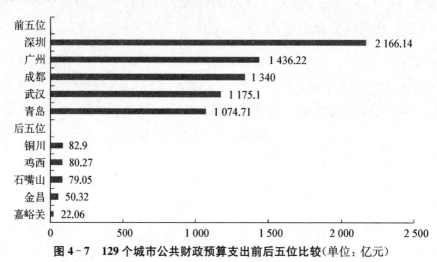

图 4-7 129 个城市公共财政预算支出前后五位比较(单位:亿元)

表 4-15　129 个城市公共财政预算支出排序　　(单位:亿元)

| 城　市 指　标 | 公共财政预算支出 |
|---|---|
| 深　圳 | 2 166.14 |
| 广　州 | 1 436.22 |
| 成　都 | 1 340 |
| 武　汉 | 1 175.1 |
| 青　岛 | 1 074.71 |
| 宁　波 | 1 000.86 |
| 大　连 | 989.46 |
| 杭　州 | 961.18 |
| 南　京 | 921.2 |
| 郑　州 | 918.51 |
| 沈　阳 | 914.38 |
| 西　安 | 819.54 |

续 表

| 指 标<br>城 市 | 公共财政预算支出 |
|---|---|
| 长 沙 | 802.38 |
| 哈尔滨 | 740.08 |
| 合 肥 | 698.79 |
| 长 春 | 675.84 |
| 徐 州 | 661.84 |
| 南 通 | 649.58 |
| 昆 明 | 593.66 |
| 福 州 | 574.81 |
| 济 南 | 571.41 |
| 石家庄 | 566.49 |
| 厦 门 | 548.25 |
| 鄂尔多斯 | 541.75 |
| 赣 州 | 536.27 |
| 佛 山 | 525.01 |
| 唐 山 | 524.66 |
| 温 州 | 488.98 |
| 泉 州 | 476.72 |
| 南 昌 | 473.16 |
| 南 宁 | 468.78 |
| 保 定 | 457.59 |
| 贵 阳 | 448.63 |
| 宜 昌 | 442.82 |
| 榆 林 | 423.32 |
| 洛 阳 | 412.99 |
| 乌鲁木齐 | 404.81 |
| 邯 郸 | 404.67 |
| 遵 义 | 396.32 |

| 城　市 ＼ 指　标 | 公共财政预算支出 |
|---|---|
| 九　江 | 383.53 |
| 连云港 | 375.95 |
| 扬　州 | 367.73 |
| 常　德 | 362.77 |
| 毕　节 | 360.77 |
| 赤　峰 | 360.44 |
| 包　头 | 353.69 |
| 金　华 | 352.86 |
| 芜　湖 | 346.92 |
| 绍　兴 | 346.44 |
| 黄　冈 | 345.4 |
| 南　充 | 344.68 |
| 淄　博 | 342.53 |
| 曲　靖 | 334.17 |
| 吉　林 | 327.33 |
| 鞍　山 | 325.41 |
| 太　原 | 322.69 |
| 通　辽 | 318.2 |
| 岳　阳 | 316.17 |
| 齐齐哈尔 | 313.68 |
| 桂　林 | 312 |
| 呼和浩特 | 310.91 |
| 延　安 | 310.41 |
| 吉　安 | 308.69 |
| 廊　坊 | 302.51 |
| 绵　阳 | 294.64 |
| 泰　安 | 285.78 |

续 表

| 指 标 城 市 | 公共财政预算支出 |
|---|---|
| 临 汾 | 283.08 |
| 威 海 | 280.6 |
| 兰 州 | 280.1 |
| 荆 州 | 276.29 |
| 珠 海 | 275.9 |
| 漳 州 | 274.5 |
| 银 川 | 263.9 |
| 柳 州 | 261.61 |
| 西 宁 | 248.14 |
| 平顶山 | 241.53 |
| 牡丹江 | 239.27 |
| 运 城 | 238.77 |
| 益 阳 | 236.62 |
| 宝 鸡 | 235.6 |
| 安 阳 | 234.28 |
| 锦 州 | 228.47 |
| 六盘水 | 224.79 |
| 普 洱 | 224.36 |
| 开 封 | 223.15 |
| 大 同 | 221.79 |
| 晋 中 | 216.85 |
| 汕 头 | 213.72 |
| 秦皇岛 | 211.96 |
| 铁 岭 | 209.08 |
| 通 化 | 208.7 |
| 蚌 埠 | 208.56 |
| 玉 溪 | 207.31 |

续 表

| 城 市 　　指 标 | 公共财政预算支出 |
|---|---|
| 湘 潭 | 203.6 |
| 德 阳 | 197.09 |
| 四 平 | 191.39 |
| 佳木斯 | 187.51 |
| 马鞍山 | 182.46 |
| 天 水 | 179.32 |
| 咸 宁 | 178.08 |
| 安 顺 | 172.82 |
| 固 原 | 165.43 |
| 保 山 | 164.24 |
| 莆 田 | 157.91 |
| 萍 乡 | 156.55 |
| 海 口 | 150.92 |
| 景德镇 | 149.57 |
| 淮 南 | 145.98 |
| 吴 忠 | 144.95 |
| 白 山 | 138.15 |
| 丽 江 | 128.03 |
| 攀枝花 | 121.18 |
| 张家界 | 116.84 |
| 白 银 | 114.94 |
| 中 卫 | 106.18 |
| 酒 泉 | 104.98 |
| 北 海 | 104.97 |
| 三 亚 | 104.86 |
| 防城港 | 99.83 |
| 辽 源 | 99.35 |

| 指 标<br>城 市 | 公共财政预算支出 |
| --- | --- |
| 乌 海 | 94.78 |
| 鹤 壁 | 94.06 |
| 克拉玛依 | 93.87 |
| 阳 泉 | 86.91 |
| 铜 川 | 82.9 |
| 鸡 西 | 80.27 |
| 石嘴山 | 79.05 |
| 金 昌 | 50.32 |
| 嘉峪关 | 22.06 |

### （三）医疗卫生支出占财政支出的比重

从 2016 年中国 129 个城市健康保障数据看，医疗卫生支出占财政支出的比重排在前五位的是：毕节 13.2％、天水 12.64％、遵义 12.55％、鸡西12.31％、汕头 12.23％。排在后五位的是：银川 4.7％、包头 4.68％、唐山 4.52％、珠海 3.59％、乌鲁木齐 3.54％。排在第一位的毕节比排在最后一位的乌鲁木齐医疗卫生支出占财政支出的比重多 9.66 个百分点。

排名第一位的毕节，医疗卫生支出占财政支出的比重达到 13.2％，这一成果一方面是毕节政府医疗卫生政策顺利实施的必然结果，另一方面也与财政支出的总体规模相关。2016 年初，毕节市确定全市医疗卫生事业发展的指导思想、目标要求和主要措施是：加强基础设施、人才队伍"两个建设"，深化公立医院、医保制度、药品供应"三个改革"，强化基本公共卫生、中医药"两个服务"，完善资金投入、资源整合、责任落实"三大体系"，实现"两个达到"目标（到 2016 年千人拥有床位数和执业、助理医师数达到小康标准，到 2020 年人均期望寿命指标达到小康水平）。[1] 毕节政府不断加大对卫生医疗事业投入，全面保障了毕节卫生事业的持续发展。

---

① 杜彦霖：《全市医疗卫生事业发展大会在毕节召开》，毕节试验区网，2016 年 1 月 6 日，http://news.bjsyqw.com/2016/0106/60818.shtml。

医疗卫生投入除了要看在财政中的占比等总量水平之外，还应注意投入产出的绩效情况。考察医疗卫生支出占财政支出比重排名前五位的地级市，虽然政府保障了财政投入的水平，但在居民健康指标上的排名却都不够突出，说明中小城市地区居民医疗卫生基础条件薄弱是客观存在的现实状况，而医疗卫生事业的投入又需要较长时段的效应释放过程，因此需要注意提高资源利用的效率，积极学习和推广医疗卫生工作的先进经验，才能尽快弥补差距，及早提高居民的健康水平。（详见图 4-8、表 4-16）

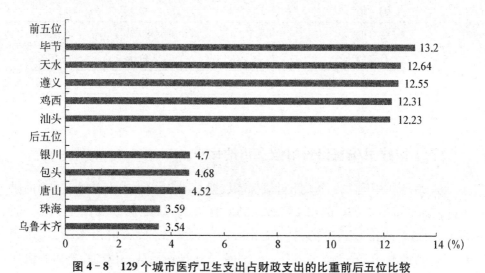

图 4-8　129 个城市医疗卫生支出占财政支出的比重前后五位比较

表 4-16　129 个城市医疗卫生支出占财政支出比重排序

| 城　　市 | 指　标 医疗卫生支出占财政支出的比重（％） |
| --- | --- |
| 毕　节 | 13.2 |
| 天　水 | 12.64 |
| 遵　义 | 12.55 |
| 鸡　西 | 12.31 |
| 汕　头 | 12.23 |
| 开　封 | 12.22 |
| 南　充 | 12.12 |
| 安　阳 | 11.85 |

| 城　市　　　指　标 | 医疗卫生支出占财政支出的比重(%) |
|---|---|
| 桂　林 | 11.61 |
| 北　海 | 11.16 |
| 海　口 | 10.94 |
| 莆　田 | 10.94 |
| 四　平 | 10.9 |
| 保　山 | 10.89 |
| 白　银 | 10.87 |
| 益　阳 | 10.81 |
| 平顶山 | 10.74 |
| 德　阳 | 10.74 |
| 保　定 | 10.66 |
| 赣　州 | 10.66 |
| 泰　安 | 10.55 |
| 绵　阳 | 10.36 |
| 吉　安 | 10.33 |
| 安　顺 | 10.3 |
| 岳　阳 | 10.28 |
| 运　城 | 10.2 |
| 黄　冈 | 10.17 |
| 蚌　埠 | 10.11 |
| 漳　州 | 10.04 |
| 酒　泉 | 9.94 |
| 吉　林 | 9.83 |
| 常　德 | 9.82 |
| 南　昌 | 9.73 |
| 九　江 | 9.62 |
| 邯　郸 | 9.61 |

| 指 标<br>城 市 | 医疗卫生支出占财政支出的比重（%） |
|---|---|
| 曲 靖 | 9.61 |
| 鹤 壁 | 9.61 |
| 南 宁 | 9.53 |
| 金 华 | 9.52 |
| 六盘水 | 9.51 |
| 宝 鸡 | 9.21 |
| 兰 州 | 9.19 |
| 玉 溪 | 9.17 |
| 柳 州 | 9.16 |
| 齐齐哈尔 | 9.12 |
| 马鞍山 | 9.1 |
| 荆 州 | 9.08 |
| 济 南 | 9.04 |
| 阳 泉 | 8.94 |
| 洛 阳 | 8.93 |
| 咸 宁 | 8.92 |
| 榆 林 | 8.91 |
| 晋 中 | 8.86 |
| 吴 忠 | 8.77 |
| 临 汾 | 8.73 |
| 普 洱 | 8.61 |
| 赤 峰 | 8.6 |
| 中 卫 | 8.53 |
| 克拉玛依 | 8.52 |
| 绍 兴 | 8.49 |
| 辽 源 | 8.41 |
| 淮 南 | 8.4 |

| 指　标<br>城　市 | 医疗卫生支出占财政支出的比重（％） |
|---|---|
| 石嘴山 | 8.31 |
| 南　通 | 8.29 |
| 泉　州 | 8.25 |
| 芜　湖 | 8.24 |
| 温　州 | 8.22 |
| 嘉峪关 | 8.2 |
| 湘　潭 | 8.1 |
| 丽　江 | 8.03 |
| 延　安 | 7.85 |
| 萍　乡 | 7.85 |
| 张家界 | 7.78 |
| 攀枝花 | 7.72 |
| 郑　州 | 7.65 |
| 福　州 | 7.6 |
| 大　同 | 7.57 |
| 佳木斯 | 7.56 |
| 固　原 | 7.55 |
| 徐　州 | 7.54 |
| 长　春 | 7.48 |
| 杭　州 | 7.44 |
| 贵　阳 | 7.42 |
| 铜　川 | 7.31 |
| 淄　博 | 7.26 |
| 宁　波 | 7.15 |
| 廊　坊 | 7.13 |
| 哈尔滨 | 7.09 |
| 西　安 | 7.06 |

| 城 市 　　　　指 标 | 医疗卫生支出占财政支出的比重（%） |
|---|---|
| 白　山 | 7.06 |
| 西　宁 | 7.03 |
| 鞍　山 | 7.03 |
| 铁　岭 | 6.98 |
| 广　州 | 6.96 |
| 连云港 | 6.94 |
| 通　化 | 6.91 |
| 武　汉 | 6.86 |
| 宜　昌 | 6.84 |
| 乌　海 | 6.68 |
| 牡丹江 | 6.64 |
| 景德镇 | 6.63 |
| 昆　明 | 6.59 |
| 扬　州 | 6.56 |
| 南　京 | 6.54 |
| 金　昌 | 6.5 |
| 防城港 | 6.48 |
| 通　辽 | 6.4 |
| 合　肥 | 6.36 |
| 太　原 | 6.2 |
| 锦　州 | 6.18 |
| 成　都 | 6.12 |
| 威　海 | 5.8 |
| 呼和浩特 | 5.72 |
| 深　圳 | 5.68 |
| 佛　山 | 5.5 |
| 长　沙 | 5.45 |

| 指 标<br>城 市 | 医疗卫生支出占财政支出的比重(%) |
|---|---|
| 青 岛 | 5.44 |
| 石家庄 | 5.38 |
| 厦 门 | 5.34 |
| 三 亚 | 5.14 |
| 大 连 | 5.14 |
| 秦皇岛 | 5.06 |
| 沈 阳 | 4.89 |
| 鄂尔多斯 | 4.77 |
| 银 川 | 4.7 |
| 包 头 | 4.68 |
| 唐 山 | 4.52 |
| 珠 海 | 3.59 |
| 乌鲁木齐 | 3.54 |

## (四) 城镇居民人均可支配收入

从 2016 年中国 129 个城市健康保障数据看,城镇居民人均可支配收入排在前五位的是:杭州 44 632 元/人、宁波 44 155 元/人、绍兴 43 167 元/人、广州 42 955 元/人、南京 42 568 元/人。排在后五位的是:固原 19 677 元/人、鸡西 19 375 元/人、铁岭 19 276 元/人、天水 18 565 元/人、张家界 18 055 元/人。排在第一位的杭州比排在最后一位的张家界城镇居民人均可支配收入高出 26 577 元。

排名第一位的杭州,城镇居民人均可支配收入高达 44 632 元,这一成果是杭州市政府重视经济发展,不断提高居民收入水平、完善社会保障发展事业的必然结果。近几年来,为保障居民收入水平,杭州最低工资标准连续每年都作了调整,分别为 2011 年 1 310 元/月、2013 年 1 470 元/月、2014 年 1 650 元/月以及 2015 年 1 860 元/月,总增幅已经超过 40%。得益于创新驱动增长模式和及时的产业转型升级,杭州居民人均可支配收入保持了相对平稳的增长势头。居民收入是居民关注健康事业、重视健康发展的物质基础。杭州城镇居民人均可支配收入的高水平对于杭州的城市健康发展事业起到了重要的保障作用。

2016 年中国 129 个城市城镇居民人均可支配收入前十位全部为沿海城市，内陆城市也应该要高度重视发展经济，不断提升城镇居民人均可支配收入水平，促进健康城市的长远发展。(详见图 4-9、表 4-17)

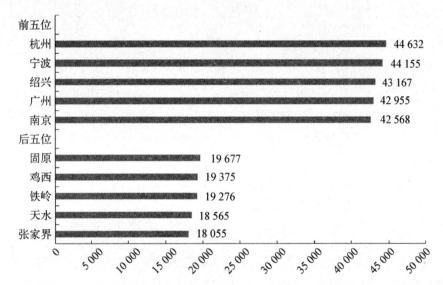

图 4-9 129 个城市城镇居民人均可支配收入前后五位比较(单位:元/人)

表 4-17 129 个城市城镇居民人均可支配收入排序

（单位:元/人）

| 城  市　　指  标 | 城镇居民人均可支配收入 |
|---|---|
| 杭  州 | 44 632 |
| 宁  波 | 44 155 |
| 绍  兴 | 43 167 |
| 广  州 | 42 955 |
| 南  京 | 42 568 |
| 深  圳 | 40 948 |
| 温  州 | 40 510 |
| 金  华 | 39 807 |
| 厦  门 | 39 625 |

续　表

| 城　市 ＼ 指　标 | 城镇居民人均可支配收入 |
|---|---|
| 济　南 | 38 763 |
| 青　岛 | 38 294 |
| 长　沙 | 36 826 |
| 佛　山 | 36 555 |
| 西　安 | 36 100 |
| 包　头 | 35 506 |
| 珠　海 | 35 287 |
| 鄂尔多斯 | 34 983 |
| 泉　州 | 34 820 |
| 呼和浩特 | 34 723 |
| 威　海 | 34 254 |
| 沈　阳 | 34 233 |
| 大　连 | 33 591 |
| 淄　博 | 33 534 |
| 南　通 | 33 374 |
| 武　汉 | 33 270 |
| 成　都 | 32 665 |
| 马鞍山 | 32 560 |
| 福　州 | 32 451 |
| 宝　鸡 | 31 560 |
| 乌　海 | 31 481 |
| 昆　明 | 31 295 |
| 泰　安 | 30 715 |
| 延　安 | 30 588 |
| 扬　州 | 30 322 |
| 克拉玛依 | 30 250 |
| 榆　林 | 29 665 |

续　表

| 指　标<br>城　市 | 城镇居民人均可支配收入 |
|---|---|
| 廊　坊 | 29 416 |
| 合　肥 | 29 348 |
| 郑　州 | 29 095 |
| 南　昌 | 29 091 |
| 唐　山 | 28 891 |
| 哈尔滨 | 28 816 |
| 鞍　山 | 27 846 |
| 芜　湖 | 27 384 |
| 攀枝花 | 27 322 |
| 长　春 | 27 299 |
| 吉　林 | 27 297 |
| 铜　川 | 27 237 |
| 玉　溪 | 27 223 |
| 南　宁 | 27 075 |
| 湘　潭 | 27 068 |
| 德　阳 | 26 998 |
| 洛　阳 | 26 974 |
| 嘉峪关 | 26 894 |
| 乌鲁木齐 | 26 890 |
| 莆　田 | 26 871 |
| 三　亚 | 26 860 |
| 桂　林 | 26 811 |
| 通　化 | 26 701 |
| 白　山 | 26 694 |
| 柳　州 | 26 693 |
| 四　平 | 26 629 |
| 景德镇 | 26 625 |

续 表

| 指　标<br>城　市 | 城镇居民人均可支配收入 |
|---|---|
| 海　口 | 26 530 |
| 防城港 | 26 523 |
| 淮　南 | 26 267 |
| 金　昌 | 26 260 |
| 辽　源 | 26 252 |
| 银　川 | 26 118 |
| 秦皇岛 | 26 053 |
| 萍　乡 | 26 019 |
| 石家庄 | 25 996 |
| 荆　州 | 25 930 |
| 北　海 | 25 818 |
| 太　原 | 25 768 |
| 漳　州 | 25 741 |
| 晋　中 | 25 652 |
| 绵　阳 | 25 341 |
| 锦　州 | 25 214 |
| 安　阳 | 25 172 |
| 九　江 | 25 077 |
| 宜　昌 | 25 025 |
| 曲　靖 | 25 023 |
| 贵　阳 | 24 961 |
| 阳　泉 | 24 825 |
| 吉　安 | 24 797 |
| 牡丹江 | 24 735 |
| 酒　泉 | 24 651 |
| 平顶山 | 24 393 |
| 蚌　埠 | 24 147 |

| 指　标<br>城　市 | 城镇居民人均可支配收入 |
|---|---|
| 徐　州 | 24 080 |
| 咸　宁 | 23 758 |
| 丽　江 | 23 752 |
| 临　汾 | 23 610 |
| 连云港 | 23 595 |
| 通　辽 | 23 377 |
| 黄　冈 | 23 242 |
| 赤　峰 | 23 199 |
| 岳　阳 | 23 121 |
| 鹤　壁 | 23 113 |
| 大　同 | 23 043 |
| 兰　州 | 23 030 |
| 赣　州 | 22 935 |
| 遵　义 | 22 728 |
| 邯　郸 | 22 699 |
| 常　德 | 22 634 |
| 石嘴山 | 22 380 |
| 运　城 | 22 226 |
| 保　定 | 21 673 |
| 保　山 | 21 555(2013 年数据) |
| 佳木斯 | 21 518 |
| 开　封 | 21 467 |
| 汕　头 | 21 446 |
| 西　宁 | 21 291 |
| 齐齐哈尔 | 21 283 |
| 毕　节 | 21 231 |
| 南　充 | 21 223 |

| 城　市＼指　标 | 城镇居民人均可支配收入 |
|---|---|
| 六盘水 | 21 168 |
| 普　洱 | 21 058 |
| 安　顺 | 21 042 |
| 益　阳 | 20 688 |
| 白　银 | 20 053 |
| 中　卫 | 19 931 |
| 吴　忠 | 19 853 |
| 固　原 | 19 677 |
| 鸡　西 | 19 375 |
| 铁　岭 | 19 276 |
| 天　水 | 18 565 |
| 张家界 | 18 055 |

## （五）农村居民人均可支配收入

考虑到部分城市的当年数据不可获得，从 2016 年中国 129 个城市健康保障数据看，农村居民人均可支配收入排在前五位的是：宁波 24 283 元/人、杭州 23 555 元/人、绍兴 23 539 元/人、长沙 21 723 元/人、佛山 20 094 元/人。排在后五位的是：赣州 6 946 元/人、六盘水 6 791 元/人、安顺 6 671 元/人、固原 6 395 元/人、张家界 6 332 元/人。排在第一位的宁波比排在最后一位的张家界农村居民人均可支配收入高出 17 951 元。

排名第一位的宁波，农村居民人均可支配收入高达 24 283 元，这一成果是宁波政府重视统筹城乡发展，不断提高农村居民收入水平、完善社会保障发展事业的必然结果。2016 年《宁波市国民经济和社会发展第十三个五年规划纲要》提出城乡区域统筹协调发展。积极发展农家乐、乡村民宿等"美丽经济"，拓宽农民增收致富渠道。完善低收入群体精准帮扶机制，加强基础设施建设提升，在移民搬迁安置、低保政策兜底、生产就业帮扶、转移支付保障新型城市化方面取得新突破，不断推进新农村建设，力争成为全省城乡一体化示范区。宁波 2016 年市区居民人均可支配收入年均增长 10.5％，农村居民人均纯收入年均增长 11.7％，城乡居民收入比缩小到 1.91：1。覆盖城乡居民的社会保障体系更加完善，城乡三项医疗保险参保率稳定在 95％以上。教育、卫生等社会事业加快发展，基本公共服务均等化程度显著提高。社会建设全面推进，民主法治更加完备，社会更加和谐稳定。①

　　另外，通过分析 2016 年中国 129 个城市农村居民人均可支配收入排名前十位的城市，可以发现只有长沙是中西部城市，这与其自身的资源优势有一定关系。而西部大部分城市要切实采取举措增加农村居民收入，缩小与东部城市农村居民收入的差距。（详见图 4－10、表 4－18）

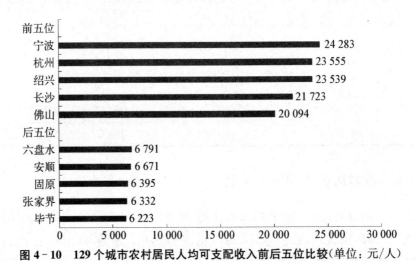

图 4－10　129 个城市农村居民人均可支配收入前后五位比较（单位：元/人）

表 4－18　129 个城市农村居民人均可支配收入排序

（单位：元/人）

| 指　标<br>城　市 | 农村居民人均可支配收入 |
| --- | --- |
| 宁　波 | 24 283 |
| 杭　州 | 23 555 |
| 绍　兴 | 23 539 |
| 长　沙 | 21 723 |

---

　　①　宁波市人民政府：《宁波市国民经济和社会发展第十三个五年规划纲要》，2016 年 2 月。

| 指　标　城　市 | 农村居民人均可支配收入 |
|---|---|
| 佛　山 | 20 094 |
| 温　州 | 19 394 |
| 金　华 | 18 544 |
| 珠　海 | 18 395 |
| 广　州 | 17 663 |
| 青　岛 | 17 461 |
| 威　海 | 17 296 |
| 厦　门 | 16 220 |
| 武　汉 | 16 160 |
| 南　京 | 16 011 |
| 克拉玛依 | 15 596（2013 年数据） |
| 淄　博 | 15 531 |
| 郑　州 | 15 470 |
| 马鞍山 | 14 969 |
| 济　南 | 14 726 |
| 芜　湖 | 14 606 |
| 泉　州 | 14 586 |
| 成　都 | 14 478 |
| 西　安 | 14 462 |
| 合　肥 | 14 407 |
| 南　通 | 14 268 |
| 湘　潭 | 14 092 |
| 福　州 | 14 012 |
| 扬　州 | 13 775 |
| 大　连 | 13 547 |
| 鸡　西 | 13 449 |
| 鄂尔多斯 | 13 439 |

| 指 标<br>城 市 | 农村居民人均可支配收入 |
|---|---|
| 乌 海 | 13 422 |
| 乌鲁木齐 | 13 306 |
| 泰 安 | 12 913 |
| 唐 山 | 12 867 |
| 莆 田 | 12 829 |
| 萍 乡 | 12 769 |
| 包 头 | 12 713 |
| 漳 州 | 12 690 |
| 荆 州 | 12 625 |
| 太 原 | 12 616 |
| 哈尔滨 | 12 546 |
| 呼和浩特 | 12 538 |
| 沈 阳 | 12 521 |
| 南 昌 | 12 414 |
| 嘉峪关 | 12 352(2013 年数据) |
| 廊 坊 | 12 115 |
| 鞍 山 | 12 093 |
| 宜 昌 | 11 837 |
| 锦 州 | 11 723 |
| 鹤 壁 | 11 709 |
| 景德镇 | 11 547 |
| 徐 州 | 11 513 |
| 牡丹江 | 11 401 |
| 齐齐哈尔 | 11 310 |
| 益 阳 | 11 304 |
| 三 亚 | 11 285 |
| 德 阳 | 11 260 |

| 城　市 指　标 | 农村居民人均可支配收入 |
|---|---|
| 汕　头 | 11 190 |
| 岳　阳 | 11 062 |
| 攀枝花 | 10 960 |
| 咸　宁 | 10 891 |
| 铁　岭 | 10 888 |
| 酒　泉 | 10 851（2013 年数据） |
| 贵　阳 | 10 826 |
| 阳　泉 | 10 742 |
| 常　德 | 10 737 |
| 石家庄 | 10 691 |
| 安　阳 | 10 680 |
| 海　口 | 10 630 |
| 淮　南 | 10 547 |
| 蚌　埠 | 10 511 |
| 连云港 | 10 465 |
| 昆　明 | 10 366 |
| 邯　郸 | 10 343 |
| 绵　阳 | 10 326 |
| 吉　林 | 10 288（2013 年数据） |
| 银　川 | 10 275 |
| 石嘴山 | 10 215 |
| 九　江 | 10 139 |
| 晋　中 | 10 100 |
| 西　宁 | 10 097 |
| 佳木斯 | 10 088 |
| 长　春 | 10 060（2013 年数据） |
| 玉　溪 | 9 969 |

| 城　市 　　　　指　标 | 农村居民人均可支配收入 |
|---|---|
| 秦皇岛 | 9 964 |
| 四　平 | 9 960（2013 年数据） |
| 通　化 | 9 935（2013 年数据） |
| 通　辽 | 9 932 |
| 辽　源 | 9 845（2013 年数据） |
| 延　安 | 9 779 |
| 榆　林 | 9 730 |
| 保　定 | 9 704 |
| 洛　阳 | 9 669 |
| 防城港 | 9 524 |
| 平顶山 | 9 489 |
| 桂　林 | 9 431 |
| 宝　鸡 | 9 421 |
| 黄　冈 | 9 388 |
| 开　封 | 9 316 |
| 吉　安 | 9 262 |
| 白　山 | 9 231（2013 年数据） |
| 铜　川 | 9 169 |
| 北　海 | 9 079 |
| 金　昌 | 8 863（2013 年数据） |
| 临　汾 | 8 755 |
| 柳　州 | 8 606 |
| 南　宁 | 8 576 |
| 南　充 | 8 555 |
| 曲　靖 | 8 514 |
| 吴　忠 | 8 442 |
| 遵　义 | 8 365 |

续 表

| 城 市 　　指 标 | 农村居民人均可支配收入 |
|---|---|
| 运 城 | 8 125 |
| 赤 峰 | 8 114 |
| 中 卫 | 7 403 |
| 丽 江 | 7 183 |
| 大 同 | 7 137 |
| 兰 州 | 7 114（2013 年数据） |
| 普 洱 | 7 096 |
| 赣 州 | 6 946 |
| 六盘水 | 6 791 |
| 安 顺 | 6 671 |
| 固 原 | 6 395 |
| 张家界 | 6 332 |
| 保 山 | 6 275（2013 年数据） |
| 毕 节 | 6 223 |
| 白 银 | 5 140（2013 年数据） |
| 天 水 | 4 386（2013 年数据） |
| 深 圳 | 暂无 |

## （六）城镇登记失业人数

从 2016 年中国 129 个城市健康保障数据看,城镇登记失业人员人数排在前五位的是:广州 243 655 人、成都 153 300 人、西安 108 400 人、合肥 103 032 人、武汉 101 500 人。排在后五位的是:三亚 3 301 人、防城港 3 248 人、嘉峪关 2 975 人、中卫 2 516 人、克拉玛依 1 053 人。排在第一位的广州比排在最后一位的克拉玛依城镇登记失业人员多 242 602 人。

排名第一位的广州,城市城镇登记失业人员人数为 243 655 人。早在 2009 年广州市就出台了《关于促进就业工作的意见》(穗府办〔2009〕50 号),文件结合广州市实际情况,从政府责任、就业环境等全方位采取措施促进就业。《意见》提出一要强化政府促进就业的领导责任,二要进一步完善就业扶持政策,三要大力促进创业带动就业,四要加大培训力度,建立健全职业教育培训体制,五要继续实施就业援助制度,六要进一步强化公共就业服务,七要切实加强促进就业工作的组织领导。广州市政府高度重视就业政策对促进居民收入等方面起到的良好推进作用,有力保障了广州市城市健康保障事业的发展。(详见图 4 - 11、表 4 - 19)

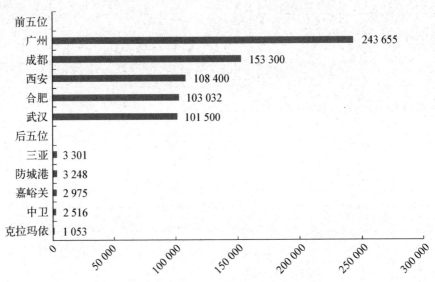

**图 4 - 11 129 个城市城镇登记失业人数前后五位比较**(单位:人)

**表 4 - 19 129 个城市城镇登记失业人数排序** (单位:人)

| 指 标<br>城 市 | 城市城镇登记失业人数 |
| --- | --- |
| 广 州 | 243 655 |
| 成 都 | 153 300 |
| 西 安 | 108 400 |
| 合 肥 | 103 032 |
| 武 汉 | 101 500 |
| 沈 阳 | 95 453 |
| 大 连 | 91 075 |
| 哈尔滨 | 88 270 |

| 指　标<br>城　市 | 城市城镇登记失业人数 |
|---|---|
| 长　春 | 84 478 |
| 青　岛 | 71 644 |
| 宁　波 | 67 187 |
| 唐　山 | 66 922 |
| 南　京 | 66 532 |
| 南　昌 | 64 619 |
| 郑　州 | 61 335 |
| 长　沙 | 59 065 |
| 大　同 | 58 449 |
| 荆　州 | 56 424 |
| 邯　郸 | 53 508 |
| 石家庄 | 53 409 |
| 包　头 | 49 604 |
| 太　原 | 48 116 |
| 保　定 | 47 966 |
| 洛　阳 | 44 558 |
| 昆　明 | 44 317 |
| 杭　州 | 40 307 |
| 齐齐哈尔 | 39 083 |
| 深　圳 | 38 752 |
| 南　充 | 38 129 |
| 绍　兴 | 38 108 |
| 常　德 | 37 869 |
| 赣　州 | 37 112 |
| 呼和浩特 | 37 003 |
| 乌鲁木齐 | 35 044 |
| 贵　阳 | 34 673 |

| 指　标<br>城　市 | 城市城镇登记失业人数 |
|---|---|
| 岳　阳 | 34 593 |
| 南　通 | 34 022 |
| 绵　阳 | 33 915 |
| 福　州 | 33 284 |
| 济　南 | 33 028 |
| 安　阳 | 32 382 |
| 徐　州 | 31 914 |
| 吉　林 | 31 700 |
| 南　宁 | 30 938 |
| 淄　博 | 29 275 |
| 柳　州 | 28 937 |
| 赤　峰 | 28 176 |
| 鞍　山 | 27 813 |
| 扬　州 | 27 004 |
| 银　川 | 26 929 |
| 厦　门 | 26 700 |
| 温　州 | 26 238 |
| 金　华 | 26 183 |
| 吉　安 | 25 000 |
| 益　阳 | 24 878 |
| 淮　南 | 24 766 |
| 桂　林 | 23 950 |
| 黄　冈 | 23 578 |
| 秦皇岛 | 23 249 |
| 湘　潭 | 23 000 |
| 遵　义 | 22 968 |
| 泰　安 | 22 656 |

| 指　标<br>城　市 | 城市城镇登记失业人数 |
|---|---|
| 锦　州 | 22 249 |
| 佛　山 | 21 917 |
| 四　平 | 21 786 |
| 开　封 | 21 056 |
| 西　宁 | 21 000 |
| 牡丹江 | 20 868 |
| 平顶山 | 20 692 |
| 宝　鸡 | 19 893 |
| 佳木斯 | 19 390 |
| 鄂尔多斯 | 19 285 |
| 蚌　埠 | 19 228 |
| 泉　州 | 18 992 |
| 马鞍山 | 18 925 |
| 景德镇 | 18 169 |
| 德　阳 | 18 025 |
| 宜　昌 | 17 673 |
| 芜　湖 | 17 413 |
| 临　汾 | 17 337 |
| 铁　岭 | 17 305 |
| 通　辽 | 17 187 |
| 萍　乡 | 15 800 |
| 鸡　西 | 15 661 |
| 汕　头 | 15 475 |
| 兰　州 | 15 186 |
| 六盘水 | 14 877 |
| 白　山 | 14 653 |
| 运　城 | 14 579 |

| 城　市 ＼ 指　标 | 城市城镇登记失业人数 |
|---|---|
| 连云港 | 14 542 |
| 天　水 | 13 113 |
| 攀枝花 | 13 019 |
| 毕　节 | 12 905 |
| 曲　靖 | 12 107 |
| 咸　宁 | 11 881 |
| 辽　源 | 11 400 |
| 珠　海 | 11 077 |
| 普　洱 | 11 067 |
| 漳　州 | 10 775 |
| 廊　坊 | 10 346 |
| 延　安 | 10 024 |
| 晋　中 | 9 613 |
| 九　江 | 9 278 |
| 海　口 | 9 257（2010 年数据） |
| 阳　泉 | 9 250 |
| 通　化 | 9 095 |
| 石嘴山 | 8 924 |
| 榆　林 | 8 800 |
| 玉　溪 | 8 629 |
| 北　海 | 8 617 |
| 威　海 | 8 102 |
| 保　山 | 7 938 |
| 铜　川 | 7 873 |
| 乌　海 | 7 686 |
| 安　顺 | 7 492 |
| 莆　田 | 6 890 |

| 城　市　指　标 | 城市城镇登记失业人数 |
|---|---|
| 鹤　壁 | 6 635 |
| 白　银 | 6 595 |
| 张家界 | 6 401 |
| 丽　江 | 6 156 |
| 酒　泉 | 5 500 |
| 金　昌 | 4 825 |
| 吴　忠 | 3 729 |
| 固　原 | 3 722 |
| 三　亚 | 3 301 |
| 防城港 | 3 248 |
| 嘉峪关 | 2 975 |
| 中　卫 | 2 516 |
| 克拉玛依 | 1 053 |

## （七）城镇单位就业人员平均工资

从 2016 年中国 129 个城市健康保障数据看,城镇单位就业人员平均工资排在前五位的是:克拉玛依 78 964 元/人、牡丹江 78 870 元/人、佳木斯 70 979 元/人、广州 68 594 元/人、鄂尔多斯 68 231 元/人。排在后五位的是:安阳 34 348 元/人、白山 34 063 元/人、黄冈 34 007 元/人、四平 33 893 元/人、咸宁 33 330 元/人。排在第一位的克拉玛依比排在最后一位的咸宁城镇单位就业人员平均工资高出45 634 元。

排名第一位的克拉玛依,城镇单位就业人员平均工资为 78 964 元,这是克拉玛依市政府大力发展经济,多措并举提升居民收入的必然结果。在 2016 年 8月专门出台《克拉玛依市 2016 年企业工资指导线》,根据克拉玛依市 2015 年社会发展经济指标完成情况和 2016 年经济社会发展的总体目标,考虑人工成本与就业、成本、利润以及居民消费价格等相关因素,指导企业提升工人工资收入标准。文件明确规定了企业工资增长基准线、企业工资增长上线、企业工资增长下线、工资指导线中的基准线等多个工资增长的基本数据,这切实保障了克拉玛依市城镇单位就业人员的工资收入水平。

另外,分析2016年中国129个城市城镇单位就业人员平均工资前十位的城市,发现中西部城市占五席,比去年多三席,与东部城市势均力敌。这就说明中西部城市城镇单位就业人员平均工资水平在去年得到了很大的提升,地域差距正在缩小。中西部城市应继续采取多种形式促进城镇单位就业人员平均工资的提高,切实保障城市健康保障发展水平。(详见图4-12、表4-20)

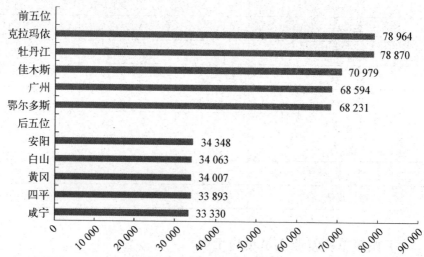

图4-12 129个城市城镇单位就业人员平均工资前后五位比较(单位:元/人)

表4-20 129个城市城镇单位就业人员平均工资排序

单位:(元/人)

| 指 标<br>城 市 | 城镇单位就业人员平均工资 |
|---|---|
| 克拉玛依 | 78 964 |
| 牡丹江 | 78 870 |
| 佳木斯 | 70 979 |
| 广 州 | 68 594 |
| 鄂尔多斯 | 68 231 |
| 南 京 | 64 811 |
| 杭 州 | 63 664 |

续 表

| 指 标<br>城 市 | 城镇单位就业人员平均工资 |
|---|---|
| 深 圳 | 62 626 |
| 宁 波 | 60 659 |
| 淮 南 | 58 597 |
| 大 连 | 58 437 |
| 南 通 | 57 546 |
| 乌鲁木齐 | 57 392 |
| 长 沙 | 56 381 |
| 珠 海 | 55 884 |
| 厦 门 | 55 864 |
| 榆 林 | 55 597 |
| 银 川 | 55 338 |
| 青 岛 | 54 829 |
| 温 州 | 54 590 |
| 合 肥 | 54 210 |
| 固 原 | 53 852 |
| 武 汉 | 53 745 |
| 济 南 | 53 650 |
| 马鞍山 | 53 582 |
| 嘉峪关 | 53 378 |
| 福 州 | 53 333 |
| 乌 海 | 53 191 |
| 包 头 | 53 100 |
| 扬 州 | 52 582 |
| 金 华 | 51 721 |
| 长 春 | 51 564 |
| 延 安 | 51 459 |
| 昆 明 | 51 059 |

| 指　标　城　市 | 城镇单位就业人员平均工资 |
|---|---|
| 太　原 | 51 035 |
| 西　安 | 50 988 |
| 大　同 | 50 847 |
| 遵　义 | 50 504 |
| 佛　山 | 50 158 |
| 沈　阳 | 49 963 |
| 贵　阳 | 49 385 |
| 廊　坊 | 49 110 |
| 绍　兴 | 49 033 |
| 南　宁 | 48 818 |
| 西　宁 | 48 691 |
| 呼和浩特 | 48 635 |
| 芜　湖 | 48 496 |
| 成　都 | 48 358 |
| 阳　泉 | 47 992 |
| 赤　峰 | 47 751 |
| 吴　忠 | 47 551 |
| 金　昌 | 47 430 |
| 唐　山 | 47 123 |
| 六盘水 | 46 658 |
| 兰　州 | 46 621 |
| 漳　州 | 46 610 |
| 淄　博 | 46 564 |
| 秦皇岛 | 46 399 |
| 南　昌 | 46 330 |
| 三　亚 | 46 312 |
| 海　口 | 46 231 |

| 城 市 \ 指 标 | 城镇单位就业人员平均工资 |
|---|---|
| 晋 中 | 45 458 |
| 徐 州 | 45 310 |
| 中 卫 | 45 262 |
| 连云港 | 45 097 |
| 毕 节 | 44 981 |
| 泉 州 | 44 895 |
| 哈尔滨 | 44 891 |
| 安 顺 | 44 539 |
| 石嘴山 | 44 465 |
| 泰 安 | 44 444 |
| 攀枝花 | 44 220 |
| 郑 州 | 44 119 |
| 莆 田 | 43 963 |
| 柳 州 | 43 905 |
| 铜 川 | 43 897 |
| 玉 溪 | 43 874 |
| 威 海 | 43 619 |
| 白 银 | 43 164 |
| 湘 潭 | 43 078 |
| 通 辽 | 42 929 |
| 石家庄 | 42 488 |
| 蚌 埠 | 42 441 |
| 汕 头 | 42 286 |
| 桂 林 | 42 257 |
| 丽 江 | 41 969 |
| 平顶山 | 41 839 |
| 防城港 | 41 512 |

| 指　标<br>城　市 | 城镇单位就业人员平均工资 |
|---|---|
| 德　阳 | 41 426 |
| 吉　林 | 41 248 |
| 酒　泉 | 41 132 |
| 绵　阳 | 40 989 |
| 北　海 | 40 878 |
| 曲　靖 | 40 479 |
| 宜　昌 | 40 291 |
| 赣　州 | 40 280 |
| 宝　鸡 | 40 257 |
| 鸡　西 | 40 084 |
| 锦　州 | 39 861 |
| 鞍　山 | 39 790 |
| 洛　阳 | 39 559 |
| 临　汾 | 39 222 |
| 铁　岭 | 39 168 |
| 保　山 | 38 859 |
| 九　江 | 38 200 |
| 张家界 | 38 131 |
| 吉　安 | 38 122 |
| 岳　阳 | 38 117 |
| 保　定 | 38 108 |
| 常　德 | 38 059 |
| 益　阳 | 37 835 |
| 萍　乡 | 37 480 |
| 邯　郸 | 37 402 |
| 鹤　壁 | 36 839 |
| 景德镇 | 36 453 |

| 指　标<br>城　市 | 城镇单位就业人员平均工资 |
|---|---|
| 天　水 | 36 368 |
| 辽　源 | 36 081 |
| 荆　州 | 36 023 |
| 南　充 | 35 981 |
| 齐齐哈尔 | 35 795 |
| 通　化 | 35 595 |
| 运　城 | 34 964 |
| 开　封 | 34 797 |
| 普　洱 | 34 757 |
| 安　阳 | 34 348 |
| 白　山 | 34 063 |
| 黄　冈 | 34 007 |
| 四　平 | 33 893 |
| 咸　宁 | 33 330 |

## （八）城镇职工基本养老保险参保人数

从 2016 年中国 129 个城市健康保障数据看，城镇职工基本养老保险参保人数排在前五位的是：广州 9 255 618 人、深圳 8 706 948 人、杭州 5 594 785 人、成都 5 475 100 人、宁波 5 422 266 人。排在后五位的是：张家界 101 369 人、嘉峪关 86 302 人、白银 82 001 人、丽江 76 200 人、金昌 40 508 人。排在第一位的广州比排在最后一位的金昌城镇职工基本养老保险参保人数高出 9 215 110 人。

排名第一位的广州，城镇职工基本养老保险参保人数为 9 255 618 人，这是广州市政府以人才引进和民生福祉为目标，推进社会保障体系建设的必然结果。《广州市人力资源和社会保障事业发展"十三五"规划》以人才发展和改善民生为主线，以加快人力资源大市向人才强市转变和增进我市城乡居民福祉为目标，坚持全覆盖、保基本、多层次、可持续的方针，以增强公平性、适应流动性、保证可持续性为重点，全面深化社会保险体制机制改革，构建法定人员全覆盖、待遇水平适度、基金运行稳定、管理服务高效便捷的社会保险体系。广州市在"十三五"时期,一是要完善社会保险制度体系;二是要基本实现法定人员全覆盖;三是要健全待遇确定和调整机制;四是要确保基金安全可持续运行。[1]

另外,分析 2016 年中国 129 个城市城镇职工基本养老保险参保人数前 10 位的城市,发现内陆城市占有五位,这就说明内陆城市在"城镇职工基本养老保险参保人数"指标方面工作做得非常出色。内陆城市要继续保持"城镇职工基本养老保险参保人数"指标方面的优势,不断加大公共预算支出、公共财政预算中的医疗支出等,不断提高城市健康保障发展水平。(详见图 4‒13、表 4‒21)

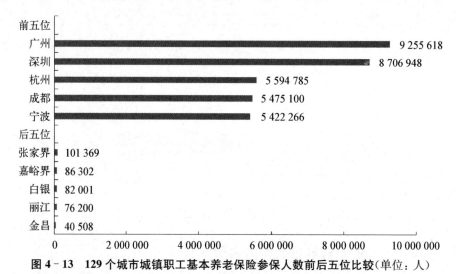

图 4‒13　129 个城市城镇职工基本养老保险参保人数前后五位比较(单位:人)

表 4‒21　129 个城市城镇职工基本养老保险参保人数排序

(单位:人)

| 指　标<br>城　市 | 城镇职工基本养老保险<br>参保人数 |
|---|---|
| 广　州 | 9 255 618 |
| 深　圳 | 8 706 948 |
| 杭　州 | 5 594 785 |
| 成　都 | 5 475 100 |

---

① 广州市人民政府:《广州市人民政府办公厅关于印发广州市人力资源和社会保障事业发展第十三个五年规划的通知》,广州市人民政府网,2017 年 5 月 19 日,http://www.gzfinance.gov.cn/gzgov/s2812/201705/61f33bf848ba4477b45b2e7144bd120c.shtml。

续 表

| 指 标<br>城 市 | 城镇职工基本养老保险<br>参保人数 |
|---|---|
| 宁 波 | 5 422 266 |
| 泰 安 | 4 146 186 |
| 青 岛 | 3 931 927 |
| 武 汉 | 3 809 033 |
| 沈 阳 | 3 557 761 |
| 岳 阳 | 3 498 557 |
| 南 京 | 3 490 632 |
| 绍 兴 | 3 450 899 |
| 佛 山 | 3 446 466 |
| 西 安 | 3 129 100 |
| 曲 靖 | 2 950 000 |
| 温 州 | 2 859 679 |
| 郑 州 | 2 670 000 |
| 淄 博 | 2 651 013 |
| 济 南 | 2 506 312 |
| 厦 门 | 2 268 800 |
| 唐 山 | 2 087 530 |
| 威 海 | 2 061 329 |
| 德 阳 | 2 019 747 |
| 石家庄 | 1 995 583 |
| 长 沙 | 1 969 362 |
| 长 春 | 1 966 889 |
| 大 连 | 1 944 772 |
| 金 华 | 1 742 728 |
| 昆 明 | 1 676 766 |
| 福 州 | 1 673 735 |
| 南 昌 | 1 574 795 |

| 城 市　　　　指 标 | 城镇职工基本养老保险参保人数 |
|---|---|
| 南　通 | 1 481 842 |
| 贵　阳 | 1 460 045 |
| 太　原 | 1 405 294 |
| 保　定 | 1 399 061 |
| 合　肥 | 1 389 283 |
| 汕　头 | 1 275 145 |
| 哈尔滨 | 1 273 000 |
| 泉　州 | 1 224 921 |
| 邯　郸 | 1 186 188 |
| 徐　州 | 1 142 559 |
| 洛　阳 | 1 116 901 |
| 乌鲁木齐 | 1 109 545 |
| 吉　林 | 1 105 701 |
| 延　安 | 1 093 494 |
| 六盘水 | 1 067 400 |
| 珠　海 | 1 059 003 |
| 荆　州 | 1 043 367 |
| 扬　州 | 1 036 409 |
| 绵　阳 | 1 015 179 |
| 宜　昌 | 1 013 305 |
| 南　宁 | 983 572 |
| 南　充 | 933 605 |
| 常　德 | 895 449 |
| 包　头 | 878 130 |
| 柳　州 | 876 600 |
| 连云港 | 842 682 |
| 鞍　山 | 841 228 |

| 城　市　　　指　标 | 城镇职工基本养老保险参保人数 |
|---|---|
| 赣　州 | 839 222 |
| 九　江 | 822 031 |
| 安　阳 | 792 905 |
| 芜　湖 | 781 087 |
| 锦　州 | 773 333 |
| 大　同 | 757 410 |
| 秦皇岛 | 748 952 |
| 平顶山 | 705 285 |
| 桂　林 | 686 703 |
| 吉　安 | 675 431 |
| 益　阳 | 666 360 |
| 兰　州 | 661 555 |
| 黄　冈 | 638 100 |
| 银　川 | 631 468 |
| 临　汾 | 631 250 |
| 漳　州 | 603 750 |
| 马鞍山 | 600 547 |
| 运　城 | 584 900 |
| 四　平 | 556 745 |
| 宝　鸡 | 552 237 |
| 佳木斯 | 551 500 |
| 开　封 | 540 459 |
| 通　化 | 531 532 |
| 廊　坊 | 530 308 |
| 蚌　埠 | 522 275 |
| 遵　义 | 507 325 |
| 海　口 | 504 716 |

| 指　标<br>城　市 | 城镇职工基本养老保险<br>参保人数 |
|---|---|
| 攀枝花 | 502 131 |
| 齐齐哈尔 | 493 592 |
| 晋　中 | 487 982 |
| 淮　南 | 458 936 |
| 铁　岭 | 432 857 |
| 景德镇 | 412 713 |
| 呼和浩特 | 394 510 |
| 湘　潭 | 391 066 |
| 白　山 | 388 052 |
| 防城港 | 386 842 |
| 咸　宁 | 370 033 |
| 通　辽 | 368 077 |
| 萍　乡 | 343 461 |
| 赤　峰 | 341 715 |
| 牡丹江 | 335 891 |
| 西　宁 | 334 544 |
| 阳　泉 | 314 494 |
| 莆　田 | 310 091 |
| 鄂尔多斯 | 276 229 |
| 榆　林 | 270 590 |
| 辽　源 | 252 799 |
| 克拉玛依 | 245 121 |
| 鸡　西 | 241 553 |
| 玉　溪 | 229 188 |
| 北　海 | 196 528 |
| 鹤　壁 | 192 032 |
| 毕　节 | 183 874 |

| 城 市 \ 指 标 | 城镇职工基本养老保险参保人数 |
|---|---|
| 三 亚 | 183 140 |
| 乌 海 | 176 168 |
| 铜 川 | 167 936 |
| 吴 忠 | 166 523 |
| 安 顺 | 161 769 |
| 普 洱 | 159 126 |
| 固 原 | 145 156 |
| 石嘴山 | 141 996 |
| 中 卫 | 132 996 |
| 保 山 | 119 230 |
| 天 水 | 118 908 |
| 酒 泉 | 116 401 |
| 张家界 | 101 369 |
| 嘉峪关 | 86 302 |
| 白 银 | 82 001 |
| 丽 江 | 76 200 |
| 金 昌 | 40 508 |

## (九) 城镇基本医疗保险参保人数

从 2016 年中国 129 个城市健康保障数据看，城镇基本医疗保险参保人数排在前五位的是：深圳 11 578 277 人、广州 10 546 721 人、杭州 8 402 113 人、温州 5 954 093 人、武汉 5 949 800 人。排在后五位的是：丽江 190 900 人、嘉峪关 139 265 人、张家界 132 997 人、固原 128 950 人、运城 87 200 人。排在第一位的深圳比排在最后一位的运城城镇职工基本医疗保险参保人数高出 11 491 077 人。

排名第一位的深圳，城镇职工基本医疗保险参保人数为 11 578 277 人，这是深圳市政府高度重视医疗卫生保障发展，推进医疗社会保障体系建设的必然结果。深圳市政府高度重视用城镇医疗保险办法指导城镇医疗保险事业发展，

2013 年制定《深圳市社会医疗保险办法》。《办法》包括总则、参保及缴费、基金管理、就医与转诊、医疗保险待遇、定点医疗机构和定点零售药店、监督检查、法律责任和附则。

另外,分析 2016 年中国 129 个城市城镇职工基本医疗保险参保人数前十位的城市,发现内陆城市占有四个,这就说明内陆城市在"城镇职工基本医疗保险参保人数"指标方面工作做得比较出色。因此内陆城市要继续保持"城镇职工基本医疗保险参保人数"指标方面的优势,不断加大公共预算支出、公共财政预算中的医疗支出等,不断提高城市健康保障发展水平。(详见图 4 - 14、表 4 - 22)

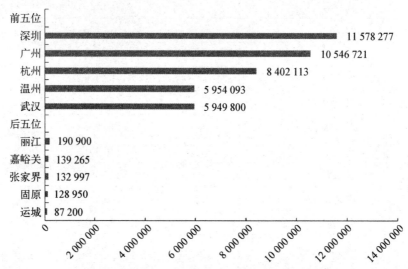

图 4 - 14  129 个城市城镇职工基本医疗保险参保人数前后五位比较(单位:人)

表 4 - 22  129 个城市城镇职工基本医疗保险参保人数排序

(单位:人)

| 城　市 \ 指　标 | 城镇职工基本医疗保险参保人数 |
| --- | --- |
| 深　圳 | 11 578 277 |
| 广　州 | 10 546 721 |
| 杭　州 | 8 402 113 |
| 温　州 | 5 954 093 |
| 武　汉 | 5 949 800 |
| 成　都 | 5 884 300 |

续 表

| 城　市 ＼ 指　标 | 城镇职工基本医疗保险参保人数 |
|---|---|
| 昆　明 | 5 236 568 |
| 大　连 | 5 054 191 |
| 沈　阳 | 4 917 558 |
| 绍　兴 | 4 831 828 |
| 金　华 | 4 809 265 |
| 佛　山 | 4 796 479 |
| 宁　波 | 4 786 997 |
| 南　京 | 4 781 188 |
| 汕　头 | 4 551 131 |
| 西　安 | 4 177 000 |
| 长　春 | 4 073 296 |
| 哈尔滨 | 3 671 744 |
| 合　肥 | 3 609 568 |
| 南　通 | 3 169 085 |
| 厦　门 | 3 142 800 |
| 济　南 | 3 077 751 |
| 淄　博 | 3 077 106 |
| 青　岛 | 3 024 363(2013 年数据) |
| 徐　州 | 2 949 151 |
| 长　沙 | 2 909 482 |
| 石家庄 | 2 863 102 |
| 福　州 | 2 778 181 |
| 威　海 | 2 517 140 |
| 太　原 | 2 391 323 |
| 吉　林 | 2 364 824 |
| 南　昌 | 2 303 972 |
| 唐　山 | 2 232 812 |

| 城　市　＼　指　标 | 城镇职工基本医疗保险参保人数 |
|---|---|
| 延　安 | 2 229 072 |
| 洛　阳 | 2 100 800 |
| 保　定 | 2 092 800 |
| 泰　安 | 2 060 849 |
| 赣　州 | 2 050 847 |
| 扬　州 | 1 971 085 |
| 荆　州 | 1 898 011 |
| 邯　郸 | 1 883 000 |
| 南　宁 | 1 823 740 |
| 乌鲁木齐 | 1 738 529 |
| 齐齐哈尔 | 1 724 375 |
| 岳　阳 | 1 723 882 |
| 南　充 | 1 723 437 |
| 芜　湖 | 1 684 148 |
| 郑　州 | 1 638 000 |
| 银　川 | 1 574 663 |
| 珠　海 | 1 554 105 |
| 泉　州 | 1 537 548 |
| 平顶山 | 1 492 140 |
| 柳　州 | 1 487 488 |
| 九　江 | 1 428 282 |
| 绵　阳 | 1 411 315 |
| 宜　昌 | 1 409 863 |
| 黄　冈 | 1 392 900 |
| 吉　安 | 1 382 356 |
| 四　平 | 1 354 126 |
| 包　头 | 1 328 402 |

续 表

| 指 标<br>城 市 | 城镇职工基本医疗保险参保人数 |
|---|---|
| 大 同 | 1 328 127 |
| 锦 州 | 1 295 403 |
| 德 阳 | 1 281 303 |
| 安 阳 | 1 241 324 |
| 贵 阳 | 1 201 993 |
| 连云港 | 1 196 624 |
| 桂 林 | 1 182 702 |
| 鞍 山 | 1 149 546 |
| 通 化 | 1 134 505 |
| 淮 南 | 1 125 536 |
| 呼和浩特 | 1 122 558 |
| 漳 州 | 1 111 780 |
| 佳木斯 | 1 078 348 |
| 蚌 埠 | 1 076 268 |
| 兰 州 | 1 068 383 |
| 赤 峰 | 1 066 672 |
| 吴 忠 | 1 065 524 |
| 中 卫 | 1 061 818 |
| 临 汾 | 1 043 465 |
| 通 辽 | 1 038 268 |
| 益 阳 | 1 025 210 |
| 宝 鸡 | 1 007 014 |
| 湘 潭 | 994 532 |
| 牡丹江 | 993 454 |
| 马鞍山 | 974 007 |
| 白 山 | 967 814 |
| 廊 坊 | 963 149 |

| 指 标<br>城 市 | 城镇职工基本医疗保险参保人数 |
|---|---|
| 开 封 | 961 376 |
| 秦皇岛 | 948 984 |
| 晋 中 | 887 523 |
| 鸡 西 | 886 715 |
| 萍 乡 | 849 577 |
| 咸 宁 | 799 400 |
| 遵 义 | 779 850 |
| 榆 林 | 756 132 |
| 景德镇 | 720 780 |
| 鄂尔多斯 | 667 039 |
| 六盘水 | 661 100 |
| 阳 泉 | 640 900 |
| 莆 田 | 633 561 |
| 攀枝花 | 629 273 |
| 辽 源 | 611 056 |
| 海 口 | 572 528 |
| 常 德 | 553 793 |
| 玉 溪 | 488 370 |
| 石嘴山 | 473 500 |
| 曲 靖 | 472 300 |
| 乌 海 | 464 182 |
| 三 亚 | 444 646 |
| 白 银 | 438 484 |
| 安 顺 | 408 522 |
| 鹤 壁 | 396 012 |
| 铜 川 | 377 872 |
| 保 山 | 333 210 |

| 城 市 　指 标 | 城镇职工基本医疗保险参保人数 |
|---|---|
| 普　洱 | 330 490 |
| 防城港 | 295 680 |
| 克拉玛依 | 280 996 |
| 天　水 | 279 837 |
| 酒　泉 | 276 916 |
| 铁　岭 | 265 855 |
| 北　海 | 261 982 |
| 毕　节 | 255 894(2013 年数据) |
| 金　昌 | 204 793 |
| 丽　江 | 190 900 |
| 西　宁 | 165 721(2013 年数据) |
| 嘉峪关 | 139 265 |
| 张家界 | 132 997 |
| 固　原 | 128 950 |
| 运　城 | 87 200 |

## （十）失业保险参保人数

从 2016 年中国 129 个城市健康保障数据看，失业保险参保人数排在前五位的是：深圳 9 421 817 人、广州 4 417 340 人、杭州 3 318 301 人、成都 3 161 500 人、南京 2 485 139 人。排在后五位的是：中卫 61 360 人、防城港 56 658 人、嘉峪关 53 791 人、固原 47 150 人、丽江 20 315 人。排在第一位的深圳比排在最后一位的丽江失业保险参保人数高出 9 401 502 人。

排名第一位的深圳，失业保险参保人数为 9 421 817 人，这是深圳政府创新思维，多措并举，构建"四位一体"的失业保险服务新模式的必然结果。自 2013年 1 月《深圳经济特区失业保险若干规定》（简称《若干规定》）正式实施以来，深圳政府不断创新思维，创新服务新模式，增强社保服务为民新效能，创新配套新政策，让广大参保者享受社保新福祉。为进一步减轻用人单位和职工缴费负担，促进就业稳定,根据《若干规定》,深圳市政府将本市失业保险的缴费费率下调至 1.5%。①

同时,我们在分析 2016 年中国 129 个城市失业保险参保人数前十位城市时,还发现在这十个城市中,中西部城市仅有三个,这就说明中西部城市在"失业保险参保人数"指标方面仍有较大提升空间。因此,中西部城市要加快经济发展,千方百计促进就业,不断加大"失业保险参保人数"工作力度,多措施多途径提升失业保险参保人数,不断提高城市健康保障发展水平。(详见图 4‑15、表 4‑23。)

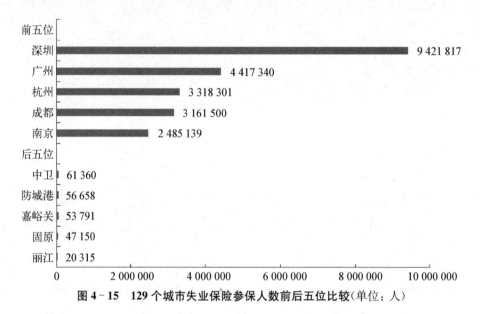

图 4‑15　129 个城市失业保险参保人数前后五位比较(单位:人)

表 4‑23　129 个城市失业保险参保人数排序　　　　(单位:人)

| 城　市 　　　　　　指　标 | 失业保险参保人数 |
| --- | --- |
| 深　圳 | 9 421 817 |
| 广　州 | 4 417 340 |
| 杭　州 | 3 318 301 |
| 成　都 | 3 161 500 |
| 南　京 | 2 485 139 |

---

① 深圳市社会保险基金管理局:《深圳市人民政府办公厅关于调整本市失业保险缴费费率的通知》,深圳政府在线,2017 年 10 月 27 日,http://www.sz.gov.cn/sbjjblj/zcfggfxwj/sybx1/201604/t20160422_3601280.htm。

| 指　标<br>城　市 | 失业保险参保人数 |
|---|---|
| 宁　波 | 2 433 876 |
| 佛　山 | 2 201 481 |
| 青　岛 | 1 781 657 |
| 武　汉 | 1 772 902 |
| 厦　门 | 1 772 200 |
| 郑　州 | 1 549 427 |
| 西　安 | 1 494 100 |
| 大　连 | 1 437 023 |
| 沈　阳 | 1 383 028 |
| 哈尔滨 | 1 288 000 |
| 济　南 | 1 250 426 |
| 绍　兴 | 1 165 416 |
| 合　肥 | 1 159 476 |
| 福　州 | 1 124 516 |
| 长　沙 | 1 111 165 |
| 温　州 | 1 080 893 |
| 南　通 | 986 933 |
| 长　春 | 931 964 |
| 石家庄 | 919 600 |
| 昆　明 | 896 743 |
| 珠　海 | 892 406 |
| 徐　州 | 857 192 |
| 太　原 | 849 394 |
| 唐　山 | 805 648 |
| 乌鲁木齐 | 766 382 |
| 淄　博 | 760 604 |
| 金　华 | 749 944 |

| 指　标<br>城　市 | 失业保险参保人数 |
| --- | --- |
| 汕　头 | 725 649 |
| 邯　郸 | 675 586 |
| 洛　阳 | 634 630 |
| 扬　州 | 628 069 |
| 泉　州 | 627 867 |
| 鞍　山 | 614 051 |
| 贵　阳 | 612 341 |
| 泰　安 | 600 121 |
| 南　昌 | 584 219 |
| 兰　州 | 572 732 |
| 威　海 | 547 060 |
| 保　定 | 504 600 |
| 齐齐哈尔 | 487 003 |
| 宜　昌 | 486 113 |
| 平顶山 | 463 953 |
| 大　同 | 450 370 |
| 南　宁 | 449 719 |
| 包　头 | 433 029 |
| 吉　林 | 421 419 |
| 安　阳 | 418 937 |
| 海　口 | 415 950 |
| 呼和浩特 | 409 680 |
| 银　川 | 409 167 |
| 遵　义 | 387 071 |
| 连云港 | 372 685 |
| 芜　湖 | 362 058 |
| 岳　阳 | 353 146 |

| 指　标　城　市 | 失业保险参保人数 |
|---|---|
| 赣　州 | 350 811 |
| 漳　州 | 350 072 |
| 临　汾 | 348 904 |
| 柳　州 | 346 849 |
| 九　江 | 340 000 |
| 运　城 | 338 500 |
| 锦　州 | 331 061 |
| 荆　州 | 330 845 |
| 秦皇岛 | 326 851 |
| 晋　中 | 323 362 |
| 宝　鸡 | 322 907 |
| 德　阳 | 321 168 |
| 湘　潭 | 320 452 |
| 开　封 | 317 129 |
| 淮　南 | 292 016 |
| 常　德 | 280 177 |
| 廊　坊 | 276 182 |
| 赤　峰 | 263 105 |
| 铁　岭 | 262 778 |
| 桂　林 | 260 431 |
| 莆　田 | 253 253 |
| 阳　泉 | 250 473 |
| 马鞍山 | 246 226 |
| 绵　阳 | 240 121 |
| 曲　靖 | 238 987 |
| 攀枝花 | 225 601 |
| 吉　安 | 222 125 |

| 指 标<br>城 市 | 失业保险参保人数 |
|---|---|
| 四 平 | 216 033 |
| 蚌 埠 | 213 700 |
| 黄 冈 | 212 100 |
| 益 阳 | 210 000 |
| 鸡 西 | 200 609 |
| 三 亚 | 200 129 |
| 榆 林 | 199 973 |
| 鄂尔多斯 | 195 389 |
| 延 安 | 194 878 |
| 佳木斯 | 191 000 |
| 通 化 | 189 875 |
| 牡丹江 | 188 842 |
| 通 辽 | 180 000 |
| 南 充 | 173 874 |
| 西 宁 | 163 400 |
| 克拉玛依 | 160 770 |
| 毕 节 | 159 943 |
| 萍 乡 | 147 083 |
| 鹤 壁 | 145 000 |
| 玉 溪 | 144 588 |
| 天 水 | 143 650 |
| 白 山 | 136 944 |
| 景德镇 | 136 000 |
| 咸 宁 | 130 900 |
| 石嘴山 | 122 605 |
| 白 银 | 119 955 |
| 六盘水 | 108 300 |

| 指　标<br>城　市 | 失业保险参保人数 |
| --- | --- |
| 张家界 | 100 200 |
| 普　洱 | 99 547 |
| 北　海 | 97 634 |
| 乌　海 | 96 000 |
| 铜　川 | 95 331 |
| 安　顺 | 88 832 |
| 吴　忠 | 82 108 |
| 保　山 | 80 877 |
| 辽　源 | 78 274 |
| 金　昌 | 72 794 |
| 酒　泉 | 65 175 |
| 中　卫 | 61 360 |
| 防城港 | 56 658 |
| 嘉峪关 | 53 791 |
| 固　原 | 47 150 |
| 丽　江 | 20 315 |

## 七　广州市健全养老保险体系的经验和启示

随着中国经济实力的不断增强和城镇化速度的不断加快,养老问题日益突出,已成为社会关注的焦点。近年来,全国各城市都在积极探索进入老龄化社会时出台政策,筹措资金,建立社会养老的途径和举措。广州市以完善养老保险体系建设为抓手,积极推进健康城市建设,取得了积极的成果,引起了社会的关注。2016 年,广州市参加社会养老保险人数达到 1 137.51 万人,在全国 129 个城市中排列第一。与 2015 年同期相比:在人口增加 42.06 万人的条件下(2015 年广州常住人口 1 308.05 万人),参加社会养老保险人数增加了 21.95 万人,参加社会养老保险的居民占比比 2015 年的 70.76％整整提高了 13.49％。广州社会养老保险参保人数在 2015 年全国排名第 46 位,仅仅过了一年就独占鳌头,主要原因值得我们总结和思考。

### (一)广州社会养老保险的主要经验和做法

习近平总书记在十九大上提出:"全面建成覆盖全民、城乡统筹、权责清晰、保障适度、可持续的多层次社会保障体系。全面实施全民参保计划。完善城镇职工基本养老保险和城乡居民基本养老保险制度,尽快实现养老保险全国统筹。"广州市在完善城镇职工基本养老保险和城乡居民基本养老保险制度方面率先走在了全国前列。

广州作为我国最早改革开放的南方沿海大都市,也是中国的特大型城市,常住人口和流动人口相加已超过户籍人口。作为一个移民大都市,随着广州经济社会的不断发展和人民生活水平的日益提高,人民对于享有基本公共服务的要求也不断提升,对参加社会养老保险的需求也逐年增加。广州市从加强健康城市建设,打造国际化大都市出发,在"十二五"和"十三五"期间进一步完善基本公共服务领域体系建设,其中,在把完善广州养老保险体系建设作为抓手积极推进健康城市建设方面取得了卓有成效的成绩。(详见图 4-16)

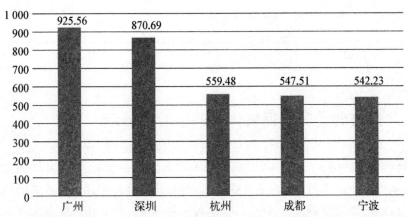

**图 4-16　2016 年 129 个城市城镇职工基本养老保险参保人数前五位比较**(单位:万人)

广州市在加强社会养老保险方面取得的主要经验和做法是:一是市委市府重视基本公共服务体系的建设,将社会养老保险体系建设纳入广州市"十二五"和"十三五"规划,坚持全覆盖、保基本、多层次、可持续的方针,以增强公平性、适应流动性、保证可持续性为重点,进一步完善基本公共服务领域体系建设。二是制定政策,积极引导。2014 年 12 月广州市人民政府出台《广州市城乡居民基本养老保险实施办法》,同年广州市人力资源和社会保障局出台了《广州市城乡居民基本养老保险参保登记和待遇申领办法》等政策,调动城乡居民参加社会养老保险的积极性。三是深化改革,以人才发展和改善民生为主线,全面深化社会保险体制机制改革,构建法定人员全覆盖、待遇水平适度、基金运行稳定、管理服务高效便捷的社会保险体系,解决单一养老保险险种的局限性和提高养老金水平,体现了广州市政府对养老保障工作的重视,以及其制度建设的前瞻性。

广州市的养老保险制度在公平性建设方面取得了不少成绩,在全国位列第一。但在健全社会养老保险体系建设方面同样存在着对不同户籍不公平、对不同职业身份不公平、对不同退休时间不公平、对不同所有制不公平、对不同就业方式不公平等问题。广州市养老保险在户籍方面的不公平主要体现在城镇户籍内部、农村户籍内部、城镇户籍与农村户籍之间三方面。从广州社会养老保险的对象分类来看,真正脱离于养老保险体系之外的只有国家公务员(包括参照公务员管理的事业单位人员),因此,从中可以看出广州的养老保险制度呈现明显的城乡二元分割的状态,存在着“小二元”的格局,这在全国的社会养老保险体系建设中具有普遍的意义。(详见图 4-17)

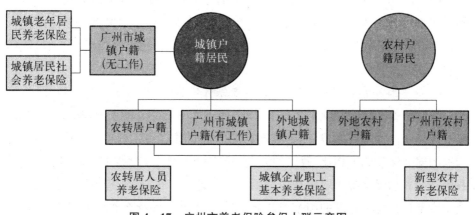

**图 4-17　广州市养老保险参保人群示意图**

## (二) 广州养老保险体系建设给我们的启示

中国改革开放 40 年来,城镇化推进速度实现了超常发展,但城市基本公共服务体系的建设还相对滞后,就我国养老保险的发展现状来看,我国作为世界上老年人口最多的国家,随着中国提前进入老龄化社会,特别是像"北上广"这样的城市,目前已进入深度的老龄化阶段,以广州市为例,截至 2016 年底,广州市 60 岁及以上户籍老年人口达 154.61 万人,占户籍人口总数的 17.76%,养老问题已经成为制约中国未来发展的重大隐患。与发达国家的"先富后老"不同,中国属于"未富先老"的发展中国家。

据预测,到 2053 年,我国 60 岁及以上老年人口将达到 4.87 亿人的峰值,占总人口的 34.9%。老年人口数量增多、老龄化速度加快,说明当前及今后一个时期我国应对人口老龄化任务严峻。由于尚未积累足够的国家财富和建立完备的社会保障体系来应对迅速壮大的老年队伍,中国社会陷入了对"老有所养"的集体忧虑之中,必须未雨绸缪、早作规划。

1. 深化养老保险制度改革,健全养老保险体系

1984 年起,我国就开始进行养老保险制度改革,养老保险制度改革经历了从计划经济向市场经济的转变,已经基本实现了从"家庭养老"向"家庭和社会共同养老"的转变。从 1991 年《国务院关于企业职工养老保险制度改革的决定》开始,国家逐步建立起基本养老保险与企业补充养老保险和职工个人储蓄性养老保险相结合的制度。1997 年,《国务院关于建立统一的企业职工基本养老保险制度的决定》中更进一步明确基本养老金的主要目的在于保障广大退休人员的晚年基本生活。从 2009 年起,新型养老保障体系之内,养老保险的覆盖面进一步扩大,城乡居民参保人数不断增加。据统计,截至 2016 年底,全国参加城镇职工基本养老保险人数为 3.79 亿人,比上年末增加 2 569 万人。

2. 借鉴国外养老保险制度,完善养老保险体系

我国的养老保险制度主要是从 1978 年改革开放以后建立起来的,其中,借鉴了国外养老保险制度,对完善我国养老保险制度起到了积极的作用。与发达国家的养老保险制度相比,我国的养老保险制度还相对滞后,主要原因有:一是我国社会养老保险统筹层次相对偏低。在养老金方面,瑞典和英国两国的养老金制度都包括统一标准的国家养老金、与收入相联系的补充养老金、各种职业津贴等制度层次。日本的养老保险也分为多个层次:国民年金、厚生年金和共济组合年金、厚生年金基金。二是保险的险种单一。德国养老保险险种包括:法定养老保险、企业补充保险、个人养老保险。美国有多种养老保险,其中企业年金和个人年金比较发达。三是社会养老保险覆盖面过窄。瑞典养老金的覆盖面

具有普遍性,凡是达到在瑞典居住或工作的法定年限者都可以参加基本养老金制度。英国所有满足国家基本养老金制度所规定的年龄和资格标准的老年人都可以领取养老金。德国养老保障的受益人涵盖普通雇员、矿工、公共部门雇员、自雇者、农民、农业工人,被排除于制度之外者很少。四是我国养老保险制度没有专门的法律规定。从国外养老保险制度建立的发展实践来看,美国、新加坡等在养老保险法制建设方面,都有一整套严密的法律体系。

3. 加快发展商业养老保险,进一步完善社会养老保障体系

进一步完善社会养老保障体系、促进养老服务业多层次多样化发展,光靠政府托底是不够的,远远不能满足日益增长的需求,需要加快发展商业养老保险,这样才能有利于适应人口老龄化和就业形态新变化,满足人民群众日益增长的养老保障需求。要积极探索加快长期护理保险试点建设,探索复合式医保支付方式改革,鼓励医疗与养老机构有效衔接,健全医护人员相关激励机制,让"老有所养"打通健康中国建设的"最后一公里"。通过完善养老保险制度,在解决我国人口老龄化问题上发挥独特和巨大的作用,形成良性循环的社会化养老服务体系,以满足社会日益增长的养老服务需求,使改革开放的成果惠及民生,在老有所养上真正得到充分体现。

# 附录 I 2017 年健康城市指数框架结构

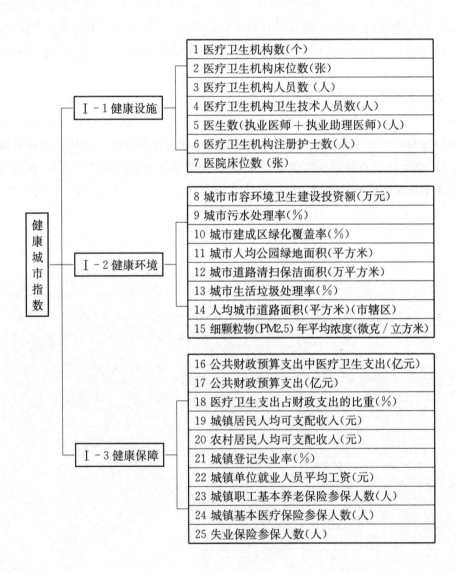

健康城市指数

I-1 健康设施
- 1 医疗卫生机构数(个)
- 2 医疗卫生机构床位数(张)
- 3 医疗卫生机构人员数(人)
- 4 医疗卫生机构卫生技术人员数(人)
- 5 医生数(执业医师＋执业助理医师)(人)
- 6 医疗卫生机构注册护士数(人)
- 7 医院床位数(张)

I-2 健康环境
- 8 城市市容环境卫生建设投资额(万元)
- 9 城市污水处理率(%)
- 10 城市建成区绿化覆盖率(%)
- 11 城市人均公园绿地面积(平方米)
- 12 城市道路清扫保洁面积(万平方米)
- 13 城市生活垃圾处理率(%)
- 14 人均城市道路面积(平方米)(市辖区)
- 15 细颗粒物(PM2.5)年平均浓度(微克/立方米)

I-3 健康保障
- 16 公共财政预算支出中医疗卫生支出(亿元)
- 17 公共财政预算支出(亿元)
- 18 医疗卫生支出占财政支出的比重(%)
- 19 城镇居民人均可支配收入(元)
- 20 农村居民人均可支配收入(元)
- 21 城镇登记失业率(%)
- 22 城镇单位就业人员平均工资(元)
- 23 城镇职工基本养老保险参保人数(人)
- 24 城镇基本医疗保险参保人数(人)
- 25 失业保险参保人数(人)

# 附录Ⅱ 2017 年健康城市指数原始数据

附录Ⅱ-1 健康服务

| 健康设施<br>地区 | Ⅱ-1-1 医疗<br>卫生机构数<br>（个）<br>《2015 年中国<br>省市经济发展<br>下册》第<br>925 页 | Ⅱ-1-2 医疗<br>卫生机构<br>床位数（张）<br>《2015 年中国<br>省市经济发展<br>下册》第<br>933 页 | Ⅱ-1-3 医疗<br>卫生机构人员<br>数（人）<br>《2015 年中国<br>省市经济发展<br>下册》第<br>941 页（2013 年<br>数据未更新） | Ⅱ-1-4 医疗<br>卫生机构卫<br>生技术人员数<br>（人）<br>《2015 年中国<br>省市经济发展<br>下册》第<br>945 页（2013 年<br>数据未更新） | Ⅱ-1-5 医生<br>数（执业医师+<br>执业助理医师）<br>（全市）（人）<br>《2015 年中国<br>城市统计年鉴》<br>第 282 页 | Ⅱ-1-6 医疗<br>卫生机构注册<br>护士数（人）<br>《2015 年中国<br>省市经济发展<br>年鉴》（2013 年<br>数据未更新） | Ⅱ-1-7 医院<br>床位数（张）<br>《2015 年中国<br>省市经济发展<br>年鉴》第 937<br>页（2013 年数据<br>未更新） |
|---|---|---|---|---|---|---|---|
| 河　北 | **78 895** | **322 909** | **492 012** | **333 032** | **153 637** | **111 526** | **220 423** |
| 石家庄 | 6 571 | 49 496 | 78 436 | 57 875 | 25 523 | 20 247 | 37 088 |
| 唐　山 | 9 167 | 40 276 | 60 149 | 42 516 | 17 724 | 17 179 | 29 537 |
| 秦皇岛 | 3 763 | 16 944 | 23 228 | 17 344 | 8 222 | 6 625 | 11 443 |
| 邯　郸 | 8 582 | 41 135 | 57 533 | 36 093 | 16 845 | 12 467 | 26 096 |
| 保　定 | 11 019 | 40 641 | 69 719 | 45 336 | 21 287 | 14 152 | 26 029 |
| 廊　坊 | 5 960 | 17 958 | 30 100 | 20 376 | 8 895 | 6 128 | 11 973 |

| 健康设施<br>地区 | Ⅱ-1-1 医疗<br>卫生机构数<br>（个） | Ⅱ-1-2 医疗<br>卫生机构<br>床位数（张） | Ⅱ-1-3 医疗<br>卫生机构人员<br>数（人） | Ⅱ-1-4 医疗<br>卫生机构卫<br>生技术人员数<br>（人） | Ⅱ-1-5 医生<br>数（执业医师＋<br>执业助理医师）<br>（全市）（人） | Ⅱ-1-6 医疗<br>卫生机构注册<br>护士数（人） | Ⅱ-1-7 医院<br>床位数（张） |
|---|---|---|---|---|---|---|---|
| 山　西 | **40 777** | **177 442** | **283 860** | **203 385** | **107 993** | **74 849** | **128 294** |
| 太　原 | 2 660 | 36 209 | 56 442 | 47 463 | 19 306 | 21 109 | 32 634 |
| 大　同 | 1 284 | 17 368 | 23 792 | 19 426 | 8 992 | 6 953 | 12 982 |
| 阳　泉 | 533 | 7 354 | 10 617 | 8 933 | 3 946 | 3 641 | 5 681 |
| 晋　中 | 1 082 | 14 246 | 18 890 | 16 241 | 6 514 | 5 790 | 9 485 |
| 运　城 | 2 008 | 26 714 | 30 427 | 25 208 | 20 595 | 8 163 | 17 783 |
| 临　汾 | 1 192 | 18 964 | 26 737 | 22 256 | 9 831 | 7 704 | 13 056 |
| 内蒙古 | **23 426** | **129 011** | **195 952** | **148 202** | **53 698** | **52 358** | **91 604** |
| 呼和浩特 | 1 879 | 15 974 | 25 984 | 19 483 | 5 600 | 7 691 | 12 679 |
| 包　头 | 1 607 | 15 382 | 24 401 | 19 450 | 9 524 | 8 014 | 13 327 |
| 乌　海 | 308 | 3 746 | 5 176 | 4 357 | 1 620 | 1 657 | 3 047 |
| 赤　峰 | 4 542 | 24 821 | 35 124 | 25 779 | 7 560 | 8 775 | 16 795 |
| 通　辽 | 4 628 | 14 346 | 22 272 | 14 732 | 6 558 | 4 670 | 9 043 |
| 鄂尔多斯 | 1 545 | 10 280 | 12 890 | 10 779 | 7 227 | 3 599 | 6 404 |
| 辽　宁 | **35 441** | **255 513** | **338 443** | **254 692** | **99 818** | **103 409** | **197 453** |
| 沈　阳 | 4 966 | 55 777 | 74 871 | 59 360 | 23 815 | 25 376 | 48 661 |

续 表

| 健康设施\地区 | Ⅱ-1-1 医疗卫生机构数（个） | Ⅱ-1-2 医疗机构卫生机构床位数（张） | Ⅱ-1-3 医疗机构卫生人员数（人） | Ⅱ-1-4 医疗机构卫生技术人员数（人） | Ⅱ-1-5 医生数（执业医师+执业助理医师）（全市）（人） | Ⅱ-1-6 医疗卫生机构注册护士数（人） | Ⅱ-1-7 医院床位数（张） |
|---|---|---|---|---|---|---|---|
| 大 连 | 3 846 | 42 211 | 57 123 | 44 650 | 17 914 | 19 548 | 33 458 |
| 鞍 山 | 3 428 | 22 988 | 26 943 | 20 383 | 5 400 | 8 213 | 16 566 |
| 锦 州 | 2 416 | 13 573 | 17 234 | 12 083 | 9 109 | 4 060 | 9 818 |
| 铁 岭 | 3 095 | 11 289 | 18 717 | 12 803 | 5 690 | 4 257 | 6 917 |
| **吉 林** | **19 891** | **140 995** | **200 184** | **145 934** | **57 079** | **52 715** | **106 342** |
| 长 春 | 4 225（2013年数据） | 44 944（2013年数据） | 60 896 | 43 463 | 18 818 | 16 433 | 40 035 |
| 吉 林 | 3 465（2013年数据） | 22 825（2013年数据） | 34 255 | 25 587 | 10 976 | 9 803 | 18 125 |
| 四 平 | 2 129（2013年数据） | 14 584（2013年数据） | 23 270 | 15 611 | 6 541 | 5 453 | 10 148 |
| 辽 源 | 795（2013年数据） | 5 462（2013年数据） | 8 723 | 6 528 | 2 730 | 2 467 | 4 081 |
| 通 化 | 1 911（2013年数据） | 11 593（2013年数据） | 15 319 | 11 537 | 5 374 | 3 772 | 8 219 |
| 白 山 | 1 114（2013年数据） | 7 936（2013年数据） | 10 014 | 7 870 | 3 364 | 2 780 | 5 496 |

| 健康设施\地区 | II-1-1 医疗卫生机构数（个） | II-1-2 医疗卫生机构床位数（张） | II-1-3 医疗卫生机构人员数（人） | II-1-4 医疗卫生机构卫生技术人员数（人） | II-1-5 医生数（执业医师+执业助理医师）（全市）（人） | II-1-6 医疗卫生机构注册护士数（人） | II-1-7 医院床位数（张） |
|---|---|---|---|---|---|---|---|
| 黑龙江 | 21 229 | 201 337 | 279 122 | 207 601 | 90 841 | 73 974 | 151 349 |
| 哈尔滨 | 1 829 | 65 405 | 74 352 | 60 377 | 20 400 | 22 974 | 50 158 |
| 齐齐哈尔 | 992 | 25 726 | 29 384 | 23 664 | 9 364 | 8 966 | 18 192 |
| 鸡 西 | 556 | 11 315 | 12 281 | 10 212 | 3 943 | 4 146 | 8 677 |
| 佳木斯 | 803 | 14 076 | 17 942 | 14 183 | 5 634 | 5 260 | 10 045 |
| 牡丹江 | 883 | 16 355 | 22 919 | 19 864 | 5 125 | 6 844 | 12 664 |
| 江 苏 | 31 995 | 392 293 | 551 113 | 428 894 | 178 551 | 174 158 | 286 183 |
| 南 京 | 2 383 | 43 688 | 70 616 | 58 032 | 21 602 | 25 413 | 36 701 |
| 徐 州 | 4 620 | 46 213 | 61 192 | 43 573 | 17 518 | 18 025 | 30 829 |
| 南 通 | 3 262 | 35 136 | 47 382 | 36 515 | 16 366 | 13 862 | 25 274 |
| 连云港 | 2 702 | 18 061 | 28 501 | 20 453 | 8 065 | 8 785 | 12 283 |
| 扬 州 | 1 782 | 19 765 | 28 877 | 22 464 | 9 491 | 8 924 | 13 831 |
| 浙 江 | 30 358 | 245 756 | 427 072 | 352 466 | 147 033 | 132 705 | 197 096 |
| 杭 州 | 4 139（2013 年数据） | 52 056（2013 年数据） | 95 600 | 78 340 | 31 977 | 30 996 | 46 636 |
| 宁 波 | 4 032（2013 年数据） | 29 356（2013 年数据） | 61 543 | 51 510 | 20 984 | 19 668 | 25 753 |

续 表

| 健康设施\地区 | II-1-1 医疗卫生机构数（个） | II-1-2 医疗卫生机构床位数（张） | II-1-3 医疗卫生机构人员数（人） | II-1-4 医疗卫生机构卫生技术人员数（人） | II-1-5 医生数（执业医师+执业助理医师）（全市）（人） | II-1-6 医疗卫生机构注册护士数（人） | II-1-7 医院床位数（张） |
|---|---|---|---|---|---|---|---|
| 温 州 | 5 351（2013年数据） | 29 729（2013年数据） | 61 050 | 48 922 | 21 855 | 17 723 | 26 328 |
| 绍 兴 | 2 559（2013年数据） | 20 084（2013年数据） | 33 221 | 27 854 | 12 012 | 10 537 | 15 887 |
| 金 华 | 4 027（2013年数据） | 22 882（2013年数据） | 39 991 | 32 810 | 13 833 | 11 760 | 19 521 |
| 安 徽 | 24 824 | 252 044 | 353 799 | 253 532 | 103 481 | 103 404 | 171 508 |
| 合 肥 | 2 253 | 41 672 | 54 711 | 43 182 | 17 163 | 19 491 | 32 701 |
| 芜 湖 | 1 435 | 17 398 | 22 885 | 17 967 | 7 400 | 7 852 | 12 078 |
| 蚌 埠 | 1 418 | 16 321 | 21 662 | 15 591 | 5 688 | 7 122 | 13 240 |
| 淮 南 | 1 208 | 12 986 | 17 527 | 13 197 | 4 991 | 5 959 | 9 469 |
| 马鞍山 | 993 | 8 019 | 13 433 | 10 476 | 4 107 | 4 412 | 5 848 |
| 福 建 | 28 030 | 164 781 | 261 784 | 197 545 | 69 218 | 79 929 | 114 849 |
| 福 州 | 4 592 | 32 732 | 57 502 | 47 998 | 17 847 | 19 247 | 25 564 |
| 厦 门 | 1 280 | 13 331 | 26 178 | 21 275 | 9 185 | 9 295 | 11 817 |
| 莆 田 | 1 335 | 12 347 | 14 982 | 12 751 | 4 741 | 5 239 | 8 096 |
| 泉 州 | 4 766 | 29 783 | 35 521 | 30 537 | 13 210 | 12 131 | 17 932 |

续　表

| 健康设施<br>地区 | II-1-1 医疗卫生机构数（个） | II-1-2 医疗机构卫生机构床位数（张） | II-1-3 医疗机构卫生人员数（人） | II-1-4 医疗机构卫生技术人员数（人） | II-1-5 医生数（执业医师+执业助理医师）（全市）（人） | II-1-6 医疗卫生机构注册护士数（人） | II-1-7 医院床位数（张） |
|---|---|---|---|---|---|---|---|
| 漳州 | 4 490 | 18 958 | 20 740 | 17 526 | 6 948 | 7 198 | 12 214 |
| 江西 | 38 873 | 186 727 | 269 819 | 190 092 | 74 588 | 78 209 | 114 782 |
| 南昌 | 2 151 | 28 733 | 41 545 | 31 582 | 12 349 | 14 021 | 23 664 |
| 景德镇 | 1 090 | 7 176 | 10 412 | 7 661 | 2 924 | 3 372 | 6 180 |
| 萍乡 | 1 446 | 10 080 | 15 364 | 11 312 | 4 181 | 4 890 | 8 848 |
| 九江 | 2 703 | 22 001 | 31 593 | 22 139 | 8 965 | 9 054 | 17 246 |
| 赣州 | 8 935 | 33 832 | 41 934 | 29 766 | 10 852 | 12 073 | 28 154 |
| 吉安 | 4 803 | 19 359 | 25 737 | 17 913 | 7 276 | 6 925 | 16 915 |
| 山东 | 77 012 | 500 631 | 819 348 | 596 987 | 228 853 | 240 078 | 342 104 |
| 济南 | 5 579 | 48 280 | 76 955 | 57 700 | 24 783 | 24 189 | 38 001 |
| 青岛 | 7 860 | 47 081 | 77 932 | 60 819 | 24 946 | 25 751 | 32 015 |
| 淄博 | 5 061 | 27 592 | 40 645 | 30 755 | 12 638 | 12 005 | 19 058 |
| 泰安 | 4 200 | 27 960 | 48 966 | 34 563 | 12 220 | 14 159 | 20 605 |
| 威海 | 2 587 | 17 932 | 24 069 | 18 926 | 6 892 | 7 844 | 11 137 |
| 河南 | 71 154 | 459 338 | 716 306 | 468 536 | 195 051 | 176 534 | 306 546 |
| 郑州 | 3 848 | 73 865 | 97 959 | 76 161 | 28 912 | 35 532 | 59 020 |

续　表

| 健康设施<br>地区 | Ⅱ-1-1 医疗<br>卫生机构数<br>（个） | Ⅱ-1-2 医疗<br>卫生机构<br>床位数（张） | Ⅱ-1-3 医疗<br>卫生机构人员<br>数（人） | Ⅱ-1-4 医疗卫<br>生机构卫<br>生技术人员数<br>（人） | Ⅱ-1-5 医生<br>数（执业医师+<br>执业助理医师）<br>（全市）（人） | Ⅱ-1-6 医疗<br>卫生机构注册<br>护士数（人） | Ⅱ-1-7 医院<br>床位数（张） |
|---|---|---|---|---|---|---|---|
| 开封 | 3 115 | 23 297 | 36 940 | 24 118 | 18 114 | 9 481 | 16 018 |
| 洛阳 | 4 124 | 37 163 | 52 781 | 36 457 | 15 052 | 14 805 | 26 056 |
| 平顶山 | 3 886 | 25 106 | 37 451 | 25 344 | 10 333 | 9 295 | 17 412 |
| 安阳 | 5 470 | 24 830 | 38 291 | 24 227 | 11 247 | 8 105 | 17 144 |
| 鹤壁 | 1 487 | 7 594 | 11 468 | 7 383 | 3 288 | 2 767 | 5 802 |
| 湖北 | 36 077 | 317 500 | 411 184 | 309 343 | 129 716 | 127 871 | 200 220 |
| 武汉 | 4 750<br>（2013年数据） | 67 576<br>（2013年数据） | 93 342 | 69 864 | 29 523 | 32 036 | 50 076 |
| 宜昌 | 3 190<br>（2013年数据） | 22 797<br>（2013年数据） | 33 174 | 25 519 | 9 771 | 11 202 | 15 844 |
| 荆州 | 3 304<br>（2013年数据） | 23 447<br>（2013年数据） | 35 437 | 25 889 | 10 207 | 9 914 | 15 584 |
| 黄冈 | 4 883<br>（2013年数据） | 23 192<br>（2013年数据） | 38 745 | 28 066 | 28 859 | 10 410 | 12 060 |
| 咸宁 | 1 311<br>（2013年数据） | 12 407<br>（2013年数据） | 19 119 | 14 723 | 6 354 | 6 038 | 6 497 |
| 湖南 | 61 571 | 355 485 | 442 224 | 323 082 | 131 991 | 125 696 | 215 039 |
| 长沙 | 3 207 | 63 606 | 74 945 | 61 801 | 24 340 | 27 964 | 52 507 |

续　表

| 健康设施　地区 | II-1-1 医疗卫生机构数（个） | II-1-2 医疗机构卫生机构床位数（张） | II-1-3 医疗机构卫生机构人员数（人） | II-1-4 医疗卫生机构卫生技术人员数（人） | II-1-5 医生数（执业医师+执业助理医师）（全市）（人） | II-1-6 医疗卫生机构注册护士数（人） | II-1-7 医院床位数（张） |
|---|---|---|---|---|---|---|---|
| 湘　潭 | 1 051 | 15 827 | 18 538 | 15 311 | 6 664 | 6 241 | 12 933 |
| 岳　阳 | 1 306 | 21 397 | 26 342 | 21 236 | 9 066 | 7 670 | 17 718 |
| 常　德 | 1 351 | 28 942 | 29 557 | 23 824 | 11 390 | 8 988 | 22 965 |
| 张家界 | 451 | 7 291 | 8 357 | 6 762 | 2 863 | 2 462 | 6 505 |
| 益　阳 | 1 077 | 20 667 | 21 424 | 17 335 | 8 030 | 6 271 | 14 626 |
| 广　东 | 48 085 | 405 751 | 708 036 | 553 728 | 212 678 | 217 629 | 294 219 |
| 广　州 | 2 668 | 77 011 | 139 831 | 114 322 | 40 715 | 48 531 | 64 864 |
| 深　圳 | 3 185 | 31 151 | 83 335 | 66 624 | 26 858 | 28 035 | 27 141 |
| 珠　海 | 522 | 7 993 | 15 690 | 13 138 | 5 154 | 5 384 | 6 251 |
| 汕　头 | 692 | 15 407 | 23 159 | 18 966 | 8 606 | 6 881 | 12 027 |
| 佛　山 | 1 267 | 29 821 | 47 904 | 39 714 | 14 944 | 16 874 | 23 845 |
| 广　西 | 34 667 | 201 600 | 334 849 | 240 892 | 84 928 | 94 814 | 118 475 |
| 南　宁 | 2 613 | 37 362 | 64 700 | 49 567 | 21 174 | 20 581 | 31 444 |
| 柳　州 | 2 371 | 20 656 | 33 359 | 25 967 | 9 177 | 11 036 | 18 021 |
| 桂　林 | 5 256 | 18 394 | 37 173 | 26 527 | 10 154 | 10 580 | 16 034 |

续　表

| 健康设施\地区 | II-1-1 医疗卫生机构数（个） | II-1-2 医疗卫生机构床位数（张） | II-1-3 医疗卫生机构人员数（人） | II-1-4 医疗卫生机构卫生技术人员数（人） | II-1-5 医生数(执业医师+执业助理医师)（全市）（人） | II-1-6 医疗卫生机构注册护士数（人） | II-1-7 医院床位数（张） |
|---|---|---|---|---|---|---|---|
| 北　海 | 1 090 | 7 074 | 11 017 | 8 194 | 3 232 | 3 215 | 6 433 |
| 防城港 | 626 | 3 719 | 6 517 | 4 625 | 1 736 | 1 767 | 3 164 |
| 海　南 | 5 075 | 34 466 | 63 468 | 48 108 | 8 555 | 20 892 | 24 555 |
| 海　口 | 822 | 12 762（2013 年数据） | 23 697 | 18 831 | 6 883 | 8 914 | 10 557 |
| 三　亚 | 362 | 2 566（2013 年数据） | 5 852 | 4 414 | 1 664 | 1 869 | 2 245 |
| 四　川 | 81 070 | 459 596 | 596 001 | 426 988 | 162 433 | 158 457 | 289 242 |
| 成　都 | 8 190 | 108 031 | 153 962 | 120 091 | 48 200 | 50 058 | 80 176 |
| 攀枝花 | 1 079 | 9 599 | 12 035 | 9 349 | 3 989 | 3 818 | 7 920 |
| 德　阳 | 2 774 | 19 118 | 24 803 | 18 387 | 7 988 | 6 557 | 11 479 |
| 绵　阳 | 4 494 | 30 756 | 35 932 | 26 610 | 11 055 | 9 586 | 18 304 |
| 南　充 | 8 780 | 29 670 | 39 455 | 24 612 | 11 379 | 7 535 | 16 963 |
| 贵　州 | 28 995 | 182 189 | 221 575 | 155 905 | 42 030 | 58 666 | 120 418 |
| 贵　阳 | 3 032（2013 年数据） | 26 504（2013 年数据） | 41 872 | 33 395 | 12 935 | 14 594 | 23 310 |

续 表

| 健康设施 地区 | II-1-1 医疗卫生机构数（个） | II-1-2 医疗机构卫生机构床位数（张） | II-1-3 医疗卫生机构人员数（人） | II-1-4 医疗卫生机构卫生技术人员数（人） | II-1-5 医生数（执业医师+执业助理医师）（全市）（人） | II-1-6 医疗卫生机构注册护士数（人） | II-1-7 医院床位数（张） |
|---|---|---|---|---|---|---|---|
| 六盘水 | 639 （2013 年数据） | 12 718 （2013 年数据） | 16 498 | 11 203 | 4 267 | 4 238 | 9 219 |
| 遵 义 | 4 481 （2013 年数据） | 28 970 （2013 年数据） | 39 752 | 28 159 | 10 461 | 10 951 | 20 201 |
| 安 顺 | 2 238 （2013 年数据） | 9 134 （2013 年数据） | 11 943 | 8 050 | 2 785 | 3 174 | 6 979 |
| 毕 节 | 5 365 （2013 年数据） | 31 529 （2013 年数据） | 35 023 | 22 407 | 7 307 | 8 153 | 21 200 |
| 云 南 | 24 281 | 224 899 | 265 531 | 193 217 | 48 660 | 73 305 | 156 074 |
| 昆 明 | 4 552 （2013 年数据） | 48 087 （2013 年数据） | 67 836 | 53 742 | 22 595 | 21 880 | 39 467 |
| 曲 靖 | 685 （2013 年数据） | 24 880 （2013 年数据） | 17 744 | 15 237 | 5 273 | 5 610 | 18 048 |
| 玉 溪 | 178 （2013 年数据） | 11 349 （2013 年数据） | 15 392 | 11 379 | 4 956 | 4 267 | 9 231 |
| 保 山 | 1 326 （2013 年数据） | 9 529 （2013 年数据） | 9 071 | 6 609 | 3 208 | 3 380 | 6 002 |

续 表

| 健康设施<br>地区 | Ⅱ-1-1 医疗卫生机构数（个） | Ⅱ-1-2 医疗机构卫生机构床位数（张） | Ⅱ-1-3 医疗卫生机构人员数（人） | Ⅱ-1-4 医疗机构卫生技术人员数（人） | Ⅱ-1-5 医生数（执业医师+执业助理医师）（全市）（人） | Ⅱ-1-6 医疗卫生机构注册护士数（人） | Ⅱ-1-7 医院床位数（张） |
|---|---|---|---|---|---|---|---|
| 丽 江 | 84（2013年数据） | 4 478（2013年数据） | 3 196 | 3 196 | 1 756 | 1 355 | 3 427 |
| 普 洱 | 524（2013年数据） | 8 347（2013年数据） | 12 619 | 9 042 | 2 217 | 3 164 | 6 024 |
| 陕 西 | 37 247 | 199 372 | 321 908 | 239 054 | 79 261 | 89 551 | 142 093 |
| 西 安 | 5 742 | 51 065 | 91 448 | 71 553 | 24 820 | 30 062 | 42 753 |
| 铜 川 | 947 | 5 179 | 8 585 | 6 764 | 2 120 | 2 764 | 3 959 |
| 宝 鸡 | 2 916 | 21 478 | 28 624 | 21 137 | 5 044 | 7 654 | 13 590 |
| 延 安 | 3 571 | 11 971 | 20 510 | 13 391 | 4 269 | 4 958 | 8 468 |
| 榆 林 | 4 939 | 17 248 | 29 385 | 20 499 | 10 926 | 7 690 | 12 975 |
| 甘 肃 | 27 916 | 122 412 | 160 695 | 118 089 | 43 289 | 40 954 | 84 511 |
| 兰 州 | 2 393 | 24 873 | 34 682 | 28 489 | 12 252 | 11 595 | 20 281 |
| 嘉峪关 | 132 | 1 759 | 2 830 | 2 401 | 844 | 1 103 | 1 402 |
| 金 昌 | 557 | 2 453 | 4 002 | 3 336 | 1 311 | 1 224 | 2 072 |
| 白 银 | 1 322 | 7 552 | 9 390 | 7 241 | 2 683 | 2 832 | 5 009 |

续表

| 健康设施<br>地区 | II-1-1 医疗卫生机构数（个） | II-1-2 医疗机构卫生机构床位数（张） | II-1-3 医疗机构卫生人员数（人） | II-1-4 医疗卫生机构卫生技术人员数（人） | II-1-5 医生数（执业医师+执业助理医师）（全市）（人） | II-1-6 医疗卫生机构注册护士数（人） | II-1-7 医院床位数（张） |
|---|---|---|---|---|---|---|---|
| 天水 | 3 557 | 12 400 | 16 552 | 10 805 | 4 298 | 3 622 | 8 681 |
| 酒泉 | 989 | 5 639 | 7 069 | 5 756 | 2 426 | 2 203 | 4 136 |
| 青海 | 6 241 | 33 007 | 44 685 | 32 431 | 11 863 | 11 492 | 23 580 |
| 西宁 | 611<br>（2013 年数据） | 15 885<br>（2013 年数据） | 21 754 | 18 263 | 7 243 | 7 704 | 14 243 |
| 宁夏 | 4 255 | 32 506 | 47 609 | 37 288 | 15 001 | 13 978 | 27 076 |
| 银川 | 939 | 13 744 | 21 621 | 17 562 | 7 059 | 7 383 | 11 783 |
| 石嘴山 | 534 | 4 283 | 6 826 | 5 675 | 2 012 | 2 199 | 3 703 |
| 吴忠 | 835 | 5 490 | 7 999 | 6 022 | 2 274 | 2 046 | 4 619 |
| 固原 | 1 169 | 4 410 | 5 756 | 3 965 | 2 094 | 1 042 | 3 538 |
| 中卫 | 775 | 3 441 | 5 502 | 4 126 | 1 562 | 1 308 | 2 556 |
| 新疆 | 18 873 | 142 956 | 189 578 | 145 851 | 13 869 | 56 578 | 107 897 |
| 乌鲁木齐 | 1 807 | 28 763 | 43 862 | 34 303 | 12 976 | 14 476 | 23 788 |
| 克拉玛依 | 92 | 1 779 | 3 796 | 3 057 | 893 | 1 239 | 1 652 |

附录Ⅱ-2　健康环境

| 健康环境\地区 | II-2-8 城市市容环境卫生建设投资额(辖区)(万元)《2015年中国省市经济发展年鉴 下册》第430页 | II-2-9 城市污水处理率(%)《2015年中国省市经济发展年鉴 下册》第505页 | II-2-10 城市建成区绿化覆盖率(市辖区)(%)《2015年中国统计年鉴》第335页 | II-2-11 城市人均公园绿地面积(辖区)(平方米)《2015年中国省市经济发展年鉴 下册》第521页 | II-2-12 城市道路清扫保洁面积(辖区)(万平方米)《2015年中国省市经济发展年鉴 下册》第525页 | II-2-13 城市生活垃圾处理率(辖区)(%)《2015年中国省市经济发展年鉴 下册》第537页 | II-2-14 人均城市道路面积(平方米)(市辖区)《2015年中国城市统计年鉴》第327页 | II-2-15 细颗粒物(PM2.5)年平均浓度(微克/立方米)《2015年中国统计年鉴》第253页 |
|---|---|---|---|---|---|---|---|---|
| 河　北 | 65 704 | 95.06 | 46.96 | 14.5 | 24 549 | 92.26 | 14.34 | |
| 石家庄 | 10 568 | 95.60 | 48.98 | 15.3 | 4 343 | 74.68 | 12.83 | 124 |
| 唐　山 | 1 040 | 95.00 | 41.17 | 15.1 | 2 544 | 100.00 | 9.40 | 101 |
| 秦皇岛 | 1 986 | 98.72 | 92.87 | 20.4 | 1 091 | 100.00 | 21.83 | 61 |
| 邯　郸 | 500 | 97.56 | 46.52 | 19.0 | 2 465 | 100.00 | 17.96 | 115 |
| 保　定 | 1 220(2010年数据) | 100.00 | 40.49 | 10.5 | 1 972 | 96.00 | 22.76 | 129 |
| 廊　坊 | 1 155 | 90.23 | 44.42 | 13.5 | 992 | 95.50 | 10.98 | |
| 山　西 | 16 135 | 88.37 | 41.59 | 11.3 | 15 527 | 92.07 | 11.25 | |
| 太　原 | 5 900(2013年数据) | 85.85 | 44.77 | 10.9 | 3 861 | 100.00 | 13.70 | 72 |
| 大　同 | 2 182(2013年数据) | 83.50 | 38.76 | 8.8 | 2 600 | 96.30 | 11.43 | 43 |

续 表

| 健康环境地区 | II-2-8 城市市容环境卫生投资额建设投资额（辖区）（万元） | II-2-9 城市污水处理率（%） | II-2-10 城市建成区绿化覆盖率（市辖区）（%） | II-2-11 城市人均公园绿地面积（辖区）（平方米） | II-2-12 城市道路清扫保洁面积（辖区）（万平方米） | II-2-13 城市生活垃圾处理率（辖区）（%） | II-2-14 人均城市道路面积（平方米）（市辖区） | II-2-15 细颗粒物（PM2.5）年平均浓度（微克/立方米） |
|---|---|---|---|---|---|---|---|---|
| 阳泉 | 2 600（2013年数据） | 77.81 | 40.44 | 10.9 | 698 | 78.52 | 8.75 | 71 |
| 晋中 | 1 304 | 96.61 | 37.92 | 16.7 | 1 062 | 85.00 | 13.88 | |
| 运城 | 1 000（2010年数据） | 91.01 | 34.19 | 10.5 | 598 | 95.50 | 10.31 | |
| 临汾 | 702 | 90.93 | 37.37 | 11.1 | 521 | 100.00 | 7.89 | 63 |
| 内蒙古 | 20 009 | 89.21 | 39.48 | 18.8 | 18 207 | 96.07 | 21.95 | |
| 呼和浩特 | 69 963（2013年数据） | 81.02 | 40.27 | 17.3 | 2 592 | 98.74 | 17.57 | 46 |
| 包头 | 8 959（2013年数据） | 86.06 | 42.71 | 13.0 | 3 080 | 95.97 | 18.16 | 55 |
| 乌海 | 1 128 | 94.57 | 41.84 | 18.4 | 968 | 90.70 | 18.28 | |
| 赤峰 | 607 | 89.60 | 39.19 | 18.2 | 1 515 | 97.94 | 16.07 | 47 |
| 通辽 | 1 045（2013年数据） | 97.50 | 29.77 | 20.1 | 891 | 91.00 | 13.87 | |
| 鄂尔多斯 | 496 | 98.13 | 43.23 | 37.5 | 3 740 | 95.20 | 106.27 | |
| 辽宁 | 55 119 | 89.05 | 42.82 | 11.6 | 33 721 | 98.08 | 12.57 | |
| 沈阳 | 4 737 | 95.11 | 41.78 | 14.1 | 8 627 | 100.00 | 15.92 | 74 |

续　表

| 健康环境<br>地区 | Ⅱ-2-8 城市市容环境卫生建设投资额（辖区）（万元） | Ⅱ-2-9 城市污水处理率（%） | Ⅱ-2-10 城市建成区绿化覆盖率（市辖区）（%） | Ⅱ-2-11 城市人均公园绿地面积（辖区）（平方米） | Ⅱ-2-12 城市道路清扫保洁面积（辖区）（万平方米） | Ⅱ-2-13 城市生活垃圾处理率（辖区）（%） | Ⅱ-2-14 人均城市道路面积（平方米）（市辖区） | Ⅱ-2-15 细颗粒物（PM2.5）年平均浓度（微克/立方米） |
|---|---|---|---|---|---|---|---|---|
| 大　连 | 996 | 91.42 | 44.78 | 11.2 | 5 284 | 100.00 | 14.49 | 53 |
| 鞍　山 | 3 211 | 87.08 | 38.82 | 11.7 | 4 022 | 100.00 | 9.78 | 76 |
| 锦　州 | 18 109 | 88.21 | 57.34 | 12.8 | 1 366 | 100.00 | 11.90 | 63 |
| 铁　岭 | 741 | 100.00 | 45.04 | 12.0 | 1 074 | 100.00 | 15.87 | |
| **吉　林** | **35 405** | **90.10** | **38.23** | **12.1** | **14 504** | **97.60** | **16.31** | |
| 长　春 | 32 800 | 92.08 | 38.82 | 13.8 | 5 064 | 99.23 | 19.44 | 68 |
| 吉　林 | 6 175（2013 年数据） | 94.50 | 39.13 | 12.0 | 1 634 | 100.00 | 11.42 | 66 |
| 四　平 | | 85.11 | 50.18 | 8.9 | 672 | 81.99 | 30.95 | |
| 辽　源 | 518 | 98.39 | 40.28 | 9.4 | 395 | 100.00 | 11.12 | |
| 通　化 | | 92.84 | 37.44 | 11.5 | 601 | 99.73 | 19.07 | |
| 白　山 | 750（2013 年数据） | 74.20 | 29.07 | 10.3 | 342 | 98.00 | 8.57 | |
| **黑龙江** | **115 866** | **77.22** | **35.35** | **12.1** | **22 716** | **69.63** | **11.96** | |
| 哈尔滨 | 44 190 | 89.30 | 35.46 | 10.4 | 7 945 | 85.00 | 10.28 | 72 |
| 齐齐哈尔 | 4 714 | 73.06 | 45.01 | 10.0 | 1 394 | 61.73 | 6.83 | 39 |

续　表

| 健康环境　地区 | II-2-8 城市市容环境卫生建设投资额(辖区)(万元) | II-2-9 城市污水处理率(%) | II-2-10 城市绿化覆盖率(市辖区)(%) | II-2-11 城市人均公园绿地面积(辖区)(平方米) | II-2-12 城市道路清扫保洁面积(辖区)(万平方米) | II-2-13 城市生活垃圾处理率(辖区)(%) | II-2-14 人均城市道路面积(平方米)(市辖区) | II-2-15 细颗粒物(PM2.5)年平均浓度(微克/立方米) |
|---|---|---|---|---|---|---|---|---|
| 鸡西 | 399 | 32.47 | 40.24 | 10.7 | 560 | 48.08 | 7.68 | |
| 佳木斯 | 5 010 | 81.98 | 41.56 | 14.0 | 1 301 | 100.00 | 7.25 | |
| 牡丹江 | 934 | 41.95 | 37.81 | 11.2 | 1 300 | 98.28 | 11.03 | 59 |
| **江苏** | **246 456** | **93.46** | **42.69** | **14.4** | **55 132** | **99.62** | **16.76** | |
| 南京 | 101 857 | 95.32 | 44.16 | 15.0 | 8 457 | 100.00 | 20.80 | 74 |
| 徐州 | 150 | 92.74 | 43.29 | 16.2 | 2 104 | 95.07 | 13.00 | 67 |
| 南通 | 12 315 | 92.81 | 42.55 | 16.8 | 3 410 | 100.00 | 21.25 | 62 |
| 连云港 | 1 280 | 84.09 | 40.01 | 14.2 | 1 430 | 100.00 | 8.10 | 61 |
| 扬州 | 17 960 | 93.72 | 43.49 | 18.0 | 1 904 | 100.00 | 10.21 | 65 |
| **浙江** | **136 517** | **90.68** | **41.04** | **12.9** | **36 843** | **100.00** | **14.16** | |
| 杭州 | 1 062 | 95.61 | 40.47 | 15.5 | 6 702 | 100.00 | 11.70 | 65 |
| 宁波 | 24 345 | 92.35 | 38.22 | 10.6 | 3 455 | 100.00 | 12.85 | 46 |
| 温州 | 22 433 | 91.45 | 38.32 | 13.0 | 2 864 | 100.00 | 18.32 | 46 |
| 绍兴 | 1 117 | 89.26 | 43.58 | 13.3 | 2 064 | 100.00 | 11.98 | 63 |
| 金华 | 14 439 | 90.02 | 37.78 | 11.5 | 1 597 | 100.00 | 17.45 | |

续 表

| 健康环境 地区 | Ⅱ-2-8 城市市容环境卫生建设投资额（辖区）（万元） | Ⅱ-2-9 城市污水处理率（%） | Ⅱ-2-10 城市建成区绿化覆盖率（市辖区）（%） | Ⅱ-2-11 城市人均公园绿地面积（辖区）（平方米） | Ⅱ-2-12 城市道路清扫保洁面积（辖区）（万平方米） | Ⅱ-2-13 城市生活垃圾处理率（辖区）（%） | Ⅱ-2-14 人均城市道路面积（平方米）（市辖区） | Ⅱ-2-15 细颗粒物（PM2.5）年平均浓度（微克/立方米） |
|---|---|---|---|---|---|---|---|---|
| 安徽 | 146 797 | 96.21 | 41.86 | 13.2 | 26 370 | 99.51 | 13.31 | |
| 合肥 | 23 722 | 98.90 | 45.09 | 13.3 | 6 430 | 100.00 | 23.84 | 83 |
| 芜湖 | 11 373 | 91.61 | 39.34 | 12.6 | 2 170 | 98.00 | 23.02 | 67 |
| 蚌埠 | 5 660 | 99.30 | 38.88 | 12.8 | 1 775 | 100.00 | 15.91 | |
| 淮南 | 10 041 | 98.18 | 39.72 | 12.2 | 1 871 | 98.50 | 8.10 | |
| 马鞍山 | 600 | 99.08 | 43.78 | 15.4 | 1 100 | 98.14 | 15.18 | 67 |
| 福建 | 71 805 | 88.66 | 42.48 | 12.8 | 16 243 | 97.92 | 12.23 | |
| 福州 | 14 000 | 87.73 | 42.89 | 12.9 | 3 317 | 96.00 | 13.22 | 34 |
| 厦门 | 23 000 | 93.38 | 41.87 | 11.4 | 3 780 | 100.00 | 17.71 | 37 |
| 莆田 | 20 217 | 87.46 | 45.12 | 12.7 | 1 003 | 99.13 | 3.64 | |
| 泉州 | 454 | 87.68 | 41.94 | 14.0 | 2 190 | 98.40 | 21.02 | 34 |
| 漳州 | 841 | 89.06 | 42.74 | 14.2 | 943 | 99.21 | 19.00 | |
| 江西 | 18 620 | 83.76 | 44.88 | 14.1 | 12 893 | 100.00 | 13.03 | |
| 南昌 | 8 766 | 91.98 | 42.09 | 12.0 | 2 884 | 100.00 | 16.40 | 52 |
| 景德镇（2010 年数据） | 11 671 | 72.07 | 51.44 | 14.8 | 330 | 100.00 | 16.86 | |

续 表

| 健康环境 地区 | Ⅱ-2-8 城市市容环境卫生建设投资额（辖区）(万元) | Ⅱ-2-9 城市污水处理率（%） | Ⅱ-2-10 城市建成区绿化覆盖率（市辖区）（%） | Ⅱ-2-11 城市人均公园绿地面积（辖区）（平方米） | Ⅱ-2-12 城市道路清扫保洁面积（辖区）（万平方米） | Ⅱ-2-13 城市生活垃圾处理率（辖区）（%） | Ⅱ-2-14 人均城市道路面积（平方米）（市辖区） | Ⅱ-2-15 细颗粒物（PM2.5）年平均浓度（微克/立方米） |
|---|---|---|---|---|---|---|---|---|
| 萍乡 | 500（2013 年数据） | 84.89 | 40.41 | 10.6 | 645 | 100.00 | 8.07 | |
| 九江 | 2 995 | 99.47 | 50.98 | 17.7 | 1 339 | 100.00 | 23.13 | 46 |
| 赣州 | 2 068 | 50.35 | 39.88 | 10.4 | 799 | 100.00 | 9.53 | |
| 吉安 | 156 | 90.96 | 45.79 | 17.0 | 348 | 100.00 | 13.93 | |
| 山东 | 263 057 | 95.27 | 43.24 | 17.1 | 65 422 | 100.00 | 18.13 | |
| 济南 | 31 331 | 98.00 | 39.77 | 10.5 | 4 423 | 100.00 | 22.11 | 87 |
| 青岛 | 13 755 | 94.93 | 44.68 | 14.6 | 5 664 | 100.00 | 21.34 | 58 |
| 淄博 | 40 514 | 95.76 | 44.39 | 15.9 | 3 938 | 100.00 | 13.58 | 97 |
| 泰安 | 4 051 | 95.37 | 43.87 | 19.9 | 1 643 | 100.00 | 10.62 | 76 |
| 威海 | 4 423 | 94.83 | 49.01 | 25.3 | 2 336 | 100.00 | 22.65 | |
| 河南 | 41 717 | 92.52 | 37.94 | 9.9 | 27 197 | 92.84 | 9.37 | |
| 郑州 | 5 532 | 95.89 | 40.17 | 7.0 | 4 174 | 95.00 | 7.83 | 88 |
| 开封 | 16 400 | 92.63 | 32.56 | 10.5 | 1 400 | 100.00 | 15.42 | 83 |
| 洛阳 | 2 759 | 97.71 | 42.15 | 8.5 | 2 759 | 83.08 | 12.01 | 74 |
| 平顶山 | 520 | 91.76 | 40.11 | 10.3 | 1 080 | 92.81 | 9.83 | 88 |

续　表

| 健康环境<br>地区 | Ⅱ-2-8 城市<br>市容环境卫生<br>建设投资额<br>(辖区)(万元) | Ⅱ-2-9 城市<br>污水处理率<br>(%) | Ⅱ-2-10 城市<br>建成区绿化覆<br>盖率(市辖区)<br>(%) | Ⅱ-2-11 城市<br>人均公园绿地<br>面积(辖区)<br>(平方米) | Ⅱ-2-12 城市<br>道路清扫保洁<br>面积(辖区)<br>(万平方米) | Ⅱ-2-13 城市<br>生活垃圾处理<br>率(辖区)(%) | Ⅱ-2-14 人均<br>城市道路面积<br>(平方米)<br>(市辖区) | Ⅱ-2-15 细<br>颗粒物(PM2.5)<br>年平均浓度<br>(微克/立方米) |
|---|---|---|---|---|---|---|---|---|
| 安　阳 | 890 | 97.72 | 28.55 | 10.1 | 997 | 100.00 | 8.62 | 97 |
| 鹤　壁 | 1 259 | 70.38 | 39.66 | 14.9 | 692 | 92.88 | 11.80 | |
| 湖　北 | **93 904** | **92.08** | **36.61** | **11.1** | **30 527** | **98.07** | **13.28** | |
| 武　汉 | 52 347 | 95.26 | 39.18 | 11.1 | 15 837 | 100.00 | 17.25 | 82 |
| 宜　昌 | 10 659 | 91.00 | 41.35 | 14.2 | 1 098 | 95.14 | 14.68 | 93 |
| 荆　州 | 90 | 90.60 | 39.11 | 11.4 | 992 | 100.00 | 8.92 | 88 |
| 黄　冈 | 2 300 | 100.00 | 25.66 | 14.1 | 353 | 100.00 | 27.78 | |
| 咸　宁 | 52 | 87.59 | 37.42 | 13.0 | 485 | 99.09 | 8.73 | |
| 湖　南 | **295 057** | **90.11** | **39.57** | **9.9** | **18 032** | **99.70** | **12.57** | |
| 长　沙 | 237 664 | 96.90 | 35.16 | 10.2 | 2 861 | 100.00 | 14.44 | 74 |
| 湘　潭 | 6 793 | 90.00 | 40.81 | 9.0 | 1 024 | 100.00 | 16.82 | 73 |
| 岳　阳 | 3 550 | 90.80 | 40.88 | 9.2 | 883 | 100.00 | 10.17 | 58 |
| 常　德 | 2 834 | 84.92 | 43.71 | 14.3 | 898 | 100.00 | 10.77 | 71 |
| 张家界 | | 81.09 | 39.45 | 8.9 | 359<br>(2013 年数据) | 100.00 | 7.26 | 65 |
| 益　阳 | 742 | 91.34 | 55.80 | 16.2 | 1 270 | 99.99 | 6.20 | |

续　表

| 健康环境<br>地区 | II-2-8 城市市容环境卫生建设投资额（辖区）（万元） | II-2-9 城市污水处理率（%） | II-2-10 城市建成区绿化覆盖率（市辖区）（%） | II-2-11 城市人均公园绿地面积（辖区）（平方米） | II-2-12 城市道路清扫保洁面积（辖区）（万平方米） | II-2-13 城市生活垃圾处理率（辖区）（%） | II-2-14 人均城市道路面积（平方米）（市辖区） | II-2-15 细颗粒物（PM2.5）年平均浓度（微克/立方米） |
|---|---|---|---|---|---|---|---|---|
| 广 东 | 178 553 | 91.55 | 39.85 | 16.3 | 84 873 | 94.66 | 13.34 | |
| 广 州 | 22 332 | 98.72 | 41.50 | 20.2 | 11 614 | 86.80 | 14.99 | 49 |
| 深 圳 | 17 904 | 96.60 | 45.08 | 16.8 | 21 740 | 100.00 | 35.02 | 34 |
| 珠 海 | 484 | 90.13 | 57.02 | 18.8 | 4 464 | 100.00 | 46.28 | 34 |
| 汕 头 | 10 930（2013 年数据） | 92.08 | 42.11 | 14.4 | 1 606 | 92.34 | 4.64 | 40 |
| 佛 山 | 64 320 | 79.65 | 39.78 | 13.0 | 3 848 | 94.19 | 4.69（2013 年数据） | |
| 广 西 | 96 946 | 87.45 | 40.54 | 11.2 | 14 065 | 97.86 | 9.39 | |
| 南 宁 | 21 868 | 87.10 | 49.38 | 12.7 | 3 733 | 100.00 | 13.58 | 49 |
| 柳 州 | 25 096 | 91.00 | 41.84 | 13.0 | 1 827 | 100.00 | 16.11 | 67 |
| 桂 林 | 20 382 | 87.02 | 40.13 | 11.5 | 1 271 | 98.22 | 12.58 | 66 |
| 北 海 | 405 | 77.55 | 39.96 | 10.9 | 1 135 | 100.00 | 13.83 | 29 |
| 防城港 | 5 633 | 71.33 | 33.57 | 7.5 | 627 | 97.00 | 11.32 | |
| 海 南 | 7 222 | 71.42 | 41.21 | 13.0 | 6 084 | 99.83 | 8.57 | |
| 海 口 | 3 692 | 85.07 | 42.70 | 12.5 | 3 612 | 100.00 | 8.97 | 23 |
| 三 亚 | 900 | 78.41 | 36.40 | 19.0 | 963 | 100.00 | 7.34 | |

续　表

| 健康环境 地区 | II-2-8 城市市容环境卫生建设投资额（辖区）（万元） | II-2-9 城市污水处理率（%） | II-2-10 城市建成区绿化覆盖率（市辖区）（%） | II-2-11 城市人均公园绿地面积（辖区）（平方米） | II-2-12 城市道路清扫保洁面积（辖区）（万平方米） | II-2-13 城市生活垃圾处理率（辖区）（%） | II-2-14 人均城市道路面积（平方米）（市辖区） | II-2-15 细颗粒物（PM2.5）年平均浓度（微克/立方米） |
|---|---|---|---|---|---|---|---|---|
| 四　川 | 97 398 | 85.36 | 35.75 | 11.3 | 28 574 | 97.24 | 8.22 | |
| 成　都 | 11 416 | 94.64 | 32.50 | 13.8 | 9 986 | 100.00 | 12.73 | 77 |
| 攀枝花 | 150 | 81.77 | 43.81 | 9.9 | 633 | 98.53 | 12.01 | 40 |
| 德　阳 | 390 | 91.00 | 40.03 | 10.7 | 622 | 100.00 | 11.31 | 62 |
| 绵　阳 | 316 | 92.37 | 38.50 | 9.6 | 1 447 | 100.00 | 12.16 | 56 |
| 南　充 | 43 100 | 85.58 | 42.04 | 11.0 | 1 340 | 99.09 | 7.61 | 73 |
| 贵　州 | 30 035 | 94.79 | 35.56 | 12.5 | 5 129 | 93.26 | 7.46 | |
| 贵　阳 | 4 850 | 95.70 | 40.65 | 15.5 | 2 289 | 96.17 | 11.32 | 48 |
| 六盘水 | | 98.09 | 28.72 | 16.7 | 291 | 96.40 | 13.83 | |
| 遵　义 | 16 980 | 95.00 | 32.05 | 12.7 | 552 | 92.55 | 6.16 | 57 |
| 安　顺 | 2 365 | 94.50 | 34.60 | 2.6 | 290 | 81.10 | 5.12 | |
| 毕　节 | 1 046 | 96.02 | 25.39 | 18.7 | 355 | 93.65 | 2.07 | |
| 云　南 | 20 456 | 91.14 | 39.19 | 11.0 | 15 547 | 97.37 | 15.91 | |
| 昆　明 | 8 000 | 94.89 | 41.50 | 10.6 | 9 177 | 96.28 | 25.58 | 35 |
| 曲　靖 | 1 673 | 90.05 | 34.06 | 9.0 | 781 | 100.00 | 14.00 | 35 |
| 玉　溪 | 24 | 81.93 | 41.21 | 12.0 | 400 | 84.53 | 15.27 | 30 |

续　表

| 健康环境 地区 | II-2-8 城市市容环境卫生建设投资额（辖区）（万元） | II-2-9 城市污水处理率（%） | II-2-10 城市建成区绿化覆盖率（市辖区）（%） | II-2-11 城市人均公园绿地面积（辖区）（平方米） | II-2-12 城市道路清扫保洁面积（辖区）（万平方米） | II-2-13 城市生活垃圾处理率（辖区）（%） | II-2-14 人均城市道路面积（平方米）（市辖区） | II-2-15 细颗粒物（PM2.5）年平均浓度（微克/立方米） |
|---|---|---|---|---|---|---|---|---|
| 保 山 | 2 096 | 86.05 | 24.61 | 7.7 | 252 | 99.55 | 4.51 | |
| 丽 江 | 7 500 (2010年数据) | 90.61 | 40.96 | 29.0 | 220 | 100.00 | 11.79 | |
| 普 洱 | 560 (2013年数据) | 81.38 | 41.24 | 10.6 | 310 | 91.00 | 11.70 | |
| 陕 西 | 179 227 | 91.56 | 38.28 | 12.5 | 15 338 | 95.78 | 10.30 | |
| 西 安 | 21 178 | 93.50 | 42.50 | 11.6 | 9 303 | 99.87 | 12.26 | 77 |
| 铜 川 | 16 635 | 88.98 | 44.16 | 11.5 | 418 | 88.63 | 6.15 | 69 |
| 宝 鸡 | 11 911 | 95.96 | 40.45 | 12.3 | 1 180 | 100.00 | 9.18 | 70 |
| 延 安 | 971 | 89.98 | 39.75 | 12.0 | 330 | 89.05 | 4.88 | 53 |
| 榆 林 | 31 320 | 86.65 | 35.07 | 16.6 | 1 110 | 91.40 | 15.34 | |
| 甘 肃 | 20 151 | 85.00 | 32.64 | 12.8 | 7 478 | 98.43 | 7.82 | |
| 兰 州 | 16 226 | 84.13 | 35.27 | 11.5 | 2 341 | 98.75 | 8.15 | 61 |
| 嘉峪关 | 640 | 85.73 | 39.71 | 19.4 | 604 | 100.00 | 16.33 | |
| 金 昌 | 689 (2013年数据) | 95.85 | 36.80 | 19.4 | 751 | 100.00 | 19.97 | 41 |
| 白 银 | 361 | 71.75 | 34.59 | 9.6 | 570 | 95.60 | 12.74 | |

续 表

| 健康环境 地区 | Ⅱ-2-8 城市市容环境卫生建设投资额（辖区）（万元） | Ⅱ-2-9 城市污水处理率（%） | Ⅱ-2-10 城市建成区绿化覆盖率（市辖区）（%） | Ⅱ-2-11 城市人均公园绿地面积（辖区）（平方米） | Ⅱ-2-12 城市道路清扫保洁面积（辖区）（万平方米） | Ⅱ-2-13 城市生活垃圾处理率（辖区）（%） | Ⅱ-2-14 人均城市道路面积（平方米）（市辖区） | Ⅱ-2-15 细颗粒物（PM2.5）年平均浓度（微克/立方米） |
|---|---|---|---|---|---|---|---|---|
| 天 水 | 690（2013年数据） | 84.42 | 35.54 | 7.2 | 290 | 100.00 | 4.62 | |
| 酒 泉 | 375 | 93.62 | 35.78 | 11.1 | 561 | 100.00 | 10.99 | |
| 青 海 | 26 765 | 59.19 | 37.29 | 10.8 | 2 529 | 95.37 | 8.02 | 63 |
| 西 宁 | 23 200 | 72.11 | 39.11 | 12.0 | 1 502 | 94.42 | 9.71 | |
| 宁 夏 | 3 627 | 92.38 | 40.23 | 17.9 | 7 482 | 93.25 | 18.93 | |
| 银 川 | 2 480（2010年数据） | 94.26 | 43.66 | 17.9 | 3 885 | 88.57 | 17.69 | 53 |
| 石嘴山 | 1 803 | 97.46 | 41.33 | 20.8 | 1 365 | 96.87 | 34.61 | 51 |
| 吴 忠 | 1 384（2013年数据） | 91.98 | 40.70 | 21.7 | 651 | 99.00 | 12.76 | |
| 固 原 | 624 | 72.43 | 27.45 | 8.0 | 452 | 91.67 | 16.77 | |
| 中 卫 | 1 030（2013年数据） | 99.59 | 36.82 | 20.1 | 650 | 99.88 | 13.34 | |
| 新 疆 | 215 876 | 86.24 | 39.20 | 10.7 | 12 921 | 94.04 | 13.84 | |
| 乌鲁木齐 | 180 898 | 84.90 | 38.52 | 10.7 | 2 682 | 93.04 | 11.90 | 61 |
| 克拉玛依 | 14 694 | 95.10 | 43.28 | 11.5 | 1 386 | 100.00 | 26.86 | 42 |

附录 II - 3　健康保障 (1)

| 健康保障　地区 | II-3-16 公共财政预算支出中医疗卫生支出 (亿元)《2015年中国省市经济发展年鉴》下册 第213页 | II-3-17 公共财政预算支出 (亿元)《2015年中国省市经济发展年鉴》下册 第193页 | II-3-18 医疗卫生支出占财政支出的比重 (%) 公共财政预算支出中医疗卫生支出/公共财政预算支出*100% | II-3-19 城镇居民人均可支配收入 (元)《2015年中国省市经济发展年鉴》下册 第223页 | II-3-20 农村居民人均可支配收入 (元)《2015年中国省市经济发展年鉴》下册 第235页 | II-3-21 城镇失业登记人员 (人)《2015年中国省市经济发展年鉴》下册 第91页 |
|---|---|---|---|---|---|---|
| 河　北 | 446.79 | 4 677.30 | 9.552 305 817 | 24 141 | 10 186 | 383 000 |
| 石家庄 | 30.48 | 566.49 | 5.380 500 98 | 25 996 | 10 691 | 53 409 |
| 唐　山 | 23.73 | 524.66 | 4.522 929 135 | 28 891 | 12 867 | 66 922 |
| 秦皇岛 | 10.72 | 211.96 | 5.057 558 03 | 26 053 | 9 964 | 23 249 |
| 邯　郸 | 38.90 | 404.67 | 9.612 770 9 | 22 699 | 10 343 | 53 508 |
| 保　定 | 48.79 | 457.59 | 10.662 383 36 | 21 673 | 9 704 | 47 966 |
| 廊　坊 | 21.58 | 302.51 | 7.133 648 474 | 29 416 | 12 115 | 10 346 |
| 山　西 | 243.94 | 3 085.28 | 7.906 575 74 | 24 069 | 8 809 | 245 000 |
| 太　原 | 20.00 | 322.69 | 6.197 898 912 | 25 768 | 12 616 | 48 116 |
| 大　同 | 16.80 | 221.79 | 7.574 732 855 | 23 043 | 7 137 | 58 449 |
| 阳　泉 | 7.77 | 86.91 | 8.940 283 051 | 24 825 | 10 742 | 9 250 |
| 晋　中 | 19.22 | 216.85 | 8.863 269 541 | 25 652 | 10 100 | 9 613 |

续　表

| 健康保障<br>地区 | Ⅱ-3-16 公共财政预算支出中医疗卫生支出支出（亿元） | Ⅱ-3-17 公共财政预算支出（亿元） | Ⅱ-3-18 医疗卫生支出占财政支出的比重（%） | Ⅱ-3-19 城镇居民人均可支配收入（元） | Ⅱ-3-20 农村居民人均可支配收入（元） | Ⅱ-3-21 城镇失业登记人员（人） |
|---|---|---|---|---|---|---|
| 运　城 | 24.35 | 238.77 | 10.198 098 59 | 22 226 | 8 125 | 14 579 |
| 临　汾 | 24.70 | 283.08 | 8.725 448 636 | 23 610 | 8 755 | 17 337 |
| 内蒙古 | 227.78 | 3 879.98 | 5.870 648 818 | 28 350 | 9 976 | 248 000 |
| 呼和浩特 | 17.77 | 310.91 | 5.715 480 364 | 34 723 | 12 538 | 37 003 |
| 包　头 | 16.56 | 353.69 | 4.682 066 216 | 35 506 | 12 713 | 49 604 |
| 乌　海 | 6.33 | 94.78 | 6.678 624 182 | 31 481 | 13 422 | 7 686 |
| 赤　峰 | 31.00 | 360.44 | 8.600 599 268 | 23 199 | 8 114 | 28 176 |
| 通　辽 | 20.37 | 318.20 | 6.401 634 192 | 23 377 | 9 932 | 17 187 |
| 鄂尔多斯 | 25.85 | 541.75 | 4.771 573 604 | 34 983 | 13 439 | 19 285 |
| 辽　宁 | 273.61 | 5 080.49 | 5.385 504 154 | 29 082 | 11 192 | 410 000 |
| 沈　阳 | 44.67 | 914.38 | 4.885 277 456 | 34 233 | 12 521 | 95 453 |
| 大　连 | 50.85 | 989.46 | 5.139 166 818 | 33 591 | 13 547 | 91 075 |
| 鞍　山 | 22.88 | 325.41 | 7.031 129 959 | 27 846 | 12 093 | 27 813 |
| 锦　州 | 14.12 | 228.47 | 6.180 242 483 | 25 214 | 11 723 | 22 249 |
| 铁　岭 | 14.59 | 209.08 | 6.978 190 166 | 19 276 | 10 888 | 17 305 |

续 表

| 健康保障 地区 | II-3-16 公共财政预算支出中医疗卫生支出（亿元） | II-3-17 公共财政预算支出（亿元） | II-3-18 医疗卫生支出占财政支出的比重（%） | II-3-19 城镇居民人均可支配收入（元） | II-3-20 农村居民人均可支配收入（元） | II-3-21 城镇登记失业人员（人） |
|---|---|---|---|---|---|---|
| 吉 林 | 206.44 | 2 913.25 | 7.086 243 886 | 23 218 | 10 780 | 232 000 |
| 长 春 | 50.52 | 675.84 | 7.475 142 045 | 27 299 | 10 060（2013年数据） | 84 478 |
| 吉 林 | 32.18 | 327.33 | 9.831 057 343 | 27 297 | 10 288（2013年数据） | 31 700 |
| 四 平 | 20.86 | 191.39 | 10.899 211 04 | 26 629 | 9 960（2013年数据） | 21 786 |
| 辽 源 | 8.36 | 99.35 | 8.414 695 521 | 26 252 | 9 845（2013年数据） | 11 400 |
| 通 化 | 14.43 | 208.70 | 6.914 230 954 | 26 701 | 9 935（2013年数据） | 9 095 |
| 白 山 | 9.75 | 138.15 | 7.057 546 145 | 26 694 | 9 231（2013年数据） | 14 653 |
| 黑龙江 | 235.31 | 3 434.22 | 6.851 919 795 | 22 609 | 10 453 | 399 000 |
| 哈尔滨 | 52.46 | 740.08 | 7.088 422 873 | 28 816 | 12 546 | 88 270 |
| 齐齐哈尔 | 28.60 | 313.68 | 9.117 572 048 | 21 283 | 11 310 | 39 083 |
| 鸡 西 | 9.88 | 80.27 | 12.308 458 95 | 19 375 | 13 449 | 15 661 |

| 健康<br>保障<br>地区 | Ⅱ-3-16 公共<br>财政预算支出<br>中医疗卫生支出<br>（亿元） | Ⅱ-3-17 公共<br>财政预算支出<br>（亿元） | Ⅱ-3-18 医疗<br>卫生支出占财政<br>支出的比重（%） | Ⅱ-3-19 城镇<br>居民人均可支配<br>收入（元） | Ⅱ-3-20 农村<br>居民人均可<br>支配收入（元） | Ⅱ-3-21 城镇<br>登记失业人员<br>（人） |
|---|---|---|---|---|---|---|
| 佳木斯 | 14.18 | 187.51 | 7.562 263 346 | 21 518 | 10 088 | 19 390 |
| 牡丹江 | 15.88 | 239.27 | 6.636 853 764 | 24 735 | 11 401 | 20 868 |
| 江 苏 | 560.93 | 8 472.45 | 6.620 635 117 | 34 346 | 14 958 | 366 000 |
| 南 京 | 60.23 | 921.20 | 6.538 211 029 | 42 568 | 16 011 | 66 532 |
| 徐 州 | 49.89 | 661.84 | 7.538 075 668 | 24 080 | 11 513 | 31 914 |
| 南 通 | 53.83 | 649.58 | 8.286 893 069 | 33 374 | 14 268 | 34 022 |
| 连云港 | 26.09 | 375.95 | 6.939 752 627 | 23 595 | 10 465 | 14 542 |
| 扬 州 | 24.12 | 367.73 | 6.559 160 253 | 30 322 | 13 775 | 27 004 |
| 浙 江 | 433.80 | 5 159.57 | 8.407 677 384 | 40 393 | 19 373 | 331 000 |
| 杭 州 | 71.47 | 961.18 | 7.435 652 011 | 44 632 | 23 555 | 40 307 |
| 宁 波 | 71.54 | 1 000.86 | 7.147 852 847 | 44 155 | 24 283 | 67 187 |
| 温 州 | 40.19 | 488.98 | 8.219 150 067 | 40 510 | 19 394 | 26 238 |
| 绍 兴 | 29.42 | 346.44 | 8.492 090 983 | 43 167 | 23 539 | 38 108 |
| 金 华 | 33.59 | 352.86 | 9.519 356 119 | 39 807 | 18 544 | 26 183 |
| 安 徽 | 425.00 | 4 664.10 | 9.112 154 542 | 24 839 | 9 916 | 315 000 |

续　表

| 健康保障<br>地区 | II-3-16 公共财政预算支出中医疗卫生支出（亿元） | II-3-17 公共财政预算支出（亿元） | II-3-18 医疗卫生支出占财政支出的比重（%） | II-3-19 城镇居民人均可支配收入（元） | II-3-20 农村居民人均可支配收入（元） | II-3-21 城镇登记失业人员（人） |
|---|---|---|---|---|---|---|
| 合　肥 | 44.45 | 698.79 | 6.360 995 435 | 29 348 | 14 407 | 103 032 |
| 芜　湖 | 28.59 | 346.92 | 8.241 093 047 | 27 384 | 14 606 | 17 413 |
| 蚌　埠 | 21.08 | 208.56 | 10.107 403 15 | 24 147 | 10 511 | 19 228 |
| 淮　南 | 12.26 | 145.98 | 8.398 410 741 | 26 267 | 10 547 | 24 766 |
| 马鞍山 | 16.61 | 182.46 | 9.103 365 121 | 32 560 | 14 969 | 18 925 |
| 福　建 | 292.14 | 3 306.70 | 8.834 789 972 | 30 722 | 12 650 | 143 000 |
| 福　州 | 43.67 | 574.81 | 7.597 293 019 | 32 451 | 14 012 | 33 284 |
| 厦　门 | 29.29 | 548.25 | 5.342 453 26 | 39 625 | 16 220 | 26 700 |
| 莆　田 | 17.27 | 157.91 | 10.936 609 46 | 26 871 | 12 829 | 6 890 |
| 泉　州 | 39.32 | 476.72 | 8.248 028 193 | 34 820 | 14 586 | 18 992 |
| 漳　州 | 27.57 | 274.50 | 10.043 715 85 | 25 741 | 12 690 | 10 775 |
| 江　西 | 338.45 | 3 882.70 | 8.716 872 28 | 24 309 | 10 117 | 294 000 |
| 南　昌 | 46.04 | 473.16 | 9.730 323 781 | 29 091 | 12 414 | 64 619 |
| 景德镇 | 9.92 | 149.57 | 6.632 346 059 | 26 625 | 11 547 | 18 169 |
| 萍　乡 | 12.29 | 156.55 | 7.850 526 988 | 26 019 | 12 769 | 15 800 |

续　表

| 健康保障 地区 | Ⅱ-3-16 公共财政预算支出中医疗卫生支出（亿元） | Ⅱ-3-17 公共财政预算支出（亿元） | Ⅱ-3-18 医疗卫生支出占财政支出的比重（%） | Ⅱ-3-19 城镇居民人均可支配收入（元） | Ⅱ-3-20 农村居民人均可支配收入（元） | Ⅱ-3-21 城镇失业人员登记人数（人） |
|---|---|---|---|---|---|---|
| 九江 | 36.90 | 383.53 | 9.621 150 888 | 25 077 | 10 139 | 9 278 |
| 赣州 | 57.15 | 536.27 | 10.656 945 2 | 22 935 | 6 946 | 37 112 |
| 吉安 | 31.90 | 308.69 | 10.333 992 03 | 24 797 | 9 262 | 25 000 |
| 山东 | 605.67 | 7 177.31 | 8.438 676 886 | 29 222 | 11 882 | 431 000 |
| 济南 | 51.64 | 571.41 | 9.037 293 712 | 38 763 | 14 726 | 33 028 |
| 青岛 | 58.43 | 1 074.71 | 5.436 815 513 | 38 294 | 17 461 | 71 644 |
| 淄博 | 24.88 | 342.53 | 7.263 597 349 | 33 534 | 15 531 | 29 275 |
| 泰安 | 30.16 | 285.78 | 10.553 572 68 | 30 715 | 12 913 | 22 656 |
| 威海 | 16.27 | 280.60 | 5.798 289 38 | 34 254 | 17 296 | 8 102 |
| 河南 | 602.95 | 6 028.69 | 10.001 343 58 | 23 672 | 9 966 | 400 000 |
| 郑州 | 70.25 | 918.51 | 7.648 256 415 | 29 095 | 15 470 | 61 335 |
| 开封 | 27.28 | 223.15 | 12.224 960 79 | 21 467 | 9 316 | 21 056 |
| 洛阳 | 36.89 | 412.99 | 8.932 419 671 | 26 974 | 9 669 | 44 558 |
| 平顶山 | 25.95 | 241.53 | 10.744 006 96 | 24 393 | 9 489 | 20 692 |
| 安阳 | 27.76 | 234.28 | 11.849 069 49 | 25 172 | 10 680 | 32 382 |

续　表

| 健康保障 地区 | II-3-16 公共财政预算支出中医疗卫生支出（亿元） | II-3-17 公共财政预算支出（亿元） | II-3-18 医疗卫生支出占财政支出的比重（%） | II-3-19 城镇居民人均可支配收入（元） | II-3-20 农村居民人均可支配收入（元） | II-3-21 城镇登记失业人员（人） |
|---|---|---|---|---|---|---|
| 鹤壁 | 9.04 | 94.06 | 9.610 886 668 | 23 113 | 11 709 | 6 635 |
| 湖北 | 401.32 | 4 934.15 | 8.133 518 438 | 24 852 | 10 849 | 379 000 |
| 武汉 | 80.62 | 1 175.10 | 6.860 692 707 | 33 270 | 16 160 | 101 500 |
| 宜昌 | 30.30 | 442.82 | 6.842 509 372 | 25 025 | 11 837 | 17 673 |
| 荆州 | 25.08 | 276.29 | 9.077 418 654 | 25 930 | 12 625 | 56 424 |
| 黄冈 | 35.12 | 345.40 | 10.167 921 25 | 23 242 | 9 388 | 23 578 |
| 咸宁 | 15.89 | 178.08 | 8.922 955 975 | 23 758 | 10 891 | 11 881 |
| 湖南 | 422.40 | 5 017.38 | 8.418 736 472 | 26 570 | 10 060 | 473 000 |
| 长沙 | 43.76 | 802.38 | 5.453 775 019 | 36 826 | 21 723 | 59 065 |
| 湘潭 | 16.49 | 203.60 | 8.099 214 145 | 27 068 | 14 092 | 23 000 |
| 岳阳 | 32.51 | 316.17 | 10.282 442 99 | 23 121 | 11 062 | 34 593 |
| 常德 | 35.63 | 362.77 | 9.821 650 081 | 22 634 | 10 737 | 37 869 |
| 张家界 | 9.09 | 116.84 | 7.779 869 908 | 18 055 | 6 332 | 6 401 |
| 益阳 | 25.57 | 236.62 | 10.806 356 18 | 20 688 | 11 304 | 24 878 |
| 广东 | 777.55 | 9 152.64 | 8.495 363 086 | 32 148 | 12 246 | 368 000 |
| 广州 | 99.94 | 1 436.22 | 6.958 543 956 | 42 955 | 17 663 | 243 655 |

续 表

| 健康保障 地区 | Ⅱ-3-16 公共财政预算支出中医疗卫生支出(亿元) | Ⅱ-3-17 公共财政预算支出(亿元) | Ⅱ-3-18 医疗卫生支出占财政支出的比重(%) | Ⅱ-3-19 城镇居民人均可支配收入(元) | Ⅱ-3-20 农村居民人均可支配收入(元) | Ⅱ-3-21 城镇登记失业人员(人) |
|---|---|---|---|---|---|---|
| 深 圳 | 122.96 | 2 166.14 | 5.676 456 739 | 40 948 | | 38 752 |
| 珠 海 | 9.90 | 275.90 | 3.588 256 615 | 35 287 | 18 395 | 11 077 |
| 汕 头 | 26.13 | 213.72 | 12.226 277 37 | 21 446 | 11 190 | 15 475 |
| 佛 山 | 28.90 | 525.01 | 5.504 657 054 | 36 555 | 20 094 | 21 917 |
| 广 西 | 355.33 | 3 479.79 | 10.211 248 38 | 24 669 | 8 683 | 187 000 |
| 南 宁 | 44.67 | 468.78 | 9.528 990 145 | 27 075 | 8 576 | 30 938 |
| 柳 州 | 23.96 | 261.61 | 9.158 671 305 | 26 693 | 8 606 | 28 937 |
| 桂 林 | 36.21 | 312.00 | 11.605 769 23 | 26 811 | 9 431 | 23 950 |
| 北 海 | 11.71 | 104.97 | 11.155 568 26 | 25 818 | 9 079 | 8 617 |
| 防城港 | 6.47 | 99.83 | 6.481 017 73 | 26 523 | 9 524 | 3 248 |
| 海 南 | 88.46 | 1 099.74 | 8.043 719 425 | 24 487 | 9 913 | 43 000 |
| 海 口 | 16.51 | 150.92 | 10.939 570 63 | 26 530 | 10 630 | 9 257 (2010 年数据) |
| 三 亚 | 5.39 | 104.86 | 5.140 186 916 | 26 860 | 11 285 | 3 301 |
| 四 川 | 584.10 | 6 796.61 | 8.593 990 239 | 24 234 | 9 348 | 544 000 |
| 成 都 | 81.95 | 1 340.00 | 6.115 671 642 | 32 665 | 14 478 | 153 300 |

续 表

| 健康保障<br>地区 | II-3-16 公共财政预算支出中医疗卫生支出（亿元） | II-3-17 公共财政预算支出（亿元） | II-3-18 医疗卫生支出占财政支出的比重（%） | II-3-19 城镇居民人均可支配收入（元） | II-3-20 农村居民人均可支配收入（元） | II-3-21 城镇登记失业人员（人） |
|---|---|---|---|---|---|---|
| 攀枝花 | 9.35 | 121.18 | 7.715 794 686 | 27 322 | 10 960 | 13 019 |
| 德 阳 | 21.17 | 197.09 | 10.741 285 71 | 26 998 | 11 260 | 18 025 |
| 绵 阳 | 30.53 | 294.64 | 10.361 797 45 | 25 341 | 10 326 | 33 915 |
| 南 充 | 41.79 | 344.68 | 12.124 289 2 | 21 223 | 8 555 | 38 129 |
| 贵 州 | 303.25 | 3 542.80 | 8.559 613 865 | 22 548 | 6 671 | 141 000 |
| 贵 阳 | 33.30 | 448.63 | 7.422 597 686 | 24 961 | 10 826 | 34 673 |
| 六盘水 | 21.37 | 224.79 | 9.506 650 652 | 21 168 | 6 791 | 14 877 |
| 遵 义 | 49.73 | 396.32 | 12.547 941 06 | 22 728 | 8 365 | 22 968 |
| 安 顺 | 17.80 | 172.82 | 10.299 733 83 | 21 042 | 6 671 | 7 492 |
| 毕 节 | 47.61 | 360.77 | 13.196 773 57 | 21 231 | 6 223 | 12 905 |
| 云 南 | 352.41 | 4 437.98 | 7.940 774 857 | 24 299 | 7 456 | 192 000 |
| 昆 明 | 39.15 | 593.66 | 6.594 683 826 | 31 295 | 10 366 | 44 317 |
| 曲 靖 | 32.12 | 334.17 | 9.611 874 196 | 25 023 | 8 514 | 12 107 |
| 玉 溪 | 19.00 | 207.31 | 9.165 018 571 | 27 223 | 9 969 | 8 629 |
| 保 山 | 17.88 | 164.24 | 10.886 507 55 | 21 555（2013 年数据） | 6 275（2013 年数据） | 7 938 |

续 表

| 健康保障<br>地区 | Ⅱ-3-16 公共预算卫生支出中医疗卫生支出（亿元） | Ⅱ-3-17 公共财政预算支出（亿元） | Ⅱ-3-18 医疗卫生支出占财政支出的比重（%） | Ⅱ-3-19 城镇居民人均可支配收入（元） | Ⅱ-3-20 农村居民人均可支配收入（元） | Ⅱ-3-21 城镇失业人员登记失业人员（人） |
|---|---|---|---|---|---|---|
| 丽 江 | 10.28 | 128.03 | 8.029 368 117 | 23 752 | 7 183 | 6 156 |
| 普 洱 | 19.31 | 224.36 | 8.606 703 512 | 21 058 | 7 096 | 11 067 |
| 陕 西 | 313.45 | 3 962.50 | 7.910 410 095 | 24 366 | 7 932 | 223 000 |
| 西 安 | 57.89 | 819.54 | 7.063 718 671 | 36 100 | 14 462 | 108 400 |
| 铜 川 | 6.06 | 82.90 | 7.310 012 063 | 27 237 | 9 169 | 7 873 |
| 宝 鸡 | 21.71 | 235.60 | 9.214 770 798 | 31 560 | 9 421 | 19 893 |
| 延 安 | 24.37 | 310.41 | 7.850 906 865 | 30 588 | 9 779 | 10 024 |
| 榆 林 | 37.71 | 423.32 | 8.908 154 588 | 29 665 | 9 730 | 8 800 |
| 甘 肃 | 204.19 | 2 541.49 | 8.034 263 365 | 21 804 | 6 277 | 97 000 |
| 兰 州 | 25.75 | 280.10 | 9.193 145 305 | 23 030 | 7 114<br>（2013 年数据） | 15 186 |
| 嘉峪关 | 1.81 | 22.06 | 8.204 895 739 | 26 894 | 12 352<br>（2013 年数据） | 2 975 |
| 金 昌 | 3.27 | 50.32 | 6.498 410 175 | 26 260 | 8 863<br>（2013 年数据） | 4 825 |
| 白 银 | 12.49 | 114.94 | 10.866 539 06 | 20 053 | 5 140<br>（2013 年数据） | 6 595 |

229

续 表

| 健康保障<br>地区 | II-3-16 公共财政预算卫生支出中医疗卫生支出（亿元） | II-3-17 公共财政预算支出（亿元） | II-3-18 医疗卫生支出占财政支出的比重（%） | II-3-19 城镇居民人均可支配收入（元） | II-3-20 农村居民人均可支配收入（元） | II-3-21 城镇失业登记失业人员（人） |
|---|---|---|---|---|---|---|
| 天水 | 22.67 | 179.32 | 12.642 203 88 | 18 565 | 4 386<br>（2013 年数据） | 13 113 |
| 酒泉 | 10.43 | 104.98 | 9.935 225 757 | 24 651 | 10 851<br>（2013 年数据） | 5 500 |
| 青海 | 80.13 | 1 347.43 | 5.946 876 647 | 22 307 | 7 283 | 42 000 |
| 西宁 | 17.45 | 248.14 | 7.032 320 464 | 21 291 | 10 097 | 21 000 |
| 宁夏 | 65.27 | 1 000.45 | 6.524 064 171 | 23 285 | 8 410 | 50 000 |
| 银川 | 12.41 | 263.90 | 4.702 538 84 | 26 118 | 10 275 | 26 929 |
| 石嘴山 | 6.57 | 79.05 | 8.311 195 446 | 22 380 | 10 215 | 8 924 |
| 吴忠 | 12.71 | 144.95 | 8.768 540 876 | 19 853 | 8 442 | 3 729 |
| 固原 | 12.49 | 165.43 | 7.550 021 157 | 19 677 | 6 395 | 3 722 |
| 中卫 | 9.06 | 106.18 | 8.532 680 354 | 19 931 | 7 403 | 2 516 |
| 新疆 | 202.32 | 3 317.79 | 6.098 035 138 | 23 214 | 8 724 | 112 000 |
| 乌鲁木齐 | 14.33 | 404.81 | 3.539 932 314 | 26 890 | 13 306 | 35 044 |
| 克拉玛依 | 8.00 | 93.87 | 8.522 424 63 | 30 250 | 15 596<br>（2013 年数据） | 1 053 |

附录Ⅱ-3　健康保障(2)

| 健康服务<br>地区 | Ⅱ-3-22 城镇单位就业人员平均工资(元)<br>《2015 年中国省市经济发展年鉴 下册》第 79 页(2013 年数据未更新) | Ⅱ-3-23 城镇职工基本养老保险参保人数(全市)(人)<br>《2015 年中国城市统计年鉴》第 297 页 | Ⅱ-3-24 城镇基本医疗保险参保人数(全市)(人)<br>《2015 年中国城市统计年鉴》第 297 页 | Ⅱ-3-25 失业保险参保人数(全市)(人)<br>《2015 年中国城市统计年鉴》第 297 页 |
|---|---|---|---|---|
| 河 北 | 41 501 | 11 320 586 | 16 441 584 | 5 019 600 |
| 石家庄 | 42 488 | 1 995 583 | 2 863 102 | 919 600 |
| 唐 山 | 47 123 | 2 087 530 | 2 232 812 | 805 648 |
| 秦皇岛 | 46 399 | 748 952 | 948 984 | 326 851 |
| 邯 郸 | 37 402 | 1 186 188 | 1 883 000 | 675 586 |
| 保 定 | 38 108 | 1 399 061 | 2 092 800 | 504 600 |
| 廊 坊 | 49 110 | 530 308 | 963 149 | 276 182 |
| 山 西 | 46 407 | 5 978 781 | 9 871 869 | 3 972 362 |
| 太 原 | 51 035 | 1 405 294 | 2 391 323 | 849 394 |
| 大 同 | 50 847 | 757 410 | 1 328 127 | 450 370 |
| 阳 泉 | 47 992 | 314 494 | 640 900 | 250 473 |
| 晋 中 | 45 458 | 487 982 | 887 523 | 323 362 |
| 运 城 | 34 964 | 584 900 | 87 200 | 338 500 |
| 临 汾 | 39 222 | 631 250 | 1 043 465 | 348 904 |

231

续 表

| 健康服务<br>地区 | II-3-22 城镇单位就业人员平均工资(元) | II-3-23 城镇职工基本养老保险参保人数(全市)(人) | II-3-24 城镇基本医疗保险参保人数(全市)(人) | II-3-25 失业保险参保人数(全市)(人) |
|---|---|---|---|---|
| **内蒙古** | **50 723** | **3 962 592** | **8 097 906** | **2 084 183** |
| 呼和浩特 | 48 635 | 394 510 | 1 122 558 | 409 680 |
| 包 头 | 53 100 | 878 130 | 1 328 402 | 433 029 |
| 乌 海 | 53 191 | 176 168 | 464 182 | 96 000 |
| 赤 峰 | 47 751 | 341 715 | 1 066 672 | 263 105 |
| 通 辽 | 42 929 | 368 077 | 1 038 268 | 180 000 |
| 鄂尔多斯 | 68 231 | 276 229 | 667 039 | 195 389 |
| **辽 宁** | **45 505** | **13 931 038** | **22 276 411** | **6 584 739** |
| 沈 阳 | 49 963 | 3 557 761 | 4 917 558 | 1 383 028 |
| 大 连 | 58 437 | 1 944 772 | 5 054 191 | 1 437 023 |
| 鞍 山 | 39 790 | 841 228 | 1 149 546 | 614 051 |
| 锦 州 | 39 861 | 773 333 | 1 295 403 | 331 061 |
| 铁 岭 | 39 168 | 432 857 | 265 855 | 262 778 |
| **吉 林** | **42 846** | **5 460 230** | **12 240 064** | **2 261 348** |
| 长 春 | 51 564 | 1 966 889 | 4 073 296 | 931 964 |
| 吉 林 | 41 248 | 1 105 701 | 2 364 824 | 421 419 |

续 表

| 健康服务<br>地区 | Ⅱ-3-22 城镇单位<br>就业人员平均工资（元） | Ⅱ-3-23 城镇职工基本养老<br>保险参保人数（全市）（人） | Ⅱ-3-24 城镇基本医疗<br>保险参保人数（全市）（人） | Ⅱ-3-25 失业保险参保<br>人数（全市）（人） |
|---|---|---|---|---|
| 四 平 | 33 893 | 556 745 | 1 354 126 | 216 033 |
| 辽 源 | 36 081 | 252 799 | 611 056 | 78 274 |
| 通 化 | 35 595 | 531 532 | 1 134 505 | 189 875 |
| 白 山 | 34 063 | 388 052 | 967 814 | 136 944 |
| 黑龙江 | 40 794 | 5 000 012 | 12 417 019 | 3 391 786 |
| 哈尔滨 | 44 891 | 1 273 000 | 3 671 744 | 1 288 000 |
| 齐齐哈尔 | 35 795 | 493 592 | 1 724 375 | 487 003 |
| 鸡 西 | 40 084 | 241 553 | 886 715 | 200 609 |
| 佳木斯 | 70 979 | 551 500 | 1 078 348 | 191 000 |
| 牡丹江 | 78 870 | 335 891 | 993 454 | 188 842 |
| 江 苏 | 57 177 | 26 679 206 | 35 366 435 | 15 107 175 |
| 南 京 | 64 811 | 3 490 632 | 4 781 188 | 2 485 139 |
| 徐 州 | 45 310 | 1 142 559 | 2 949 151 | 857 192 |
| 南 通 | 57 546 | 1 481 842 | 3 169 085 | 986 933 |
| 连云港 | 45 097 | 842 682 | 1 196 624 | 372 685 |
| 扬 州 | 52 582 | 1 036 409 | 1 971 085 | 628 069 |

续 表

| 健康服务<br>地区 | II-3-22 城镇单位<br>就业人员平均工资（元） | II-3-23 城镇职工基本养老<br>保险参保人数（全市）（人） | II-3-24 城镇基本医疗<br>保险参保人数（全市）（人） | II-3-25 失业保险参保<br>人数（全市）（人） |
|---|---|---|---|---|
| 浙 江 | **56 571** | **27 455 195** | **42 954 296** | **12 103 573** |
| 杭 州 | 63 664 | 5 594 785 | 8 402 113 | 3 318 301 |
| 宁 波 | 60 659 | 5 422 266 | 4 786 997 | 2 433 876 |
| 温 州 | 54 590 | 2 859 679 | 5 954 093 | 1 080 893 |
| 绍 兴 | 49 033 | 3 450 899 | 4 831 828 | 1 165 416 |
| 金 华 | 51 721 | 1 742 728 | 4 809 265 | 749 944 |
| 安 徽 | **47 806** | **7 505 169** | **17 687 379** | **4 221 281** |
| 合 肥 | 54 210 | 1 389 283 | 3 609 568 | 1 159 476 |
| 芜 湖 | 48 496 | 781 087 | 1 684 148 | 362 058 |
| 蚌 埠 | 42 441 | 522 275 | 1 076 268 | 213 700 |
| 淮 南 | 58 597 | 458 936 | 1 125 536 | 292 016 |
| 马鞍山 | 53 582 | 600 547 | 974 007 | 246 226 |
| 福 建 | **48 538** | **7 999 185** | **12 873 088** | **5 227 297** |
| 福 州 | 53 333 | 1 673 735 | 2 778 181 | 1 124 516 |
| 厦 门 | 55 864 | 2 268 800 | 3 142 800 | 1 772 200 |
| 莆 田 | 43 963 | 310 091 | 633 561 | 253 253 |

续　表

| 健康服务<br>地区 | Ⅱ-3-22 城镇单位<br>就业人员平均工资(元) | Ⅱ-3-23 城镇职工基本养老<br>保险参保人数(全市)(人) | Ⅱ-3-24 城镇基本医疗<br>保险参保人数(全市)(人) | Ⅱ-3-25 失业保险参保<br>人数(全市)(人) |
|---|---|---|---|---|
| 泉　州 | 44 895 | 1 224 921 | 1 537 548 | 627 867 |
| 漳　州 | 46 610 | 603 750 | 1 111 780 | 350 072 |
| 江　西 | **42 473** | **7 241 912** | **13 807 944** | **2 717 505** |
| 南　昌 | 46 330 | 1 574 795 | 2 303 972 | 584 219 |
| 景德镇 | 36 453 | 412 713 | 720 780 | 136 000 |
| 萍　乡 | 37 480 | 343 461 | 849 577 | 147 083 |
| 九　江 | 38 200 | 822 031 | 1 428 282 | 340 000 |
| 赣　州 | 40 280 | 839 222 | 2 050 847 | 350 811 |
| 吉　安 | 38 122 | 675 431 | 1 382 356 | 222 125 |
| 山　东 | **46 998** | **41 445 805** | **41 736 618** | **10 716 911** |
| 济　南 | 53 650 | 2 506 312 | 3 077 751 | 1 250 426 |
| 青　岛 | 54 829 | 3 931 927 | 3 024 363<br>(2013 年数据) | 1 781 657 |
| 淄　博 | 46 564 | 2 651 013 | 3 077 106 | 760 604 |
| 泰　安 | 44 444 | 4 146 186 | 2 060 849 | 600 121 |
| 威　海 | 43 619 | 2 061 329 | 2 517 140 | 547 060 |

续 表

| 健康服务<br>地区 | II-3-22 城镇单位就业人员平均工资（元） | II-3-23 城镇职工基本养老保险参保人数（全市）（人） | II-3-24 城镇基本医疗保险参保人数（全市）（人） | II-3-25 失业保险参保人数（全市）（人） |
|---|---|---|---|---|
| 河 南 | 38 301 | 13 661 368 | 20 278 113 | 7 401 637 |
| 郑 州 | 44 119 | 2 670 000 | 1 638 000 | 1 549 427 |
| 开 封 | 34 797 | 540 459 | 961 376 | 317 129 |
| 洛 阳 | 39 559 | 1 116 901 | 2 100 800 | 634 630 |
| 平顶山 | 41 839 | 705 285 | 1 492 140 | 463 953 |
| 安 阳 | 34 348 | 792 905 | 1 241 324 | 418 937 |
| 鹤 壁 | 36 839 | 192 032 | 396 012 | 145 000 |
| 湖 北 | 43 899 | 12 521 915 | 18 090 916 | 4 550 290 |
| 武 汉 | 53 745 | 3 809 033 | 5 949 800 | 1 772 902 |
| 宜 昌 | 40 291 | 1 013 305 | 1 409 863 | 486 113 |
| 荆 州 | 36 023 | 1 043 367 | 1 898 011 | 330 845 |
| 黄 冈 | 34 007 | 638 100 | 1 392 900 | 212 100 |
| 咸 宁 | 33 330 | 370 033 | 799 400 | 130 900 |
| 湖 南 | 42 726 | 11 083 006 | 17 140 563 | 4 762 484 |
| 长 沙 | 56 381 | 1 969 362 | 2 909 482 | 1 111 165 |
| 湘 潭 | 43 078 | 391 066 | 994 532 | 320 452 |

续 表

| 健康服务<br>地区 | II - 3 - 22 城镇单位<br>就业人员平均工资（元） | II - 3 - 23 城镇职工基本养老<br>保险参保人数（全市）（人） | II - 3 - 24 城镇基本医疗<br>保险参保人数（全市）（人） | II - 3 - 25 失业保险参保<br>人数（全市）（人） |
|---|---|---|---|---|
| 岳　阳 | 38 117 | 3 498 557 | 1 723 882 | 353 146 |
| 常　德 | 38 059 | 895 449 | 553 793 | 280 177 |
| 张家界 | 38 131 | 101 369 | 132 997 | 100 200 |
| 益　阳 | 37 835 | 666 360 | 1 025 210 | 210 000 |
| 广　东 | **53 318** | **45 477 024** | **91 037 271** | **28 401 132** |
| 广　州 | 68 594 | 9 255 618 | 10 546 721 | 4 417 340 |
| 深　圳 | 62 626 | 8 706 948 | 11 578 277 | 9 421 817 |
| 珠　海 | 55 884 | 1 059 003 | 1 554 105 | 892 406 |
| 汕　头 | 42 286 | 1 275 145 | 4 551 131 | 725 649 |
| 佛　山 | 50 158 | 3 446 466 | 4 796 479 | 2 201 481 |
| 广　西 | **41 391** | **4 916 465** | **9 862 532** | **2 125 849** |
| 南　宁 | 48 818 | 983 572 | 1 823 740 | 449 719 |
| 柳　州 | 43 905 | 876 600 | 1 487 488 | 346 849 |
| 桂　林 | 42 257 | 686 703 | 1 182 702 | 260 431 |
| 北　海 | 40 878 | 196 528 | 261 982 | 97 634 |
| 防城港 | 41 512 | 386 842 | 295 680 | 56 658 |

237

续 表

| 健康服务<br>地区 | Ⅱ-3-22 城镇单位就业人员平均工资（元） | Ⅱ-3-23 城镇职工基本养老保险参保人数（全市）（人） | Ⅱ-3-24 城镇基本医疗保险参保人数（全市）（人） | Ⅱ-3-25 失业保险参保人数（全市）（人） |
|---|---|---|---|---|
| 海 南 | **44 971** | **688 047** | **1 017 486** | **616 270** |
| 海 口 | 46 231 | 504 716 | 572 528 | 415 950 |
| 三 亚 | 46 312 | 183 140 | 444 646 | 200 129 |
| 四 川 | **47 965** | **23 000 137** | **24 214 215** | **5 821 668** |
| 成 都 | 48 358 | 5 475 100 | 5 884 300 | 3 161 500 |
| 攀枝花 | 44 220 | 502 131 | 629 273 | 225 601 |
| 德 阳 | 41 426 | 2 019 747 | 1 281 303 | 321 168 |
| 绵 阳 | 40 989 | 1 015 179 | 1 411 315 | 240 121 |
| 南 充 | 35 981 | 933 605 | 1 723 437 | 173 874 |
| 贵 州 | **47 364** | **3 485 970** | **3 512 210** | **1 448 807** |
| 贵 阳 | 49 385 | 1 460 045 | 1 201 993 | 612 341 |
| 六盘水 | 46 658 | 1 067 400 | 661 100 | 108 300 |
| 遵 义 | 50 504 | 507 325 | 779 850 | 387 071 |
| 安 顺 | 44 539 | 161 769 | 408 522 | 88 832 |
| 毕 节 | 44 981 | 183 874 | 255 894<br>（2013 年数据） | 159 943 |
| 云 南 | **42 447** | **5 567 792** | **7 680 838** | **1 679 201** |

续　表

| 健康服务地区 | Ⅱ-3-22 城镇单位就业人员平均工资（元） | Ⅱ-3-23 城镇职工基本养老保险参保人数（全市）（人） | Ⅱ-3-24 城镇基本医疗保险参保人数（全市）（人） | Ⅱ-3-25 失业保险参保人数（全市）（人） |
|---|---|---|---|---|
| 昆　明 | 51 059 | 1 676 766 | 5 236 568 | 896 743 |
| 曲　靖 | 40 479 | 2 950 000 | 472 300 | 238 987 |
| 玉　溪 | 43 874 | 229 188 | 488 370 | 144 588 |
| 保　山 | 38 859 | 119 230 | 333 210 | 80 877 |
| 丽　江 | 41 969 | 76 200 | 190 900 | 20 315 |
| 普　洱 | 34 757 | 159 126 | 330 490 | 99 547 |
| 陕　西 | 47 446 | 6 936 440 | 12 821 534 | 3 435 332 |
| 西　安 | 50 988 | 3 129 100 | 4 177 000 | 1 494 100 |
| 铜　川 | 43 897 | 167 936 | 377 872 | 95 331 |
| 宝　鸡 | 40 257 | 552 237 | 1 007 014 | 322 907 |
| 延　安 | 51 459 | 1 093 494 | 2 229 072 | 194 878 |
| 榆　林 | 55 597 | 270 590 | 756 132 | 199 973 |
| 甘　肃 | 42 833 | 1 631 113 | 4 172 998 | 1 463 201 |
| 兰　州 | 46 621 | 661 555 | 1 068 383 | 572 732 |
| 嘉峪关 | 53 378 | 86 302 | 139 265 | 53 791 |
| 金　昌 | 47 430 | 40 508 | 204 793 | 72 794 |

续　表

| 健康服务<br>地区 | Ⅱ-3-22 城镇单位<br>就业人员平均工资（元） | Ⅱ-3-23 城镇职工基本养老<br>保险参保人数（全市）（人） | Ⅱ-3-24 城镇基本医疗<br>保险参保人数（全市）（人） | Ⅱ-3-25 失业保险参保<br>人数（全市）（人） |
|---|---|---|---|---|
| 白　银 | 43 164 | 82 001 | 438 484 | 119 955 |
| 天　水 | 36 368 | 118 908 | 279 837 | 143 650 |
| 酒　泉 | 41 132 | 116 401 | 276 916 | 65 175 |
| 青　海 | 51 393 | 414 018 | 167 270 | 207 898 |
| 西　宁 | 48 691 | 334 544 | 165 721<br>（2013 年数据） | 163 400 |
| 宁　夏 | 50 476 | 1 218 139 | 4 304 455 | 722 390 |
| 银　川 | 55 338 | 631 468 | 1 574 663 | 409 167 |
| 石嘴山 | 44 465 | 141 996 | 473 500 | 122 605 |
| 吴　忠 | 47 551 | 166 523 | 1 065 524 | 82 108 |
| 固　原 | 53 852 | 145 156 | 128 950 | 47 150 |
| 中　卫 | 45 262 | 132 996 | 1 061 818 | 61 360 |
| 新　疆 | 49 064 | 1 354 666 | 2 019 525 | 927 152 |
| 乌鲁木齐 | 57 392 | 1 109 545 | 1 738 529 | 766 382 |
| 克拉玛依 | 78 964 | 245 121 | 280 996 | 160 770 |

附录Ⅱ-4 2015 年城市人口数

| 地 区 ＼ 人 口 | 2015 年城市人口数（人） |
|---|---|
| | 《2015 中国人口和就业统计年鉴》第 273 页<br>《2015 中国统计年鉴》第 36 页 |
| **河 北** | **73 840 000** |
| 石家庄市 | 2 494 226 |
| 唐山市 | 3 087 323 |
| 秦皇岛市 | 895 616 |
| 邯 郸 | 1 505 604 |
| 保 定 | 1 104 540 |
| 廊 坊 | 842 756 |
| **山 西** | **36 480 000** |
| 太原市 | 2 868 225 |
| 大同市 | 1 576 285 |
| 阳泉市 | 708 533 |
| 晋 中 | 612 206 |
| 运 城 | 689 189 |
| 临 汾 | 806 140 |
| **内蒙古** | **25 050 000** |
| 呼和浩特市 | 1 278 073 |
| 包头市 | 1 552 946 |
| 乌海市 | 446 080 |
| 赤 峰 | 1 257 903 |
| 通 辽 | 843 555 |
| 鄂尔多斯 | 274 148 |
| **辽 宁** | **43 910 000** |
| 沈阳市 | 5 284 407 |
| 大连市 | 3 042 789 |
| 鞍山市 | 1 511 518 |

| 地 区 \ 人 口 | 2015 年城市人口数（人） |
|---|---|
| 锦 州 | 936 858 |
| 铁 岭 | 438 259 |
| **吉 林** | **27 520 000** |
| 长春市 | 3 658 620 |
| 吉林市 | 1 818 856 |
| 四 平 | 587 418 |
| 通 化 | 443 051 |
| 辽 源 | 472 175 |
| 白山市 | 572 579 |
| **黑龙江** | **38 330 000** |
| 哈尔滨市 | 4 737 636 |
| 齐齐哈尔市 | 1 382 338 |
| 鸡西市 | 845 795 |
| 佳木斯 | 790 153 |
| 牡丹江 | 889 437 |
| **江 苏** | **79 600 000** |
| 南京市 | 5 621 860 |
| 徐州市 | 2 064 871 |
| 南 通 | 861 694 |
| 连云港 | 998 013 |
| 扬州市 | 1 217 611 |
| **浙 江** | **55 080 000** |
| 杭州市 | 4 584 653 |
| 宁波市 | 2 296 382 |
| 温州市 | 1 524 470 |
| 绍 兴 | 2 177 836 |

| 地　区　＼　人　口 | 2015 年城市人口数（人） |
|---|---|
| 金　华 | 950 886 |
| **安　徽** | **60 830 000** |
| 合肥市 | 2 453 691 |
| 芜湖市 | 1 449 811 |
| 蚌　埠 | 1 123 986 |
| 淮　南 | 1 696 252 |
| 马鞍山市 | 821 950 |
| **福　建** | **38 060 000** |
| 福州市 | 1 974 319 |
| 厦门市 | 2 034 393 |
| 莆　田 | 2 284 309 |
| 泉州市 | 1 063 638 |
| 漳　州 | 584 599 |
| **江　西** | **45 420 000** |
| 南昌市 | 2 274 599 |
| 景德镇 | 477 525 |
| 萍乡市 | 880 897 |
| 九江市 | 661 489 |
| 赣　州 | 677 797 |
| 吉　安 | 577 104 |
| **山　东** | **97 890 000** |
| 济南市 | 3 609 894 |
| 青岛市 | 3 705 304 |
| 淄博市 | 2 845 393 |
| 泰　安 | 1 609 729 |
| 威　海 | 733 673 |

续 表

| 地 区 ＼ 人 口 | 2015 年城市人口数（人） |
|---|---|
| **河 南** | **94 360 000** |
| 郑州市 | 3 264 847 |
| 开封市 | 870 229 |
| 洛 阳 | 1 993 224 |
| 平顶山市 | 1 099 591 |
| 安 阳 | 1 155 072 |
| 鹤 壁 | 632 067 |
| **湖 北** | **58 160 000** |
| 武汉市 | 8 273 117 |
| 宜昌市 | 1 280 139 |
| 荆州市 | 1 112 763 |
| 黄 冈 | 351 002 |
| 咸 宁 | 609 360 |
| **湖 南** | **67 370 000** |
| 长沙市 | 3 035 103 |
| 湘潭市 | 876 651 |
| 岳阳市 | 1 096 764 |
| 常 德 | 1 400 473 |
| 张家界 | 531 897 |
| 益 阳 | 1 362 257 |
| **广 东** | **20 764 525** |
| 广州市 | 6 949 637 |
| 深圳市 | 3 465 952 |
| 珠 海 | 1 102 229 |
| 汕头市 | 5 390 623 |
| 佛 山 | 3 856 084 |

| 地 区 ＼ 人 口 | 2015 年城市人口数（人） |
|---|---|
| **广 西** | **47 540 000** |
| 南宁市 | 2 843 789 |
| 柳州市 | 1 175 990 |
| 桂林市 | 775 939 |
| 北 海 | 636 514 |
| 防城港 | 559 384 |
| **海 南** | **9 030 000** |
| 海口市 | 1 653 064 |
| 三亚市 | 585 564 |
| **四 川** | **81 400 000** |
| 成都市 | 5 816 326 |
| 攀枝花市 | 683 575 |
| 德 阳 | 693 180 |
| 绵 阳 | 1 268 648 |
| 南充市 | 1 971 058 |
| **贵 州** | **35 080 000** |
| 贵阳市 | 2 307 101 |
| 六盘水市 | 1 190 297 |
| 遵义市 | 896 855 |
| 安 顺 | 892 249 |
| 毕 节 | 1 572 908 |
| **云 南** | **47 140 000** |
| 昆明市 | 2 768 073 |
| 曲靖市 | 726 624 |
| 玉溪市 | 436 858 |
| 保 山 | 925 523 |

| 地 区 \ 人 口 | 2015 年城市人口数（人） |
|---|---|
| 丽 江 | 152 733 |
| 普 洱 | 226 486 |
| **陕 西** | **37 750 000** |
| 西安市 | 5 871 627 |
| 铜川市 | 747 664 |
| 宝鸡市 | 1 421 961 |
| 延 安 | 464 885 |
| 榆 林 | 555 437 |
| **甘 肃** | **25 910 000** |
| 兰州市 | 2 048 802 |
| 嘉峪关市 | 201 723 |
| 金昌市 | 206 379 |
| 白 银 | 492 162 |
| 天 水 | 1 301 102 |
| 酒 泉 | 410 367 |
| **青 海** | **5 830 000** |
| 西宁市 | 940 509 |
| **宁 夏** | **6 620 000** |
| 银川市 | 1 063 642 |
| 石嘴山市 | 453 026 |
| 吴忠市 | 412 473 |
| 固 原 | 466 326 |
| 中 卫 | 406 426 |
| **新 疆** | **22 980 000** |
| 乌鲁木齐市 | 2 606 434 |
| 克拉玛依市 | 295 818 |

# 附录Ⅲ 健康城市指数主要指标解释

## Ⅲ‑1 健康服务

(1) 医疗卫生机构,指从卫生行政部门取得《医疗机构执业许可证》《计划生育技术服务许可证》,或从民政、工商行政、机构编制管理部门取得法人单位登记证书,为社会提供医疗保健、疾病控制、卫生监督服务或从事医学科研和医学在职培训等工作的单位。医疗卫生机构包括医院、基层医疗卫生机构、专业公共卫生机构、其他医疗卫生机构。

(2) 医疗卫生机构床位,指各级医院本年10月底的固定实有床位(非编制床位)。包括正规床、简易床、监护床和正在消毒、修理的床位及因扩建或大修理而停用的床位(按扩建或大修理前的床位计算),但不包括产科的新生儿床、库存床、临时增设的床位、病人家属的陪床、接产室的待产床等。

(3) 医疗卫生机构人员,指在医院、基层医疗卫生机构、专业公共卫生机构及其他医疗卫生机构工作的职工,包括卫生技术人员、乡村医生和卫生员、其他技术人员、管理人员和工勤人员。一律按支付年底工资的在岗职工统计,包括各类聘任人员(含合同工)及返聘本单位半年以上人员,不包括临时工、离退休人员、退职人员、离开本单位仍保留劳动关系人员、本单位返聘和临聘不足半年人员。

(4) 医疗卫生机构卫生技术人员,指在医院、基层医疗卫生机构、专业公共卫生机构及其他医疗卫生机构中工作的卫生专业人员,包括执业医师、执业助理医师、注册护士、药师(士)、检验技师(士)、影像技师、卫生监督员和见习医(药、护、技)师(士)等卫生专业人员。不包括从事管理工作的卫生技术人员(如院长、副院长、党委书记等)。

(5) 执业医师,指《医师执业证》"级别"为"执业医师"且实际从事医疗、预防保健工作的人员,不包括实际从事管理工作的执业医师。执业医师类别分为临床、中医、口腔和公共卫生四类。

(6)执业(助理)医师,指《医师执业证》"级别"为"执业助理医师"且实际从事医疗、预防保健工作的人员,不包括实际从事管理工作的执业助理医师。执业助理医师类别分为临床、中医、口腔和公共卫生四类。

(7)医院床位数,指医院年底固定实有床位(非编制床位),包括正规床、简易床、监护床、正在消毒和修理的床位、因扩建或大修而停用的床位,不包括产科新生儿床、接产室待产床、库存床、观察床、临时加床和病人家属陪床。

## Ⅲ-2 健康环境

(8)城市污水处理率,指城市经过处理的生活污水、工业废水量占污水排放总量的比重。计算公式:城市污水处理率=城市污水处理量÷城市污水排放总量×100%。

(9)城市建成区绿化覆盖面积,根据《城市绿化条例》规定,建成区绿化覆盖面积包括公共绿地、居住区绿地、单位附属绿地、防护绿地、生产绿地、风景林地六类绿化面积之和。

(10)公园绿地面积,指城市中向公众开放的,以游憩为主要功能,有一定的游憩设施和服务设施,同时兼有健全生态、美化景观、防灾减灾等综合作用的绿化用地面积。包括综合公园、社区公园、专类公园、带状公园和街旁绿地。其中综合公园、专类公园和带状公园面积之和为公园绿地面积。

(11)城市道路清扫保洁面积,指报告期末对城市道路和公共场所(主要包括城市行车道、人行道、车行隧道、人行过街地下通道、道路附属绿地、地铁站、高架路、人行过街天桥、立交桥、广场、停车场及其他设施等)进行清扫保洁的面积。一天清扫保洁多次的,按清扫保洁面积最大的一次计算。

(12)城市生活垃圾处理率,指报告期城市生活垃圾无害化处理量与城市生活垃圾产生量的比率。在统计上,由于城市生活垃圾产生量不易取得,可用清运量代替。

(13)城市道路面积,指城市路面经过铺筑的路面宽度在3.5米以上(含3.5米)的道路。包括高级、次高级道路和普通道路,不包括街道内部路面宽度不足3.5米的胡同、里弄。城市道路面积只包括路面面积和与道路相通的广场、桥梁、停车场面积,不包括街心花坛、侧石、人行道和路肩的面积。

(14) 森林覆盖率(%):以行政区域为单位的森林面积占区域土地总面积的百分比。

(15) 生活垃圾无害化处理率(%):指报告期垃圾无害化处理量与垃圾产生量的比率。在统计时,如果生活垃圾产生量不易取得,可用清运量代替。

(16) 人均城市道路面积(平方米/人):指城市人口人均占有的道路面积,以城市道路总面积与城市人口总数之比表示。

(17) 人均废气中污染物排放情况(万吨/人):原指标为"空气质量达到二级以上天数占全年比重(%)",现在以"人均废气中污染物排放情况(万吨)"代替,废气中污染物排放情况=二氧化硫(万吨)+氮氧化物(万吨)+烟(粉)尘(万吨)。

(18) 每万人口家庭卫生服务人次数(人次/万人):是指医生赴病人家中提供医疗、预防和保健服务的人次数。

## Ⅲ-3 健康保障

(19) 公共财政预算支出中医疗卫生支出,指各级政府用于医疗卫生服务、医疗保障补助、卫生和医疗保险行政管理、人口与计划生育事务支出等各项事业的预算支出。

(20) 居民可支配收入,指居民可用于最终消费支出和储蓄的总和,即居民可用于自由支配的收入。既包括现金收入,也包括实物收入。按照收入的来源,可支配收入包含四项,分别为:工资性收入、经营净收入、财产净收入和转移净收入。城镇居民家庭可支配收入,指家庭成员得到可用于最终消费支出和其他非义务性支出以及储蓄的总和,即居民家庭可以用来自由支配的收入。它是家庭总收入扣除交纳的个人所得税、个人交纳的社会保障支出以及记账补贴后的收入。计算公式为:城镇居民家庭可支配收入=家庭总收入-交纳个人所得税-个人交纳的社会保障支出-记账补贴。农村居民可支配收入是将农村居民家庭总收入扣除各类相应的支出后,得到的初次分配与再分配后的收入。可支配收入通常是指居民家庭可用于最终消费、非义务性支出以及储蓄的收入。包括工资性收入、家庭经营纯收入、财产性收入和转移性收入。

(21) 城镇登记失业率,指城镇登记失业人员与城镇单位就业人员(扣除使用的农村劳动力、聘用的离退休人员、港澳台及外方人员)、城镇单位中的不在岗职工、城镇私营业主、个体户主、城镇私营企业和个体就业人员、城镇登记失业人员之和的比。

（22）城镇单位就业人员平均工资，指城镇单位就业人员在一定时期内平均每人所得的工资额。它表明一定时期工资收入的高低程度，是反映城镇单位就业人员工资水平的主要指标。计算公式：报告期城镇单位就业人员工资总额/基期城镇单位就业人员工资总额×100％。

（23）城镇职工基本养老保险参保人数，指报告期末按照法律、法规和有关政策规定参加城镇基本养老保险并在社保经办机构已建立缴费记录档案的职工人数（包括中断缴费但未终止养老保险关系的职工人数，不包括只登记未建立缴费记录档案的人数）和离退休、退职人员的人数。

（24）城镇基本医疗保险参保人数，指报告期末按国家有关规定参加城镇职工基本医疗保险和城镇居民基本医疗保险的人数。

（25）失业保险参保人数，指报告期末按照国家法律、法规和有关政策规定参加了失业保险的城镇企业、事业单位的职工及地方政府规定参加失业保险的其他人员的人数。

# 附录Ⅳ 健康城市指数计算结果

2016 年各地级城市健康城市指数的主成分分析计算结果:

附录Ⅳ-1 各地级城市健康城市指数各评价指标的主成分

| 主成分 | 特征值 | 贡献率 | 累计贡献率 | 特征值平方根 |
|---|---|---|---|---|
| 第 1 主成分 | 7.772 009 863 | 31.088 039% | 31.088 039% | 2.787 832 467 |
| 第 2 主成分 | 4.860 573 660 | 19.442 295% | 50.530 334% | 2.204 670 873 |
| 第 3 主成分 | 1.909 698 860 | 7.638 795 4% | 58.169 130% | 1.381 918 543 |
| 第 4 主成分 | 1.547 076 142 | 6.188 304 6% | 64.357 434% | 1.243 815 156 |
| 第 5 主成分 | 1.231 155 416 | 4.924 621 7% | 69.282 056% | 1.109 574 430 |
| 第 6 主成分 | 1.148 767 861 | 4.595 071 4% | 73.877 127% | 1.071 805 888 |
| 第 7 主成分 | 1.016 347 828 | 4.065 391 3% | 77.942 519% | 1.008 140 778 |
| 第 8 主成分 | 0.906 561 215 | 3.626 244 9% | 81.568 763% | 0.952 135 082 |
| 第 9 主成分 | 0.793 406 157 | 3.173 624 6% | 84.742 388% | 0.890 733 494 |
| 第 10 主成分 | 0.676 161 203 | 2.704 644 8% | 87.447 033% | 0.822 290 218 |
| 第 11 主成分 | 0.608 342 517 | 2.433 370 1% | 89.880 403% | 0.779 963 151 |
| 第 12 主成分 | 0.458 304 347 | 1.833 217 4% | 91.713 620% | 0.676 981 792 |
| 第 13 主成分 | 0.400 638 220 | 1.602 552 9% | 93.316 173% | 0.632 959 888 |
| 第 14 主成分 | 0.349 080 435 | 1.396 321 7% | 94.712 495% | 0.590 830 293 |
| 第 15 主成分 | 0.303 160 268 | 1.212 641 1% | 95.925 136% | 0.550 599 916 |
| 第 16 主成分 | 0.271 829 424 | 1.087 317 7% | 97.012 454% | 0.521 372 635 |
| 第 17 主成分 | 0.219 088 285 | 0.876 353 1% | 97.888 807% | 0.468 068 676 |
| 第 18 主成分 | 0.205 504 603 | 0.822 018 4% | 98.710 825% | 0.453 326 156 |

续　表

| 主　成　分 | 特　征　值 | 贡　献　率 | 累计贡献率 | 特征值平方根 |
|---|---|---|---|---|
| 第 19 主成分 | 0.125 970 132 | 0.503 880 5％ | 99.214 706％ | 0.354 922 712 |
| 第 20 主成分 | 0.095 649 678 | 0.382 598 7％ | 99.597 304％ | 0.309 272 822 |
| 第 21 主成分 | 0.053 908 294 | 0.215 633 2％ | 99.812 938％ | 0.232 181 597 |
| 第 22 主成分 | 0.018 475 020 | 0.073 900 1％ | 99.886 838％ | 0.135 922 847 |
| 第 23 主成分 | 0.011 302 257 | 0.045 209 0％ | 99.932 047％ | 0.106 312 074 |
| 第 24 主成分 | 0.010 863 751 | 0.043 455 0％ | 99.975 502％ | 0.104 229 319 |
| 第 25 主成分 | 0.006 124 562 | 0.024 498 2％ | 100.000 00％ | 0.078 259 583 |

附录 Ⅳ-2　各地级城市健康城市指数的主成分载荷

| 变量<br>（评价指标） | 第 1 主成分 | 第 2 主成分 | 第 3 主成分 | 第 4 主成分 |
|---|---|---|---|---|
| A1 | 0.214 674 500 | 0.111 970 863 | −0.161 328 286 | 0.263 405 966 |
| A2 | 0.325 459 081 | 0.100 712 874 | 0.084 988 741 | 0.015 603 777 |
| A3 | 0.344 887 227 | 0.012 485 010 | 0.048 852 753 | 0.128 043 924 |
| A4 | 0.343 982 105 | −0.024 828 500 | 0.083 042 577 | 0.089 187 610 |
| A5 | 0.320 855 912 | 0.003 924 240 | 0.098 196 034 | 0.089 400 808 |
| A6 | 0.328 189 821 | −0.048 367 985 | 0.108 918 852 | 0.133 109 445 |
| A7 | 0.324 918 192 | 0.070 933 587 | 0.112 800 973 | 0.042 699 066 |
| B1 | −0.015 075 215 | −0.060 926 350 | 0.219 772 007 | 0.373 032 364 |
| B2 | 0.021 881 138 | −0.195 367 619 | −0.264 932 815 | 0.316 652 474 |
| B3 | 0.038 272 437 | −0.073 092 200 | −0.490 522 344 | −0.021 055 608 |
| B4 | −0.006 502 936 | −0.163 832 007 | −0.490 720 174 | −0.041 509 916 |
| B5 | −0.040 057 208 | −0.241 311 561 | −0.157 191 290 | 0.110 229 343 |
| B6 | 0.025 413 852 | −0.160 002 178 | −0.136 847 145 | 0.173 249 762 |
| B7 | 0.034 237 744 | −0.291 647 541 | −0.241 608 225 | 0.047 081 486 |
| B8 | 0.015 638 831 | 0.111 597 821 | −0.074 705 139 | 0.587 032 297 |
| C1 | 0.320 379 973 | −0.020 481 073 | −0.158 177 152 | −0.167 870 656 |
| C2 | 0.284 825 636 | −0.157 387 338 | −0.070 233 533 | −0.193 095 587 |

| 变量<br>(评价指标) | 第 1 主成分 | 第 2 主成分 | 第 3 主成分 | 第 4 主成分 |
|---|---|---|---|---|
| C3 | 0.168 671 276 | 0.208 328 078 | −0.187 108 623 | −0.099 647 455 |
| C4 | −0.020 420 476 | −0.383 649 542 | 0.116 216 662 | 0.053 175 286 |
| C5 | −0.043 073 171 | −0.353 230 231 | 0.237 510 129 | 0.137 935 836 |
| C6 | 0.033 974 272 | 0.210 229 136 | −0.233 738 175 | 0.034 959 807 |
| C7 | −0.100 119 957 | −0.346 797 644 | 0.081 633 997 | 0.148 477 082 |
| C8 | 0.160 715 499 | −0.181 958 689 | 0.115 801 425 | −0.242 079 851 |
| C9 | 0.167 827 171 | −0.239 314 761 | −0.033 028 929 | −0.191 015 895 |
| C10 | 0.094 584 070 | −0.344 031 404 | 0.072 526 410 | −0.179 736 040 |

**附录Ⅳ‑3　各地级城市健康城市指数中各评价指标的系数**

| | 评 价 指 标 | 在各地城市<br>中的平均值 | 在健康城市<br>指数中的系数 |
|---|---|---|---|
| 健康设施 | 每万人口医疗卫生机构数(个) | 15.086 311 36 | 0.012 812 202 |
| | 每万人口医疗卫生机构床位数(张) | 141.724 124 4 | 0.004 098 615 |
| | 每万人口医疗卫生机构人员数(人) | 216.206 139 0 | 0.003 480 486 |
| | 每万人口医疗卫生机构卫生技术人员数(人) | 166.941 606 9 | 0.005 054 436 |
| | 每万人口医疗卫生机构执业(助理)医生数(人) | 67.605 215 42 | 0.009 191 980 |
| | 每万人口医疗卫生机构注册护士数(人) | 67.229 264 41 | 0.012 559 747 |
| | 每万人口医院床位数(张) | 114.544 370 6 | 0.005 687 959 |
| 健康环境 | 人均城市市容环境卫生建设投资额(元) | 97.488 482 45 | $3.648\,513e^{-5}$ |
| | 城市污水处理率(%) | 88.944 054 05 | 0.008 974 495 |
| | 城市建成区绿化覆盖率(%) | 41.359 459 46 | 0.008 129 623 |
| | 城市人均公园绿地面积(平方米) | 12.621 621 62 | 0.014 889 806 |
| | 人均城市道路清扫保洁面积(平方米) | 15.731 445 00 | 0.003 802 483 |
| | 城市生活垃圾处理率(%) | 96.047 972 97 | 0.009 776 966 |
| | 人均城市道路面积(平方米) | 14.520 675 68 | 0.021 511 991 |
| | 细颗粒物(PM2.5)年平均浓度($\mu g/m$) | 60.554 054 05 | −0.001 254 22 |

续　表

| 评　价　指　标 | | 在各地城市中的平均值 | 在健康城市指数中的系数 |
|---|---|---|---|
| 健康保障 | 人均公共财政预算支出中医疗卫生支出(元) | 1 625.038 233 | 3.127 601e$^{-4}$ |
| | 人均公共财政预算支出(元) | 22 092.215 49 | 3.186 290e$^{-5}$ |
| | 医疗卫生支出占财政支出的比重(%) | 7.265 135 135 | 0.042 913 978 |
| | 城镇居民人均可支配收入(元) | 26 950.391 89 | 1.818 983e$^{-5}$ |
| | 农村居民人均可支配收入(元) | 11 366.310 81 | 2.449 939e$^{-5}$ |
| | 城镇登记失业率(%) | 3.075 945 946 | −0.055 107 34 |
| | 城镇单位就业人员平均工资(元) | 48 386.527 03 | 3.633 840e$^{-6}$ |
| | 每万人口城镇职工基本养老保险参保人数(人) | 7 665.463 901 | 3.220 172e$^{-5}$ |
| | 每万人口城镇基本医疗保险参保人数(人) | 11 595.990 35 | 3.873 472e$^{-5}$ |
| | 每万人口失业保险参保人数(人) | 3 865.740 600 | 6.285 277e$^{-5}$ |

附录Ⅳ-4　各地级城市健康服务指数各评价指标的主成分

| 主成分 | 特征值 | 贡　献　率 | 累计贡献率 | 特征值平方根 |
|---|---|---|---|---|
| 第 1 主成分 | 5.774 640 625 | 82.494 866% | 82.494 866% | 2.403 048 194 |
| 第 2 主成分 | 0.712 975 149 | 10.185 359% | 92.680 225% | 0.844 378 558 |
| 第 3 主成分 | 0.326 843 228 | 4.669 189 0% | 97.349 414% | 0.571 702 045 |
| 第 4 主成分 | 0.129 859 049 | 1.855 129 3% | 99.204 544% | 0.360 359 610 |
| 第 5 主成分 | 0.025 996 011 | 0.371 371 6% | 99.575 915% | 0.161 232 786 |
| 第 6 主成分 | 0.019 222 053 | 0.274 600 8% | 99.850 516% | 0.138 643 620 |
| 第 7 主成分 | 0.010 463 885 | 0.149 484 1% | 100.000 00% | 0.102 293 133 |

附录Ⅳ-5　各地级城市健康服务指数的主成分载荷

| 变量<br>(评价指标) | 第 1 主成分 | 第 2 主成分 | 第 3 主成分 | 第 4 主成分 |
|---|---|---|---|---|
| A1 | 0.253 951 601 | −0.926 710 936 | 0.209 620 544 | 0.039 591 771 |
| A2 | 0.381 490 240 | 0.192 526 244 | 0.601 507 293 | −0.196 366 868 |
| A3 | 0.410 435 247 | −0.061 243 101 | −0.165 363 997 | 0.121 166 999 |

| 变量<br>（评价指标） | 第1主成分 | 第2主成分 | 第3主成分 | 第4主成分 |
|---|---|---|---|---|
| A4 | 0.408 594 903 | 0.051 846 832 | −0.218 883 531 | 0.278 331 529 |
| A5 | 0.384 225 390 | 0.005 169 324 | −0.454 579 633 | −0.780 472 783 |
| A6 | 0.397 016 195 | 0.141 508 823 | −0.321 118 602 | 0.508 510 005 |
| A7 | 0.386 414 138 | 0.278 657 865 | 0.457 420 105 | −0.001 572 532 |

**附录Ⅳ-6　各地级城市健康服务指数中各评价指标的系数**

| | 评 价 指 标 | 在各地城市<br>中的平均值 | 在健康服务<br>指数中的系数 |
|---|---|---|---|
| 健<br>康<br>服<br>务 | 每万人口医疗卫生机构数（个） | 15.086 311 36 | 0.021 435 676 |
| | 每万人口医疗卫生机构床位数（张） | 141.724 124 4 | 0.006 165 697 |
| | 每万人口医疗卫生机构人员数（人） | 216.206 139 0 | 0.004 749 470 |
| | 每万人口医疗卫生机构卫生技术人员数（人） | 166.941 606 9 | 0.006 605 323 |
| | 每万人口医疗卫生机构执业（助理）医生数（人） | 67.605 215 42 | 0.012 504 986 |
| | 每万人口医疗卫生机构注册护士数（人） | 67.229 264 41 | 0.016 258 511 |
| | 每万人口医院床位数（张） | 114.544 370 6 | 0.008 349 437 |

**附录Ⅳ-7　各地级城市健康环境指数各评价指标的主成分**

| 主 成 分 | 特 征 值 | 贡 献 率 | 累计贡献率 | 特征值平方根 |
|---|---|---|---|---|
| 第1主成分 | 2.324 345 514 | 29.054 319% | 29.054 319% | 1.524 580 439 |
| 第2主成分 | 1.193 120 690 | 14.914 009% | 43.968 328% | 1.092 300 641 |
| 第3主成分 | 1.151 329 119 | 14.391 614% | 58.359 942% | 1.073 000 055 |
| 第4主成分 | 1.006 358 986 | 12.579 487% | 70.939 429% | 1.003 174 454 |
| 第5主成分 | 0.780 450 913 | 9.755 636 4% | 80.695 065% | 0.883 431 329 |
| 第6主成分 | 0.629 494 566 | 7.868 682 1% | 88.563 747% | 0.793 406 936 |
| 第7主成分 | 0.486 931 443 | 6.086 643 0% | 94.650 390% | 0.697 804 731 |
| 第8主成分 | 0.427 968 769 | 5.349 609 6% | 100.000 00% | 0.654 193 220 |

附录Ⅳ-8 各地级城市健康环境指数的主成分载荷

| 变量<br>（评价指标） | 第 1 主成分 | 第 2 主成分 | 第 3 主成分 | 第 4 主成分 |
|---|---|---|---|---|
| B1 | 0.007 900 975 | −0.454 373 861 | 0.564 883 450 | 0.469 973 765 |
| B2 | 0.414 707 740 | −0.366 542 031 | −0.262 660 710 | −0.038 696 125 |
| B3 | 0.340 786 421 | 0.390 363 994 | −0.206 353 038 | 0.492 479 494 |
| B4 | 0.446 160 884 | 0.392 052 497 | −0.129 126 137 | 0.147 577 192 |
| B5 | 0.413 361 421 | −0.100 609 132 | 0.303 097 651 | −0.080 514 367 |
| B6 | 0.296 658 720 | −0.329 620 612 | −0.263 293 450 | −0.521 030 436 |
| B7 | 0.501 944 309 | −0.067 892 737 | 0.321 946 925 | −0.024 223 934 |
| B8 | −0.044 022 674 | −0.479 291 932 | −0.536 488 075 | 0.484 530 817 |

附录Ⅳ-9 各地级城市健康环境指数中各评价指标的系数

| | 评 价 指 标 | 在各地城市中的平均值 | 在健康环境指数中的系数 |
|---|---|---|---|
| 健<br>康<br>环<br>境 | 人均城市市容环境卫生建设投资额（元） | 97.488 482 45 | $3.904\,778e^{-5}$ |
| | 城市污水处理率（%） | 88.944 054 05 | 0.043 389 332 |
| | 城市建成区绿化覆盖率（%） | 41.359 459 46 | 0.047 197 430 |
| | 城市人均公园绿地面积（平方米） | 12.621 621 62 | 0.132 993 486 |
| | 人均城市道路清扫保洁面积（平方米） | 15.731 445 00 | 0.033 715 584 |
| | 城市生活垃圾处理率（%） | 96.047 972 97 | 0.037 728 202 |
| | 人均城市道路面积（平方米） | 14.520 675 68 | 0.083 419 495 |
| | 细颗粒物（PM2.5）年平均浓度（$\mu g/m^3$） | 60.554 054 05 | −0.002 289 87 |

附录Ⅳ-10 各地级城市健康保障指数各评价指标的主成分

| 主成分 | 特征值 | 贡献率 | 累计贡献率 | 特征值平方根 |
|---|---|---|---|---|
| 第 1 主成分 | 3.874 395 787 | 38.743 958% | 38.743 958% | 1.968 348 492 |
| 第 2 主成分 | 2.835 844 472 | 28.358 445% | 67.102 403% | 1.683 996 577 |
| 第 3 主成分 | 0.925 316 459 | 9.253 164 6% | 76.355 567% | 0.961 933 708 |
| 第 4 主成分 | 0.572 428 960 | 5.724 289 6% | 82.079 857% | 0.756 590 351 |

续　表

| 主 成 分 | 特 征 值 | 贡 献 率 | 累计贡献率 | 特征值平方根 |
|---|---|---|---|---|
| 第5主成分 | 0.542 219 528 | 5.422 195 3% | 87.502 052% | 0.736 355 572 |
| 第6主成分 | 0.403 904 436 | 4.039 044 4% | 91.541 096% | 0.635 534 764 |
| 第7主成分 | 0.351 150 115 | 3.511 501 2% | 95.052 598% | 0.592 579 206 |
| 第8主成分 | 0.294 632 248 | 2.946 322 5% | 97.998 920% | 0.542 800 375 |
| 第9主成分 | 0.185 276 054 | 1.852 760 5% | 99.851 681% | 0.430 437 050 |
| 第10主成分 | 0.014 831 942 | 0.148 319 4% | 100.000 00% | 0.121 786 463 |

附录Ⅳ‑11　各地级城市健康保障指数的主成分载荷

| 变量<br>(评价指标) | 第1主成分 | 第2主成分 | 第3主成分 | 第4主成分 |
|---|---|---|---|---|
| C1 | 0.120 390 331 | 0.541 425 809 | −0.096 680 595 | −0.026 720 590 |
| C2 | 0.262 845 551 | 0.438 119 755 | 0.156 002 675 | −0.024 373 386 |
| C3 | −0.166 908 022 | 0.383 759 374 | −0.563 881 802 | −0.136 079 469 |
| C4 | 0.429 383 189 | −0.172 139 736 | −0.016 008 973 | 0.074 601 183 |
| C5 | 0.408 589 912 | −0.241 553 673 | 0.022 322 999 | 0.032 552 728 |
| C6 | −0.235 157 955 | 0.202 854 322 | 0.769 467 081 | 0.112 011 070 |
| C7 | 0.328 766 532 | −0.301 885 362 | −0.014 302 230 | −0.014 088 282 |
| C8 | 0.289 004 340 | 0.279 148 652 | −0.046 967 253 | 0.795 040 992 |
| C9 | 0.328 430 325 | 0.244 093 216 | 0.230 396 893 | −0.542 704 234 |
| C10 | 0.427 162 468 | 0.099 335 471 | −0.005 093 498 | −0.184 895 336 |

附录Ⅳ‑12　各地级城市健康保障指数中各评价指标的系数

| 评 价 指 标 | | 在各地城市<br>中的平均值 | 在健康保障<br>指数中的系数 |
|---|---|---|---|
| 健康保障 | 人均公共财政预算支出中医疗卫生支出(元) | 1 625.038 233 | $1.297\,014\mathrm{e}^{-4}$ |
| | 人均公共财政预算支出(元) | 22 092.215 49 | $2.742\,207\mathrm{e}^{-5}$ |
| | 医疗卫生支出占财政支出的比重(%) | 7.265 135 135 | 0.000 914 292 3 |
| | 城镇居民人均可支配收入(元) | 26 950.391 89 | $6.949\,940\mathrm{e}^{-5}$ |

| 评　价　指　标 | | 在各地城市<br>中的平均值 | 在健康保障<br>指数中的系数 |
|---|---|---|---|
| 健康保障 | 农村居民人均可支配收入(元) | 11 366.310 81 | $1.220\,694e^{-4}$ |
| | 城镇登记失业率(%) | 3.075 945 946 | $-0.312\,782\,98$ |
| | 城镇单位就业人员平均工资(元) | 48 386.527 03 | $4.068\,403e^{-5}$ |
| | 每万人口城镇职工基本养老保险参保人数(人) | 7 665.463 901 | $4.561\,916e^{-5}$ |
| | 每万人口城镇基本医疗保险参保人数(人) | 11 595.990 35 | $5.536\,128e^{-5}$ |
| | 每万人口失业保险参保人数(人) | 3 865.740 600 | $1.338\,264e^{-4}$ |

# 参考文献

## 一、专著类

1. 杨玉珍主编:《中西部地区生态－环境－经济－社会耦合系统协同发展研究》,中国社会科学出版社 2014 年版。

2. 苗艳青主编:《生态·健康·经济协调发展论》,中国环境科学出版社 2012 年版。

## 二、杂志论文

1. 刘天瑞:《"中国经验"为健康城市提质增速》,《中国城市报》2017 年第 9 期。

2. 谭华健(统筹)、涂莉(文字):《"健康中国"的中山实践》,《中山日报》2017 年第 4 期。

3. 李光耀、李忠阳、唐琼、徐园:《上海市健康城市建设 15 年实践回顾及发展思考》,《上海预防医学》2017 第 10 期。

4. 李汝:《南通特色健康产业发展研究》,《江苏工程职业技术学院学报》2017 第 3 期。

5. 蔡新院:《浅谈健康城市建设的思路与对策》,《城市建设理论研究》2017 第 23 期。

6. 李金涛、王建勋:《杭州市建设健康城市运行机制评价》,《中国健康教育》2017 第 7 期。

7.《南通以改革创新破环保难题》,《中国环境报》2017 年第 1 期。

8. 马琳、董亮、郑英:《"健康城市"在中国的发展与思考》,《医学与哲学》

2017 第 3 期。

9. 王晓敏：《南通 打造健康中国的实践样本》，《中国卫生》2016 第 8 期。

10. 陈峰燕：《生态南通建设研究》，《市场周刊（理论研究）》2016 年第 1 期。

11. 赵彤：《健康服务业，南通大有可为》，《南通日报》2015 年第 7 期。

12. 许信红、周端华、黄若楠、何蔚云、陈建伟、杨瑞雪：《广州市建设健康城市可行性及策略分析》，《中国公共卫生管理》2013 年第 2 期。

13. 陈钊娇、许亮文：《国内外建设健康城市的实践与新进展》，《卫生软科学》2013 年第 4 期。

14. 陈柳钦：《健康城市建设及其发展趋势》，《中国市场》2010 年第 33 期。

15. 韩龙喜、姚琪、张健：《南通水系片水环境容量及污染综合治理研究》，《河海大学学报》1998 年第 1 期。

16. 谢靓：《下好"京津冀医疗卫生协同发展"这盘大棋》，《人民政协报》2017 第 8 期。

17. 殷龙：《注重服务　切实提升基层医疗服务水平》，《人口与计划生育》2017 第 3 期。

18. 胡善联：《"健康上海 2030"规划纲要之我见》，《卫生经济研究》2017 年第 6 期。

19. 毛思洁：《医改路上的"宁波智慧"》，《宁波通讯》2017 年第 10 期。

20. 王佳妮、葛乃旭：《上海医疗卫生支出资金使用效率评价研究——基于 DEA 的实证分析》，《经济论坛》2017 第 8 期。

21. 秦星星、戚文闯：《近代青岛城市医疗卫生的发展》，《濮阳职业技术学院学报》2017 年第 4 期。

22. 刘锦：《汕头城乡基本公共服务均等化评价研究》，《汕头大学学报（人文社会科学版）》2017 年第 8 期。

23. 单宁：《对 19 个副省级及以上城市安全状况的测评研究》，《国家治理》2017 年第 38 期。

24. 刘蓟奕：《〈"健康重庆 2030"规划〉出炉》，《重庆日报》2017 年第 1 期。

25. 陈敏：《智慧医疗让宁波人看病更方便》，《宁波日报》2017 年第 1 期。

26.《大连市医疗卫生设施规划建设条例》，《大连日报》2017 年第 10 期。

27. 罗勉：《深圳加快构建现代化医疗卫生服务体系》，《中国经济导报》2017 年第 2 期。

28. 唐闻佳：《建设健康中国，提供更高水平服务》，《文汇报》2017 年第 1 期。

29. 孟雪莹：《推进优质医疗卫生资源向基层下沉》，《人民政协报》2017 年第 2 期。

30. 左超：《合理配置资源　深化医疗改革》，《云南日报》2017 第 11 期。

31 范京蓉：《"健康中国"为智慧医疗带来新机遇》，《深圳特区报》2017 年第 2 期。

32. 陈欣琪：《不忘从医初心　建设健康汕头》，《汕头日报》2017 年第 6 期。

33. 贺巧渝、郭志旺、高霞、闫丽娜、冯彦成、牛玉杰、周志山、杨海明、唐龙妹：《河北省 11 市医疗卫生机构卫生服务能力综合评价》，《医药论坛杂志》2017 年第 10 期。

34. 宫芳芳、孙喜琢、林锦春、罗俊霞：《提升基层医疗服务能力的探索与实践》，《中国医院》2017 年第 11 期。

35. 李蕴明：《健康医疗大数据"蛋糕"怎么分》，《医药经济报》2016 年第 1 期。

36. 王汉华：《书写好健康中国的大连篇章》，《大连日报》2016 第 7 期。

37. 刘贞、郭伟、吕指臣、朱开伟：《重庆市人均医疗卫生费用影响因素的计量研究》，《重庆理工大学学报（社会科学）》2016 年第 9 期。

38. 胡春光、沈爱平、胡昌盛、杨利伟：《黄冈市基层医疗卫生机构现况调研及思考》，《卫生职业教育》2016 年第 22 期。

39. 王文娟、付敏：《"健康中国"战略下医疗服务供给方式研究》，《中国行政管理》2016 年第 6 期。

40. 任学锋：《"健康中国 2020 战略研究报告"对我国健康教育事业发展的几点启示》，《中国健康教育》2014 年第 12 期。

41. 李滔、王秀峰：《健康中国的内涵与实现路径》，《卫生经济研究》2016 年第 1 期。

42. 李海龙、于立：《深圳市低碳生态示范城市建设》，《建设科技》2011 年第 15 期。

43. 王利珍、谭洪卫：《上海市绿色建筑的现状及发展研究》，《上海节能》2011 年第 9 期。

44. 苏志：《关于环境卫生工作和学科发展的思考——关注社会，解决问题》，《环境与健康杂志》2004 年第 1 期。

45. 钟世坚：《珠海市水资源承载力与人口均衡发展分析》，《人口学刊》2013 年第 2 期。

46. 穆泉、张世秋：《中国 2001—2013 年 PM2.5 重污染的历史变化与健康影响的经济损失评估》，《北京大学学报（自然科学版）》2015 年第 4 期。

47. Jorge F. Carrasco：《The Challenge of Changing to a Low-Carbon Economy：A Brief Overview》，《Low Carbon Economy》2014 年第 1 期。

48. Yu-Ling Chen、Yi-Hsuan Shih、Chao-Heng Tseng、Sy-Yuan Kang、Huang-Chin Wang：《Economic and health benefits of the co-reduction of air pollutants and greenhouse gases》，《Mitigation and Adaptation Strategies for Global Change》2013 年第 8 期。

## 三、统计年鉴类

1. 中华人民共和国国家统计局编：《2016 年中国统计年鉴》，中国统计出版社，2017 年版。

2. 中国城市发展研究会：《2016 年中国城市统计年鉴》，中国城市年鉴社，2016 年版。

3. 中国省市经济发展年鉴编委会编：《2015 年中国省市经济发展年鉴》，中国财政经济出版社，2016 年版。

4. 国家统计局国民经济综合统计司、农村经济社会调查司编：《2015 年中国区域经济统计年鉴》，中国统计出版社，2016 年版。

5. 国家统计局人口和就业统计司编：《2016 年中国人口和就业统计年鉴》，中国统计出版社，2017 年版。

图书在版编目(CIP)数据

2017 年中国健康城市研究报告 / 上海师范大学都市
文化研究中心,上海华夏社会发展研究院编. —上海:
上海教育出版社,2018.10
ISBN 978-7-5444-8789-4

Ⅰ.①2… Ⅱ.①上… ②上… Ⅲ.①城市卫生–研究
报告–中国– 2017 Ⅳ.①R126

中国版本图书馆 CIP 数据核字(2018)第 222038 号

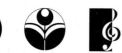

责任编辑　林凡凡
封面设计　毛结平


**2017 年中国健康城市研究报告**
**上海师范大学都市文化研究中心、上海华夏社会发展研究院　编**

出版发行　上海教育出版社有限公司
官　　网　www.seph.com.cn
地　　址　上海永福路 123 号
邮　　编　200031
印　　刷　上海展强印刷有限公司
开　　本　700×1000　1/16　印张 17
字　　数　290 千字
版　　次　2018 年 10 月第 1 版
印　　次　2018 年 10 月第 1 次印刷
书　　号　ISBN 978-7-5444-8789-4/G·7280
定　　价　58.00 元

如发现质量问题,读者可向本社调换　电话:021 - 64377165